国家卫生健康委员会"十三五"规划教材

全国中医药高职高专教育教材

供护理专业用

中 医 护 理

第 3 版

主　编　王　文

副主编　孙洪波　黄爱明　郝　丽　奚玉珍　梁小利

编　委　(按姓氏笔画排序)

　　　　王　文（四川中医药高等专科学校）

　　　　刘　佳（湖南中医药高等专科学校）

　　　　孙　丹（黑龙江中医药大学佳木斯学院）

　　　　孙洪波（黑龙江护理高等专科学校）

　　　　周　强（江西中医药高等专科学校）

　　　　赵　勇（山西中医药大学）

　　　　郝　丽（首都医科大学附属北京中医医院）

　　　　奚玉珍（安徽中医药高等专科学校附属芜湖市中医医院）

　　　　黄　坤（四川中医药高等专科学校）

　　　　黄　姗（重庆医药高等专科学校）

　　　　黄爱明（湖北中医药高等专科学校）

　　　　梁小利（四川护理职业学院）

学术秘书　黄　坤（兼）

人民卫生出版社

图书在版编目（CIP）数据

中医护理/王文主编. —3版. —北京：人民卫生出版社，2018
ISBN 978-7-117-26508-9

Ⅰ. ①中… Ⅱ. ①王… Ⅲ. ①中医学－护理学－高等职业教育－教材 Ⅳ. ①R248

中国版本图书馆 CIP 数据核字（2018）第 164524 号

| 人卫智网 | www.ipmph.com | 医学教育、学术、考试、健康，购书智慧智能综合服务平台 |
| 人卫官网 | www.pmph.com | 人卫官方资讯发布平台 |

中 医 护 理
第 3 版

主　　编：王　文
出版发行：人民卫生出版社（中继线 010-59780011）
地　　址：北京市朝阳区潘家园南里 19 号
邮　　编：100021
E - mail：pmph @ pmph.com
购书热线：010-59787592　010-59787584　010-65264830
印　　刷：保定市中画美凯印刷有限公司
经　　销：新华书店
开　　本：787×1092　1/16　　印张：15
字　　数：346 千字
版　　次：2005 年 6 月第 1 版　　2018 年 8 月第 3 版
　　　　　2022 年 12 月第 3 版第 8 次印刷（总第18次印刷）
标准书号：ISBN 978-7-117-26508-9
定　　价：42.00 元

打击盗版举报电话：010-59787491　E-mail：WQ @ pmph.com
（凡属印装质量问题请与本社市场营销中心联系退换）

《中医护理》数字增值服务编委会

修 订 说 明

为了更好地推进中医药职业教育教材建设,适应当前我国中医药职业教育教学改革发展的形势与中医药健康服务技术技能人才的要求,贯彻落实《国家中长期教育改革和发展规划纲要(2010—2020年)》《医药卫生中长期人才发展规划(2011—2020年)》《中医药发展战略规划纲要(2016—2030年)》精神,做好新一轮中医药职业教育教材建设工作,人民卫生出版社在教育部、国家卫生健康委员会、国家中医药管理局的领导下,组织和规划了第四轮全国中医药高职高专教育、国家卫生健康委员会"十三五"规划教材的编写和修订工作。

本轮教材修订之时,正值《中华人民共和国中医药法》正式实施之际,中医药职业教育迎来发展大好的际遇。为做好新一轮教材出版工作,我们成立了第四届中医药高职高专教育教材建设指导委员会和各专业教材评审委员会,以指导和组织教材的编写和评审工作;按照公开、公平、公正的原则,在全国1400余位专家和学者申报的基础上,经中医药高职高专教育教材建设指导委员会审定批准,聘任了教材主编、副主编和编委;启动了全国中医药高职高专教育第四轮规划第一批教材,中医学、中药学、针灸推拿、护理4个专业63门教材,确立了本轮教材的指导思想和编写要求。

第四轮全国中医药高职高专教育教材具有以下特色:

1. **定位准确,目标明确** 教材的深度和广度符合各专业培养目标的要求和特定学制、特定对象、特定层次的培养目标,力求体现"专科特色、技能特点、时代特征",既体现职业性,又体现其高等教育性,注意与本科教材、中专教材的区别,适应中医药职业人才培养要求和市场需求。

2. **谨守大纲,注重三基** 人卫版中医药高职高专教材始终坚持"以教学计划为基本依据"的原则,强调各教材编写大纲一定要符合高职高专相关专业的培养目标与要求,以培养目标为导向、职业岗位能力需求为前提、综合职业能力培养为根本,同时注重基本理论、基本知识和基本技能的培养和全面素质的提高。

3. **重点考点,突出体现** 教材紧扣中医药职业教育教学活动和知识结构,以解决目前各高职高专院校教材使用中的突出问题为出发点和落脚点,体现职业教育对人才的要求,突出教学重点和执业考点。

4. **规划科学,详略得当** 全套教材严格界定职业教育教材与本科教材、毕业后教育教材的知识范畴,严格把握教材内容的深度、广度和侧重点,突出应用型、技能型教育内容。基础课教材内容服务于专业课教材,以"必须、够用"为度,强调基本技能的培养;专业课教材紧密围绕专业培养目标的需要进行选材。

5. **体例设计,服务学生** 本套教材的结构设置、编写风格等坚持创新,体现以学生为中心的编写理念,以实现和满足学生的发展为需求。根据上一版教材体例设计在教学中的反馈意见,将"学习要点""知识链接""复习思考题"作为必设模块,"知识拓展""病案分析(案例分析)""课堂讨论""操作要点"作为选设模块,以明确学生学习的目的性和主动性,增强教材的可读性,提高学生分析问题、解决问题的能力。

6. **强调实用,避免脱节** 贯彻现代职业教育理念。体现"以就业为导向,以能力为本位,以发展技能为核心"的职业教育理念。突出技能培养,提倡"做中学、学中做"的"理实一体化"思想,突出应用型、技能型教育内容。避免理论与实际脱节、教育与实践脱节、人才培养与社会需求脱节的倾向。

7. **针对岗位,学考结合** 本套教材编写按照职业教育培养目标,将国家职业技能的相关标准和要求融入教材中。充分考虑学生考取相关职业资格证书、岗位证书的需要,与职业岗位证书相关的教材,其内容和实训项目的选取涵盖相关的考试内容,做到学考结合,体现了职业教育的特点。

8. **纸数融合,坚持创新** 新版教材最大的亮点就是建设纸质教材和数字增值服务融合的教材服务体系。书中设有自主学习二维码,通过扫码,学生可对本套教材的数字增值服务内容进行自主学习,实现与教学要求匹配、与岗位需求对接、与执业考试接轨,打造优质、生动、立体的学习内容。教材编写充分体现与时代融合、与现代科技融合、与现代医学融合的特色和理念,适度增加新进展、新技术、新方法,充分培养学生的探索精神、创新精神;同时,将移动互联、网络增值、慕课、翻转课堂等新的教学理念和教学技术、学习方式融入教材建设之中,开发多媒体教材、数字教材等新媒体形式教材。

人民卫生出版社医药卫生规划教材经过长时间的实践与积累,其中的优良传统在本轮修订中得到了很好的传承。在中医药高职高专教育教材建设指导委员会和各专业教材评审委员会指导下,经过调研会议、论证会议、主编人会议、各专业编写会议、审定稿会议,确保了教材的科学性、先进性和实用性。参编本套教材的800余位专家,来自全国40余所院校,从事高职高专教育工作多年,业务精纯,见解独到。谨此,向有关单位和个人表示衷心的感谢!希望各院校在教材使用中,在改革的进程中,及时提出宝贵意见或建议,以便不断修订和完善,为下一轮教材的修订工作奠定坚实的基础。

人民卫生出版社有限公司

2018 年 4 月

全国中医药高职高专院校第四轮第一批规划教材书目

教材序号	教材名称	主编	适用专业
1	大学语文（第4版）	孙 洁	中医学、针灸推拿、中医骨伤、护理等专业
2	中医诊断学（第4版）	马维平	中医学、针灸推拿、中医骨伤、中医美容等专业
3	中医基础理论（第4版）*	陈 刚　徐宜兵	中医学、针灸推拿、中医骨伤、护理等专业
4	生理学（第4版）*	郭争鸣　唐晓伟	中医学、中医骨伤、针灸推拿、护理等专业
5	病理学（第4版）	苑光军　张宏泉	中医学、护理、针灸推拿、康复治疗技术等专业
6	人体解剖学（第4版）	陈晓杰　孟繁伟	中医学、针灸推拿、中医骨伤、护理等专业
7	免疫学与病原生物学（第4版）	刘文辉　田维珍	中医学、针灸推拿、中医骨伤、护理等专业
8	诊断学基础（第4版）	李广元　周艳丽	中医学、针灸推拿、中医骨伤、护理等专业
9	药理学（第4版）	侯 晞	中医学、针灸推拿、中医骨伤、护理等专业
10	中医内科学（第4版）*	陈建章	中医学、针灸推拿、中医骨伤、护理等专业
11	中医外科学（第4版）*	尹跃兵	中医学、针灸推拿、中医骨伤、护理等专业
12	中医妇科学（第4版）	盛 红	中医学、针灸推拿、中医骨伤、护理等专业
13	中医儿科学（第4版）*	聂绍通	中医学、针灸推拿、中医骨伤、护理等专业
14	中医伤科学（第4版）	方家选	中医学、针灸推拿、中医骨伤、护理、康复治疗技术专业
15	中药学（第4版）	杨德全	中医学、中药学、针灸推拿、中医骨伤、康复治疗技术等专业
16	方剂学（第4版）*	王义祁	中医学、针灸推拿、中医骨伤、康复治疗技术、护理等专业

续表

教材序号	教材名称	主编	适用专业
17	针灸学(第4版)	汪安宁 易志龙	中医学、针灸推拿、中医骨伤、康复治疗技术等专业
18	推拿学(第4版)	郭 翔	中医学、针灸推拿、中医骨伤、护理等专业
19	医学心理学(第4版)	孙 萍 朱 玲	中医学、针灸推拿、中医骨伤、护理等专业
20	西医内科学(第4版)*	许幼晖	中医学、针灸推拿、中医骨伤、护理等专业
21	西医外科学(第4版)	朱云根 陈京来	中医学、针灸推拿、中医骨伤、护理等专业
22	西医妇产科学(第4版)	冯 玲 黄会霞	中医学、针灸推拿、中医骨伤、护理等专业
23	西医儿科学(第4版)	王龙梅	中医学、针灸推拿、中医骨伤、护理等专业
24	传染病学(第3版)	陈艳成	中医学、针灸推拿、中医骨伤、护理等专业
25	预防医学(第2版)	吴 娟 张立祥	中医学、针灸推拿、中医骨伤、护理等专业
1	中医学基础概要(第4版)	范俊德 徐迎涛	中药学、中药制药技术、医学美容技术、康复治疗技术、中医养生保健等专业
2	中药药理与应用(第4版)	冯彬彬	中药学、中药制药技术等专业
3	中药药剂学(第4版)	胡志方 易生富	中药学、中药制药技术等专业
4	中药炮制技术(第4版)	刘 波	中药学、中药制药技术等专业
5	中药鉴定技术(第4版)	张钦德	中药学、中药制药技术、中药生产与加工、药学等专业
6	中药化学技术(第4版)	吕华瑛 王 英	中药学、中药制药技术等专业
7	中药方剂学(第4版)	马 波 黄敬文	中药学、中药制药技术等专业
8	有机化学(第4版)*	王志江 陈东林	中药学、中药制药技术、药学等专业
9	药用植物栽培技术(第3版)*	宋丽艳 汪荣斌	中药学、中药制药技术、中药生产与加工等专业
10	药用植物学(第4版)*	郑小吉 金 虹	中药学、中药制药技术、中药生产与加工等专业
11	药事管理与法规(第3版)	周铁文	中药学、中药制药技术、药学等专业
12	无机化学(第4版)	冯务群	中药学、中药制药技术、药学等专业
13	人体解剖生理学(第4版)	刘 斌	中药学、中药制药技术、药学等专业
14	分析化学(第4版)	陈哲洪 鲍 羽	中药学、中药制药技术、药学等专业
15	中药储存与养护技术(第2版)	沈 力	中药学、中药制药技术等专业

续表

教材序号	教材名称	主编	适用专业
1	中医护理(第3版)*	王　文	护理专业
2	内科护理(第3版)	刘　杰　吕云玲	护理专业
3	外科护理(第3版)	江跃华	护理、助产类专业
4	妇产科护理(第3版)	林　萍	护理、助产类专业
5	儿科护理(第3版)	艾学云	护理、助产类专业
6	社区护理(第3版)	张先庚	护理专业
7	急救护理(第3版)	李延玲	护理专业
8	老年护理(第3版)	唐凤平　郝　刚	护理专业
9	精神科护理(第3版)	井霖源	护理、助产专业
10	健康评估(第3版)	刘惠莲　滕艺萍	护理、助产专业
11	眼耳鼻咽喉口腔科护理(第3版)	范　真	护理专业
12	基础护理技术(第3版)	张少羽	护理、助产专业
13	护士人文修养(第3版)	胡爱明	护理专业
14	护理药理学(第3版)*	姜国贤	护理专业
15	护理学导论(第3版)	陈香娟　曾晓英	护理、助产专业
16	传染病护理(第3版)	王美芝	护理专业
17	康复护理(第2版)	黄学英	护理专业
1	针灸治疗(第4版)	刘宝林	针灸推拿专业
2	针法灸法(第4版)*	刘　茜	针灸推拿专业
3	小儿推拿(第4版)	刘世红	针灸推拿专业
4	推拿治疗(第4版)	梅利民	针灸推拿专业
5	推拿手法(第4版)	那继文	针灸推拿专业
6	经络与腧穴(第4版)*	王德敬	针灸推拿专业

* 为"十二五"职业教育国家规划教材

前　言

　　为了更好地贯彻落实《国家中长期教育改革和发展规划纲要（2010—2020年）》和《医药卫生中长期人才发展规划（2011—2020年）》，推动中医药高职高专教育的发展，培养中医药类高级技能型人才，在总结汲取前几版教材成功经验的基础上，在全国中医药高职高专教材建设指导委员会的组织规划下，按照全国中医药高职高专院校相关专业的培养目标，确立本课程的教学内容并编写了本教材。

　　《中医护理》是阐述中医护理的基础理论和基本技术的一门学科，属护理类专业的主干课程之一。本教材的编写力争突出高等职业技术教育的特点，注重基本理论、基础知识和基本技能的培养，遵循理论知识以"必须、够用"为度的原则，结合岗位需求，突出实践技能的培养提高，继承和弘扬中医药文化特色，注重中医护理与现代护理基础理论与技术的结合应用。在《中医护理》第2版的基础上，有针对性地对教材结构、文字，进行了调整、删减和充实。使其内容结构更加合理，语言文字更加精炼。尤其是增加了融合教材数字教学资源，期望有利于学生学习、掌握和使用。

　　本教材阐述了中医药基本理论，中医护理基本理论与技术，辨证施护等内容。其中第一章、第九章由王文编写，第二章由周强编写，第三章由黄姗编写，第四章由刘佳编写，第五章由黄爱明编写，第六章由孙洪波编写，第七章、第十章由黄坤编写，第八章由孙丹编写，第十一章由奚玉珍编写，第十二章由赵勇编写，第十三章由梁小利编写，第十四章由郝丽编写。

　　本教材适用于高等职业教育护理专业学生，也可作为农村和城镇社区基层医疗单位护理人员岗位技能培训提高使用。

　　本教材编写过程中，编者参考和吸收了多种相关教材、著作中的资料，得到了人民卫生出版社及编写单位的大力支持，在此一并致以衷心的感谢！由于编者水平有限，书中不足之处在所难免，希望各院校师生和广大读者提出宝贵意见，以便进一步修改，充实和提高。

《中医护理》编委会

2018年4月

目 录

第一章

绪 论

課件
01章PPT

学习要点

1. 中医护理的基本概念,中医护理的基本特点:整体观念和辨证施护。
2. 中医护理的学习方法,中医护理发展简史。

扫一扫
知重点

　　中医护理是以中医理论为指导,结合预防、保健、康复、医疗活动,对患者及老、弱、幼、残加以照料,并施以独特的护理技术,以保护人类健康的一门应用学科。它是中医学的重要组成部分,有着悠久的历史。在中国传统医学中,中医护理的知识大量散记于历代医家的论著中,随着社会的进步和医学科学的发展,中医护理经验也被不断地挖掘和整理,并逐步走向系统化、理论化,随着中医临床与教育事业的蓬勃发展,中医护理已经逐步发展成为一门独立的学科。

一、中医护理发展史

　　中华民族能够生生不息、代代相传,与中医药学的形成与发展息息相关。中医护理作为中医药学密不可分的组成部分,在漫长的文化传承中,历经了如下发展阶段:

（一）原始社会时期

　　在原始社会,人类为了生存,在与大自然的拼搏中难免遭遇损伤,为了保护自己,他们学会了压迫止血,或用草茎、泥土、树叶对伤口进行涂裹包扎,从而出现了最早的外科包扎止血法;通过对四肢跌仆损伤部位的抚摸与揉按,发现有消肿、散瘀和止痛的作用,形成了原始的按摩术。为了避免暴雨雷击及野兽的袭击,原始人过着"穴巢而居"的生活,为了防寒避邪,他们用兽皮或树皮作衣,这些自我保护的简单措施,构成了人类最早的卫生保健。而到了氏族公社后期,随着生产工具的不断改进,特别是弓箭的发明,促进了渔猎经济的发展,为原始人提供了较多的肉类食物和认识某些动物药的机会。这样便出现了对药物的内服、外敷及对动物内脏、骨骼、甲壳的运用,从而积累了朴素的动植物药理学知识。火的使用,让原始人发现,取暖可减轻因受寒湿而引起的疼痛不适,形成了热熨法的原始雏形。在用火的过程中还发现,局部皮肤表层被烧灼会减轻某些疾病的症状,从而形成原始的灸术。考古挖掘出土的新石器时代的各种砭石,具有不同的功用,说明当时的原始人已经能够制造出种类繁多且比较精细的石器医疗工具。这些都是现代中医护理技术的最早雏形。

（二）夏-春秋时期

夏至春秋，是我国的奴隶社会时期。随着经济、思想及科学文化的发展，医学逐渐摆脱了巫术的羁绊，走上了独立发展的道路。这一时期，有关医学知识的记载已包含有护理的内容。《周礼》作为一部记载西周至战国时期官制、职掌和施政要领等社会典章制度的文献古籍，其中已有关于医政组织的设立，医学分科、医疗考核制度和病案建立等的记载，以及对疾病流行与四季、气候的关系和七情致病的论述。它是反映我国人民对传染病预防与情志护理重要性认识的较早文献记载。

（三）战国-东汉时期

知识链接

中医四大经典著作

《黄帝内经》、《难经》、《伤寒杂病论》、《神农本草经》。

战国至东汉时期，社会经济与科学文化的迅速发展，为医学理论体系的逐步形成奠定了基础。成书于公元前1～2世纪的《黄帝内经》，是我国现存最早、最为完整的一部医学典籍，包括《素问》和《灵枢》两部分。它的问世标志着中医学基本理论的确立。该书不仅全面系统地阐述了人体的生理、病理、诊断及治疗，而且还从不同的侧面涉及了中医的临床护理工作，明确提出了情志护理（心理护理）的重要性，详细论述了饮食起居调理、疾病护理、用药护理、针灸、按摩等护理方法的具体要求。在疾病护理方面，《黄帝内经》在论述某些病时，还指出了护理要点，如《素问·热论》中就明确指出，病人发热稍退，消化功能尚未恢复正常，这时如果进食肉类等难以消化的食物，可促使病情复发；如果再过量给予其他饮食，可使余热遗留不去，所以食肉和饮食过多，都是热病所禁忌的。在生活起居护理上，《黄帝内经》对人们谆谆告诫，要遵循自然界的变化规律，按时起卧，劳逸结合。除此之外，该书还记载有许多中医护理诊疗技术方面的知识，如针灸、推拿、刮痧、敷贴、热熨等。以上内容说明，《黄帝内经》中蕴含着丰富的护理知识和技术，为中医护理的发展奠定了理论基础。

张仲景的《伤寒杂病论》，是我国最有影响的一部临床医学巨著，分《伤寒论》和《金匮要略》两部。它在《黄帝内经》理论指导下，总结了东汉以前众多医家的临床经验，提出了系统的理、法、方、药的辨证论治原则，它不仅奠定了中医辨证论治的理论体系，也为临床辨证施护开创了先河，给中医护理的发展增添了许多新内容。如：①首创了猪胆汁灌肠法。②率先开展急诊复苏术，如《金匮要略·杂疗方》中，对救自缢死、救溺死、救卒死等具体操作过程的记载，已成为世界上最早开展急诊复苏护理的典范。③发展了中药用药法则，如《伤寒论》中，对桂枝汤从煎煮、服药方法、服药后注意事项、观察服药后反应，到服药后的处理方法及其饮食宜忌等的记载，详细论述了在疾病发生发展过程中，应如何根据辨证、治则、治法和服药要求做好护理工作，为中医给药护理提供了规范。④强调饮食护理中的禁忌原则，如《金匮要略》中对禽兽鱼虫及果实菜谷的禁忌讨论，涉及五脏病食忌、四时食忌、冷热食忌、妊娠食忌及合食禁忌等内容，并明确指出饮食也应辨证，即"所食之味，有与病相宜，有与身为害，若得宜则益体、害则成疾"。⑤主张早防早治，防止疾病的传变等。这些方法和思想，进一步丰富了中医护理的理论知识体系。

《神农本草经》是我国现存最早的药物学专著，全面总结了战国至东汉时期的用药经验和药物学知识。该书较系统地概述了君、臣、佐、使，七情合和，四气五味等药物学理论。特别是"七情合和"明确提出，在临床用药中要注意配合得宜，要密切观察记录药物的增效与减效，有毒与无毒等各种临床变化，对后世用药护理具有十分重要的指导意义。《神农本草经》还论述了一系列用药原则，对有毒性作用的药物，则强调要特别谨慎，必须从小剂量开始，逐渐增加剂量，以免造成药物中毒的严重后果。

后汉名医华佗，以发明麻沸散而闻名于世。在养生健身方面，他认为体育锻炼可以帮助消化，疏通气血，增强体质，减少疾病。华佗所倡导的"五禽戏"，在古代导引方法的基础上，模仿虎、鹿、猿、熊、鸟五种动物的姿态动作，把医疗、护理、体育合于一体，从而创立了世界上最早的康复护理，被后世誉为医疗体育的奠基人。

（四）魏晋南北朝时期

魏晋南北朝，是中医护理理论与专科护理开始全面发展的时期。王叔和的《脉经》，深入阐明了脉理，将脉、证、护相结合，把脉象归纳为24种，并分析了各种杂病及妇女、小儿的脉证，同时改进了寸、关、尺的诊脉方法，为脉诊成为中医临床护理和观察病情的手段提供了依据。东晋·葛洪的《肘后方》，是中医急救、传染病及内、外、妇、五官、精神、骨伤各科的集大成之作。书中记载了大量的护理内容，如提出了用海藻治疗瘿疾（甲状腺肿大），为世界上最早用含碘的食物治疗甲状腺疾病的记载。

（五）隋唐五代时期

这一时期，随着临床医学向专科化方向发展，中医护理得到了进一步的充实和提高，总结出了许多专科护理的经验。

隋·巢元方的《诸病源候论》虽是阐述病源学的专著，但对各种疾病的护理，尤其是病情观察也有很大的发展和补充。如对温热病的病情观察，并提出临床可以脉象来观察病情，如脉直疾、脉疾而细等都是病情恶化的表现。在妇产科护理方面，强调妊娠期间应该注意饮食起居与精神调养。该书还发展和补充了养生护理的方法，如虚劳者可用呼吸法、健身法等增强自身体质。

唐·孙思邈所著《千金方》包括《千金要方》和《千金翼方》两部。该书更详细地论述了临床各科的护理、食疗及养生等内容。主要表现在：①妇产科护理方面：对妇人从怀孕养胎、分娩乃至产褥期的护理都作了详细的叙述，这些护理内容对现代妇产科护理仍有实践意义。②婴幼儿保健与护理方面：收集和总结了唐代以前对小儿保健防病的经验，为儿科临证护理，做出了巨大的贡献。书中对初生儿的口腔护理、婴儿的母乳喂养、辅食添加、皮肤护理、户外活动等日常生活护理的方法与要求都有详细记载，充分体现了孙氏对小儿护理的重视。③饮食护理方面：主张"勿食生菜、生米，勿饮浊酒"，"勿食生肉"，"一切肉惟须煮烂"。而在饮食与药疗的选择上，把饮食疗法放在药疗之上。④养生保健护理方面：以"预防为主"的思想指导人们如何通过饮食、起居、衣着等日常生活活动养生防病。⑤精神调护方面：认为善摄生者，应是"少思、少欲、少念……少恶行"，要"莫忧思、莫大怒、莫悲愁、莫大惧"等，为中医情志护理增添了不少内容。⑥用药护理方面：《千金要方·卷一》指出："病在胸膈以上者，先食而后服药；病在心腹以下者，先服药而后食；病在四肢血脉者，宜空腹而在旦；在骨髓者，宜饱满而在夜"。⑦中医护理技术方面：首创了用细葱管进行导尿，同时发展了蜡疗和热熨法。进一步丰富了中医护理技术的内容。⑧医德方面：孙氏以高尚的医德而著称于世，所著《大医习业》和《大医精诚》两篇专论，被后世奉为医家职业操守之典范。

知识链接

孙思邈

　　孙思邈（约581—682），唐代著名医学家，京兆华原（今陕西耀县）人。在医学上的成就是多方面的，如倡行了葱管导尿术、食道异物剔除术等方法。在养生延年方面，提倡按摩、导引、散步、轻微劳动及食治、讲求卫生等结合，为老年病防治留下了宝贵经验，是中国医学史上最长寿的医家之一。

　　孙思邈逝世后，被尊称为"药王"，并将他故乡的五台山改为药王山，还为他建庙塑像，树碑立传。

　　唐·孟诜的《食疗本草》总结了汉、魏、晋、隋的食物疗法，是我国现存最早的营养学专著，对中医饮食护理的发展起着重要的推动作用。南唐·陈士良的《食性本草》中，将食物和药物进行分类，并创立了食医方剂及四时饮食与调养方法，阐述了饮食护理与医疗的重要关系。龚庆宣的《刘涓子鬼遗方·卷二》中记载，对腹部开放性伤肠管脱出还纳腹腔者，"十日之内不可饱食，频食而宜少，勿使患者惊"等要求，充实了中医外科护理的内容。

（六）宋金元时期

　　宋金元时期，是中医学史上承前启后，开辟新纪元的时期。当时医学百家争鸣、百花齐放，各抒医理，出现了历史上著名的金元四大家，即刘完素的"寒凉派"、张从正的"攻邪派"、李东垣的"补土派"和朱丹溪的"滋阴派"。这一时期的医学著述也颇为丰富，其中不乏中医护理的内容。

　　元·忽思慧《饮膳正要》是当时营养学方面的代表著作。该书提出了养生避忌、妊娠食忌、乳母食忌、饮酒避忌及各种珍奇食品的食谱，大量记载了各种医疗、保健饮食，继承了我国古代食、养、医结合的传统，全面总结并发展了中医学在饮食护理中的宝贵经验。陈自明的《妇人大全良方》是宋代妇科方面的代表作，该书概括了妇产科全貌，分篇论述了孕期服药与孕产妇将息法，内容十分丰富。其中所记载的助产方法，对现代妇产科护理仍有临床指导意义。东轩居士所著《卫济宝书》介绍的"五善七恶"之说，则成为中医判断外科疾病善恶顺逆的标准。该书在"打针法"中，对刀、钩等外科手术器械的煮沸消毒与贮藏方法的描述，是迄今为止关于医疗器械消毒与保养的最早文字记载。齐德之在《外科精义》中，以"论将护忌慎法"专篇论述了病后休养环境、探视要求、情志护理、饮食卫生与营养、康复护理和照护人员的条件要求等护理学内容。这些观点，对现代护理的发展仍有深远影响。

（七）明清时期

　　在明清两朝，医家们进一步总结和发展了前人在临床各科护理中的经验，推动了中医护理向独立、完整的体系发展的步伐。尤其是对传染病护理的详尽论述，成为当时中医护理发展的一大亮点。

明·吴有性的《温疫论》之"戾气"说，是十七世纪在传染病病因学上的卓越创见，反映了中医对急性热病防治的丰富经验和理论知识。书中"论食""论饮""调理法"三篇专论，详细论述了温疫病的护理措施。其对温邪易伤津耗液的认识，以及对温病患者失液的补充方法的描述，与现代护理学的体液疗法观点完全一致。清·叶天士的《温热论》，则系统阐明了温病发生、发展的规律，指出了温病卫、气、营、血四个阶段辨证论治与施护的纲领，还总结了温病察舌、验齿、辨斑疹等病情观察的方法，并指出在观察舌象、判断病情、推测预后的同时还应做好口腔护理，为中医护理的病情观察增添了新的内容。

这一时期，由于传染病的流行，在预防交叉感染、消毒灭菌和预防接种方面有了突破性的进展。如，对传染病患者的衣服用蒸汽消毒法处理，对空气采用焚烧檀香、沉香之类的药物消毒。

在专科护理方面，陈实功的《外科正宗》对痈疽的病源、诊断、调治以及其他外科疾病的辨证施护的记述，条理清楚，内容翔实。

薛己《口齿类要》论述了口腔护理法。《内科摘要》补充了中医内科护理学的内容。这一时期，护理专书也颇为丰富，尤其是钱襄所撰著的《侍疾要语》，是现存中医古籍中，最早且较全面论述中医护理的专著。该书特别强调情志护理对于患者康复的重要性，提出可采用音乐来消除患者的烦躁；详细描述了病室环境设置、陪护制度、探视制度、患者卧位、人工喂养疗法，以及卧床患者预防席疮的具体要求和措施；论述了护理人员对重危患者夜班监护的职责要求。

知识链接

《侍疾要语》

现存最早的中医护理专书——《侍疾要语》，由清代钱襄撰著。它历述了对患者的精神、生活、饮食、疾病、用药等方面的护理要点。实乃中医护理史上，一部言简意赅，切合实用之佳作。

（八）当代中医护理的蓬勃发展

中医护理作为中医药学的重要组成部分，近几十年来，已经日益成熟和完善，并逐步走向科学化和现代化。在临床护理中，运用现代护理模式，结合中医辨证施护的方法和护理技术对患者实施护理，形成了现代中医护理理论。20世纪60年代初，南京举办第一期中医护理培训班，并出版了第一部系统的中医护理专著《中医护病学》，标志着中医护理已走向新时代。继而中医护理的专著和教材，如《中医护理基础》《中医临床操作技术与护理》《中医护理学》《中医基础护理学》《中医辨证护理学》《中医心理护理学》《中医内科护理学》《中医外科护理学》《中医妇科护理学》《中医儿科护理学》《中医五官科护理学》等相继问世。1986年，在中华护理学会的领导下，成立了"中医、中西医结合护理学术委员会"，组织并指导中医、中西医结合护理的学术研究，对临床辨证施护进行深入探讨，将现代护理学的理论与操作技术和传统中医护理理论与技术相结合进行研究与实验，逐渐形成一个独立、完整、系统的科学理论体系。近年来，中医护理教育事业的发展迅速，中医院校相继开设了护理专业，培养了一批又一批中高级护理人员，中医护理队伍不断发展壮大，国际学术交流也日益增多。可以相信,随着全球性"中医热"的兴起,"国家发展医药卫生事业,发展现代医药和我国传统医药"写进了《中华人民共和国宪法》,中医护理事业也必将与时俱进,日趋成熟,日臻完善。

二、中医护理的基本特点

(一) 整体观念

整体观念是关于事物和现象的完整性、统一性和联系性的认识。它强调整体、和谐与协调,是关于人体自身以及人与环境之间的统一性、完整性和联系性的认识,是中医学的基本特点之一,它贯穿于中医生理、病理、诊法、辨证、治疗和护理等整个理论体系之中,具有重要的指导意义。

1. **人体是一个有机整体** 人体以五脏为中心,通过经络系统,把六腑、五体、五官、九窍、四肢百骸等全身组织器官有机地联系起来,构成一个表里相关、上下沟通、密切联系、协调共济、井然有序的统一整体,并且通过精、气、神的作用来完成机体统一的功能活动。它们不仅在结构和功能上相互协调,相互为用,而且在病理上也相互影响。如内脏器官与体表的关系中,心合小肠,主血脉,开窍于舌,其华在面;肺合大肠,主气,开窍于鼻,其华在毛;脾合胃,主肌肉、四肢,开窍于口,其华在唇;肝合胆,主筋,开窍于目,其华在爪;肾合膀胱,主骨,开窍于耳及二阴,其华在发等等。临床上可通过这些联系来指导疾病的预防、诊治和护理。如用清肝的方法,可以治疗暴发火眼;用清心泻小肠火的方法,可以治疗口舌糜烂;用清胃的方法,可以治疗实火牙疼;用宣肺的方法,可以治疗感冒鼻塞等。因此,护理工作中,要解决某个脏腑、器官病变带来的问题,就不能只从这一脏腑、器官的局部病变去考虑,而是要在整体观的指导下,对与其相关联的脏腑、经络的功能状况实施考察和调护。

2. **人与外环境密切联系** 人生天地之间,六合之内,是整个物质世界的一部分,自然环境的变化,会影响人体发生相应的变化,即《内经》所说"人与天地相应也。"同时,人又具有社会属性,是社会整体中的一个组成部分,社会的变化也必然会对人体产生影响。人与环境相互关联,密不可分。

人类生活在自然界之中,自然界在为人类提供必要的生存条件的同时,其运动变化又会对人体的生理和病理产生直接或间接地影响。

自然界阴阳五行的运动变化,与人体五脏六腑之气的运动是相互收受与通应的。如《灵枢·五癃津液别》中:"天暑衣厚则腠理开,故汗出;……天寒则腠理闭,气湿不行,水下留于膀胱,则为溺与气",充分说明了四时气候更替对人体生理功能的影响。《素问·生气通天论》曰:"阳气者,一日而主外,平旦人气生,日中而阳气隆,日西而阳气已虚,气门乃闭";《灵枢·顺气一日为四时》指出"百病者,多以旦慧昼安,夕加夜甚",明确提出了昼夜晨昏变化与病情周期性波动的关系。而地理环境作为自然环境的重要组成部分,与人类的生存与健康也是密不可分的。在中医看来,生长有南北,地势有高低,体质有阴阳,奉养有膏粱藜藿之殊,更加天时有寒暖之别,故"一州之气,生化寿夭不同"(《素问·五常政大论》),受病亦有深浅之异。因此,护理工作必须要做到因时制宜、因地制宜,针对疾病发生的不同季节和病人所处的不同环境,采取不同的护理措施。

人的本质,是一切社会关系的总和。人生活在社会环境之中,社会生态的变迁与人的身心健康和疾病的发生有着密切的联系。社会角色、社会地位的不同，以及社会环境的变动，不仅影响人们的身心功能，而且会导致疾病谱的构成也不尽相同。如《医宗必读•富贵贫贱治病有别论》云："大抵富贵之人多劳心，贫贱之人多劳力；富贵者膏粱自奉，贫贱者藜藿苟充；富贵者曲房广厦，贫贱者陋巷茅茨；劳心则中虚而筋柔骨脆，劳力则中实而骨劲筋强；膏粱自奉者脏腑恒娇，藜藿苟充者脏腑恒固；曲房广厦者玄府疏而六淫易客，茅茨陋巷者腠理密而外邪难干。故富贵之疾，宜于补正，贫贱之疾，易于攻邪"。此外，对太平之世多长寿，大灾之后，必有大疫等社会医学思想的总结，也反映了人类对自身健康与社会关系的清晰认识。随着科学的发展，社会的进步，社会环境的变迁对人的身心功能的影响也在发生变化。现代社会的"多科技综合征""抑郁症""慢性疲劳综合征"等的发生与社会因素均有着密切关系。因此，医家不仅要研习医道，而且要"上知天文，下知地理，中知人事"，这样才能取得满意的治病看护效果。

（二）辨证施护

辨证施护是中医护理的又一基本特点，是中医学对疾病的一种特殊的研究和护理方法。所谓"辨证"，就是运用中医学的理论，对四诊（望、闻、问、切）所收集的病史、症状、体征等资料，通过分析、综合、概括、判断，辨别疾病发生的原因、性质、部位以及邪正之间的关系，进行证候定性的过程。"施护"，则是在辨证的基础上，从疾病的证候定性和治则治法中确定相应的施护原则和方法。辨证和施护是护理疾病过程中两个不可分割、相互联系的组成部分，辨证是施护的前提和依据，施护是与施治结合解决疾病的重要手段，是辨证的目的之一，同时又是对辨证是否正确的检验，是理论和实践相结合的体现，是中医护理的根本原则。

辨证施护作为中医护理的精华和核心，特别注重病、症、证三者之间的关系。它强调人体的特殊性和差异性，认为"病""症""证"分属不同的概念领域，三者之间既有联系，又有区别。"病"即疾病，是指有特定病因、发病方式、病机、发展规律和转归的一种完整的病理过程。如感冒、痢疾等。"症"即症状，是疾病所反映的个别表面现象，既包括病人主观的异常感觉，又包括病人的单一的体征。如发热、头疼、咳嗽、呕吐等。"证"即证候，是机体在疾病发展过程中的某一阶段所出现的各种症状和体征的病理概括，它包括了病位、病因、病性及邪正关系，反映出疾病发展过程中某一阶段的病理变化的本质，因而它比症状更全面、更深刻地揭示疾病的本质。

中医认识、治疗、护理疾病，是既辨病又辨证。辨证首先着眼于证候的分辨，然后才能正确的施治与施护。例如感冒，见发热、恶寒、头身疼痛等症状，病属在表，但由于致病因素和机体反应性的不同，又常表现为风寒感冒和风热感冒两种不同的证候。因此，只有把感冒所表现的症状加以分辨，是属于风寒证候还是属于风热证候，才能确定是用辛温解表还是用辛凉解表的方法治疗，才能根据治疗原则采用相应的护理措施。由此可见，辨证施护既区别于见痰治痰，见血治血，见热退热，头痛医头，脚痛医脚的局部对症护理，又区别于那种不分主次，不分阶段的固定护理，而应根据疾病不同阶段的不同证候采用不同的护理措施。而同一种病发生在不同人身上，会因为个体差异，病因病机的不同，表现出不同的证；不同的人患不同的病，则可在疾病发展过程中出现性质相同的证。因此，在临床护理中，应根据不同的证，采用"同病异护"或"异病同护"的方法，施行不同的护理计划和护理措施。

三、中医护理的学习方法

要学好中医护理，首先就要建立对中医学的浓厚兴趣，了解中医关于天地人普遍联系和人病证辩证统一的哲学思想，培养中医取象比类的思维方式。

实践是认识的来源，是认识发展的动力，是检验认识正确与否的唯一标准，也是认识的最终目的。中医护理是一门实践性很强的学科，其理论体系的形成与中华民族长期的医疗实践紧密相关，是古人的医疗经验与智慧融合的结果，其义理的精深，只有结合实际，才能有较深刻的认识和理解，而对其护理操作技术的娴熟应用更是需要不断地临床实践才能够加以掌握。因此，在学习过程中切忌脱离实际，纸上谈兵。

中医学是以藏象、经络学说为核心，整体观念作为指导思想，全面系统地阐述了人体的生理、病理现象，并用于指导临床诊疗和护理活动。因此，在学习中医护理的过程中，要勤于思考，善于辨析，把握联系，认识区别，将各种知识融会贯通，才能系统掌握本学科知识的精要，领悟中医护理的奥秘。

（王　文　黄　坤）

扫一扫
测一测

复习思考题

1. 中医护理的基本特点是什么？
2. 历史上与中医护理有关的医籍有哪些？

第二章

阴阳五行学说

 学习要点

1. 阴阳学说的基本概念和主要内容。
2. 五行的基本概念和主要内容。
3. 阴阳学说、五行学说在中医护理学中的应用。

第一节 阴 阳 学 说

　　阴阳学说是古人用以认识自然、解释自然的一种世界观和方法论,属中国古代哲学范畴,其中包含着丰富的辩证法思想和方法论内容。阴阳学说认为,阴和阳是对立统一的两个方面,贯穿于一切事物之中,是一切事物运动、发展变化的根源和规律。古代医家借以阐明人与自然界的关系、人体生理功能和病理变化,指导临床诊断、治疗与护理。

一、阴阳的基本概念和特征

(一)阴阳的基本概念

　　阴阳是宇宙中相互关联的事物或现象对立双方属性的概括。阴和阳,既可代表相互对立的事物,又可以代表同一事物内部所存在的相互对立的两个方面。故《类经·阴阳类》说:"阴阳者,一分为二也。"

知识链接

阴阳的普遍性

　　《素问·阴阳应象大论》:"阴阳者,天地之道也,万物之纲纪,变化之父母,生杀之本始,神明之府也。"由此可见,阴阳二气的相互作用,是自然界一切事物生成、发展、变化和消亡的根本原因。

　　阴阳的最初含义是很朴素的,是指日光的向背而言,朝向日光则为阳,背向日光则为阴。向阳的地方光明、温暖；背阳的地方黑暗、寒冷，于是古人就以光明与黑暗、温暖与寒冷分阴阳。在长期的生活实践中，先民们遇到种种两极现象，于是不断地引申其义，将天地、寒暑、上下、日月、昼夜、水火、升降、动静、内外、雌雄等相对立的事物和现象，都以阴阳加以概括。

阴阳，是中国古代哲学的一对范畴。阴阳学说是中国古代朴素的对立统一理论，是用以认识自然和解释自然的一种世界观和方法论。阴阳是一个抽象的概念，并不专指某一具体的事物和现象，故《灵枢·阴阳系日月》说："阴阳者，有名而无形……"

（二）事物的阴阳属性

阴和阳代表着相互对立，又相互关联的事物属性。阳代表着积极、进取、刚强等特征和具有这些特性的事物和现象；阴代表着消极、退守、柔弱的特征和具有这些特性的事物和现象。一般说，凡是运动的、外向的、上升的、温热的、无形的、明亮的、兴奋的，都属于阳；静止的、内守的、下降的、寒冷的、有形的、晦暗的、抑制的，都属于阴。阴和阳的相对属性引入医学领域，将人体中具有外向、中空、弥散、推动、温煦、兴奋、升举等特性的事物和现象统属于阳；而将具有内守、实体、凝聚、宁静、凉润、抑制、沉降等特性的事物和现象统属于阴（表2-1）。

《素问·阴阳应象大论》说："水火者，阴阳之征兆也"，古人通过长期观察，认为水与火这一对事物的矛盾最为突出，最为典型。水具有寒凉、幽暗、趋下等特性，可作为阴性事物或现象的代表；火具有温暖、光亮、向上等特性，可作为阳性事物或现象的代表。

表2-1 事物和现象的阴阳属性归类表

	空间	时间	温度	湿度	季节	重量	亮度	事物运动	
阳	上、外	白天	温热	干燥	春夏	轻	明亮	上升	动
阴	下、内	黑夜	寒凉	湿润	秋冬	重	晦暗	下降	静

（三）阴阳的普遍性、关联性、相对性和可分性

1. 阴阳的普遍性 阴阳学说认为，世界是物质性的整体，世界本身是阴阳二气对立统一的结果。由于阴阳二气的相互寓含和相互作用，促成了宇宙中万事万物的发生，推动和调控着万事万物的发展和变化。宇宙中的一切事物和现象，都普遍存在着阴阳两种对立的势力；宇宙中一切事物和现象的发生、发展和变化，都是阴和阳的对立统一矛盾运动的结果。由此可见，阴阳是自然界的根本规律。

2. 阴阳的关联性 阴阳的关联性指以阴阳所分析的事物和现象，应是在同一范畴，同一层次，即相关的基础之上的。只有相互关联的一对事物，或一个事物的两个方面，才能构成一对矛盾，才能用阴阳来说明，如上与下，左与右，男与女等。如果不具有相互关联性的事物与现象，并不是统一体的对立双方，不能构成一对矛盾，就不能用阴阳来说明，如将上与男，左与下分阴阳，就毫无意义，甚至是荒唐的。

3. 阴阳的相对性 事物的阴阳属性，并不是绝对的、不可变的，而是相对的、可变的。阴阳的相对性表现在：阴阳的属性是在与自己的对立面的比较中确定的，并随着条件的变化而改变。例如60℃的水，同20℃的水相比当属阳；但同100℃的水相比，则应属阴了。

4. 阴阳的可分性　宇宙间任何相互关联的事物都可以概括为阴阳两类属性,而任何一种事物的内部又可以分为对立的两个方面,即阴中有阴阳可分,阳中也有阴阳可分,如此分下去,以至无穷。例如,昼为阳,夜为阴;而上午为阳中之阳,下午为阳中之阴;前半夜为阴中之阴,后半夜为阴中之阳。所以《素问·阴阳离合论》说:"夫阴阳者,数之可十,推之可百,数之可千,推之可万,万之大,不可胜数,然其要一也。"

二、阴阳学说的基本内容

阴阳学说的基本内容,主要包括阴阳之间的相互关系,以及这种关系在宇宙自然界对于万物的生长、发展和变化中的作用和意义。

(一)阴阳的对立制约

阴阳的对立,又称阴阳相反,指自然界一切事物和现象,客观上都存在相互对立两个方面的相反属性。如天与地、上与下、内与外、出与入等皆具有相互对立的属性。

阴阳的制约,指相互对立的阴阳双方可表现出相互抑制和约束的关系。实际上,阴阳相互制约的过程,也是阴阳相互斗争的过程。如夏季本应炎热,但夏至以后阴气却渐次以生,用以制约炎热之阳,这是自然界阴阳相互制约、相互斗争的结果。

阴阳的对立制约也贯穿于人体生命过程的始终。在生理状态下,阴阳两个方面在相互排斥、相互斗争的过程中维持着动态平衡状态,即"阴平阳秘"。如心火必须下降于肾,使肾水不寒;肾水亦必须上济于心,使心火不亢。这种"水火既济""心肾相交"的两脏间动态平衡,就是人体内阴阳对立制约的结果。

阴阳双方既是对立的,又是统一的,相互对立着的阴阳双方在斗争中取得平衡,达到统一。正是由于阴阳的这种不断对立和制约,才能推动事物的运动、发展、变化和动态平衡。

(二)阴阳的互根互用

阴阳互根,指相互对立着的阴阳双方,具有相互依存,互为根本的关系,即阴和阳任何一方都不能脱离另一方而独立存在,双方均以对方的存在作为自己存在的前提和条件。

阴阳互用,指阴阳在相互依存的基础上,某些范畴的阴阳关系还体现为相互资生、相互为用的特点。《素问·阴阳应象大论》说:"地气上为云,天气下为雨。"地气与天气的循环过程就是阴阳的相互资生、相互促进过程。

阴阳的互根互用关系也体现在人体的生命现象中。《素问·阴阳应象大论》说:"阴在内,阳之守也;阳在外,阴之使也。"阴指物质,阳指功能;物质居于体内,功能表现在外,在外的阳是内在物质运动的表现,在内的阴是产生功能活动的物质基础。这是对阴阳互根互用理论,对机体物质与功能之间的相互依存、相互为用关系的高度概括。

(三)阴阳的消长平衡

阴阳消长,指事物或现象对立制约、互根互用的阴阳两个方面不是处于静止的状态,而是处于运动变化之中。所谓消,即减少、消耗;长,即增多、增长。阴阳消长,大多是指阴阳的量以及阴与阳之间的比例的盛衰变化,其表现形式主要如下。

此消彼长,此长彼消:在阴阳制约的条件下,阴或阳一方衰弱,无力制约对方,从而引起对方的增长,甚至亢奋,或一方因增长而强盛,过度制约对方,从而引起对方的削减,甚至偏衰。

此消彼亦消，此长彼亦长：指在阴阳互用的条件下，阴或阳一方虚弱，无力资生和促进对方，使对方也随之虚弱；或一方旺盛可助长和促进对方，使对方也随之旺盛。以天地为例，春夏天阳之气由生而旺，地之万物随之生长茂盛。

阴阳平衡，指在正常情况下，由于阴阳之间存在相互制约的关系，其消长运动总是在一定的调节限度内，保持协调、匀平和相对稳定的状态。

阴阳的消长平衡，就是指阴阳在不断消长运动中维持着相对的平衡状态。消长是绝对的，平衡是相对的，阴阳在绝对的消长之中维持着相对的平衡。阴阳双方在彼此消长的动态过程中所保持的相对平衡称为"动态平衡"，这是事物保持正常运动规律的前提。若阴阳的消长超过了一定的限度，不能保持相对平衡，就会出现阴阳的偏盛偏衰，从而在自然界则形成灾害，在人体则呈现"阳盛则阴病"或"阴盛则阳病"的病理状态。

（四）阴阳的相互转化

阴阳的相互转化，指事物或现象的阴阳双方，在一定条件下，可以各自向其对立面转化，阴可以转化为阳，阳也可以转化为阴。

阴阳相互转化，一般都产生于事物发展变化的"物极"阶段，即所谓"物极必反"。因此，在事物的发展过程中，如果说阴阳消长是一个量变的过程，那么阴阳转化就是在量变基础上的质变，阴阳转化是阴阳消长超过一定限度的必然结果，当事物的发展到极点时就要向它的反面转化。如以四季为例，冬季之阴寒发展到了极至，阴寒气候就会向阳热转化。

阴阳的相互转化，既可以表现为渐变形式，又可以表现为突变的形式。如四季的寒暑交替，昼夜转化等，属于渐变形式；急性热病中，由高热突然出现体温下降，四肢厥冷等，属于突变形式。

综上，阴阳的对立制约、互根互用、消长平衡及相互转化等关系是相互联系的，是从不同角度体现阴阳之间的相互关系及其运动规律的。阴阳双方不仅相互对立制约，又互根互用，共处于一个统一体中，维系着动态平衡。阴阳的互相消长与转化，又是以阴阳的对立制约和互根互用关系为基础的，阴阳消长是一个量变的过程，而阴阳转化是在量变基础上的质变，动而不已的阴阳消长是阴阳转化的前提与基础。

三、阴阳学说在中医护理学中的应用

阴阳学说贯穿在中医学理论体系的各个方面，用来说明人体的组织结构、生理功能、病理变化，并指导着临床诊断与防治。

（一）说明人体的组织结构

人体是一个有机整体，人体内部充满着阴阳对立统一的现象。《素问·宝命全形论》说："人生有形，不离阴阳"，人的一切组织结构，既是有机联系，又可以划分为相互对立的阴阳两部分。《素问·金匮真言论》提出："夫言人之阴阳，则外为阳，内为阴。言人身之阴阳，则背为阳，腹为阴。言人身之脏腑中阴阳，则脏者为阴，腑者为阳。肝心脾肺肾五脏皆为阴，胆胃大肠小肠膀胱三焦六腑皆为阳"（表2-2）。

脏腑之中又各分阴阳，即阴中有阳，阳中有阴，如五脏中心、肺居上属阳，肝、脾、肾居下属阴。各脏又有阴阳之分，如心有心阴心阳，肾有肾阴肾阳。经络也有阴阳之分，经分阴经、阳经；络分阴络、阳络。

表 2-2　人体组织结构的阴阳属性归纳表

	人体部位	脏腑组织
阳	上部体外背	六腑络脉气皮毛
阴	下部体内腹	五脏经脉血筋骨

（二）说明人体的生理功能

中医学认为人体的正常生理活动，是由于阴阳双方保持着对立统一的协调平衡的结果。对人体的各种生理活动，也可以用阴阳来加以概括（表 2-3）。

表 2-3　人体生理功能的阴阳属性归纳表

	生理活动	气机运动
阳	兴奋亢进温煦功能	升出
阴	抑制衰退滋润物质	降入

人体生长壮老已的生命过程，是由精所化生之气来推动和调控的。人体之气，因其不同的功能作用而分为阴气和阳气。阴气主凉润、宁静、抑制、沉降，阳气主温煦、推动、兴奋、升发。正是由于人体内阴阳二气的相互作用，推动着人体内物质与物质、物质与能量之间的相互转化，推动和调控着人体的生命进程。以人体内的阴精（物质）和阳气（能量）的矛盾运动为例，阴精是阳气的物质基础，没有阴精，无以化生阳气，即没有物质基础，就不可能产生能量。阳气是阴精的能量表现，没有阳气，无以化生阴精，即没有功能活动，就不可能转化为营养物质。只有这样，阴和阳才能共同处于相互对立、依存、消长和转化的协调统一之中，才能保持阴与阳、物质与能量的动态平衡，也才能维持人体的正常生理活动。若人体内的阴阳二气不能相互为用而分离，人的生命运动也就终止了，故《素问·生气通天论》说："阴平阳秘，精神乃治，阴阳离决，精气乃绝……"

（三）说明人体的病理变化

"阴平阳秘"，即阴阳的平衡协调，是人体生理活动的基础，是人体健康的保证。这种平衡协调关系一旦受到破坏，阴阳失去平衡，便会发生疾病。因此，阴阳失调是疾病发生的基础。

疾病的发生发展取决于两方面的因素，一是邪气，二是正气。邪气有阴邪（如寒邪、湿邪）和阳邪（如风邪、暑邪、热邪、燥邪）之分，正气有阴精和阳气之别。阳邪致病，可致阳偏盛而伤阴；阴邪致病，可致阴偏盛而伤阳。无论疾病的病理变化如何复杂，都不外乎阴阳的偏胜偏衰。

1. 阴阳偏胜　即阴胜、阳胜，是属于阴或阳任何一方高于正常水平的病理状态。

（1）阳胜则热，阳胜则阴病：阳邪亢盛，性质为热，因而出现热证；阳长则阴消，阳偏胜必然导致阴液的损伤。

（2）阴胜则寒，阴胜则阳病：阴邪亢盛，性质为寒，因而出现寒证；阴长则阳消，阴偏胜必然导致阳气的损伤。

2. 阴阳偏衰　即阴虚、阳虚，是属于阴或阳任何一方低于正常水平的病理状态。

（1）阳虚则寒：人体的阳气虚损，阳虚不能制约阴，则阴相对偏胜而出现寒象。

（2）阴虚则热：人体的阴液不足，阴虚不能制约阳，则阳相对偏胜而出现热象。

（3）阴阳互损：阴阳任何一方虚损到一定程度时，必然导致另一方的不足。阳虚至一定程度时，因不能化生阴液，而同时出现阴虚的现象，称"阳损及阴"。阴虚至一定程度时，因不能资生阳气，而同时出现阳虚的现象，称"阴损及阳"。"阳损及阴""阴损及阳"，最终导致"阴阳两虚"。阴阳两虚是阴阳的对立双方均处在低水平的状态，是一种病态。

（四）用于疾病的诊断

"善诊者，察色按脉，先别阴阳。"（《素问·阴阳应象大论》）由于疾病的发生、发展、变化的根本在于阴阳失调，所以任何疾病，尽管其症状与体征千变万化，错综复杂，但都可用阴阳来加以概括说明。

1. 分析四诊资料　将望闻问切四诊收集的各种资料，按照阴阳特征来辨别疾病症状和体征的阴阳属性，为辨证提供依据。

望诊：通过观察面色、肤色、目色、舌色及分泌物等的颜色与光泽来判断其阴阳属性。颜色赤黄、色泽鲜明多属于阳；颜色青白黑、色泽晦暗多属于阴。

闻诊：根据所听声音和所嗅气味来区别其阴阳属性。语声高亢洪亮、呼吸声高气粗多属于阳；语声低微无力、呼吸声低气怯多属于阴。

问诊：问诊的内容很广泛，但也可以根据病人的症状的属性来区分阴阳。如身热恶热属阳，身寒喜暖属阴；烦躁不安属阳，蜷卧安静属阴。尿黄便秘属阳，尿清便溏属阴。口渴喜饮属阳，口淡不饮属阴等。

切诊：根据脉之部位、至数、形状等来分辨脉象的阴阳属性。以部位分，寸为阳，尺为阴；以至数分，数者为阳，迟者为阴；以形态分，则浮大洪滑为阳，沉小细涩为阴。

2. 概括疾病证候　确定证候是中医学诊断疾病的核心。在临床辨证中，可用阴阳来概括分析错综复杂的各种证候，只有分清阴阳，才能抓住疾病的本质，做到执简驭繁。如八纲辨证中，阴阳是八纲的总纲，表证、热证、实证属阳，里证、寒证、虚证属阴。

（五）用于指导疾病的防治

1. 指导养生　人体的阴阳，是生命的根本，故养生最重要的就是"法于阴阳"，即遵循自然界阴阳变化的规律来调理人体的阴阳，以保持人与自然界的协调统一。《素问·四气调神大论》说："圣人春夏养阳，秋冬养阴，以从其根，故与万物沉浮于生长之门。"指出了调养四时阴阳的基本原则。如根据"春夏养阳，秋冬养阴"的原则，对"能夏不能冬"的阳虚阴盛体质者，夏用温热之药预培其阳，则冬不易发病；对"能冬不能夏"的阴虚阳亢体质者，冬用凉润之品预养其阴，则夏不易发病。

2. 确定治疗原则　由于疾病的基本病机是阴阳失调，因此，调整阴阳，补其不足，泻其有余，恢复阴阳的相对平衡，就是治疗的基本原则。

阴阳偏胜是有余之证，应损其有余。"阳盛则热"属实热证，宜用寒凉药以制其阳，以寒治热，即"热者寒之"。"阴盛则寒"属寒实证，宜用温热药以制其阴，以热治寒，即"寒者热之"。若出现"阳胜则阴病""阴胜则阳病"的情况，则当兼顾其不足，配合益阴或扶阳之法。

阴阳偏衰是不足之证，应补其不足。"阴虚则热"是阴不制阳而致阳亢，属虚热证，一般不能用寒凉药直折其热，而应"阳病治阴"，采用"壮水之主，以制阳光"的方法。"阳虚则寒"是阳不制阴而致阴盛，属虚寒证，不宜用辛温发散药以散阴寒，而应"阴病治阳"，采用"益火之源，以消阴翳"的方法。

至于阳损及阴、阴损及阳、阴阳俱损的治疗原则，根据阴阳互根的原理，阳损及阴则应"治阳要顾阴"，在充分补阳的基础上兼以补阴；阴损及阳则应"治阴要顾阳"，在充分补阴的基础上兼以补阳；阴阳俱损则应阴阳俱补，以纠正这种低水平的状态。

3. 归纳药物的性能　阴阳也用来概括药物的性能，以指导临床用药。药物的性能包括性味和升降浮沉，皆可以用阴阳来归纳说明（表2-4）。

药性有寒、热、温、凉四种，又称"四气"。其中，寒、凉药物属阴，温、热药物属阳。一般地说，属于寒性或凉性的药物能清热泻火，减轻或消除热象，多用于阳热证；属于热性或温性的药物能散寒温里，减轻或消除寒象，多用于阴寒证。

五味有辛、甘、酸、苦、咸五种。《素问·至真要大论》说："辛甘发散为阳，酸苦涌泄为阴，咸味涌泄为阴，淡味渗泄为阳。"辛味有发散之性，甘味有温补之功，故辛、甘属阳。酸味能收能敛，苦味能降能坚，咸味能软坚和泻下，故酸、苦、咸属阴。还有些药物为淡味，淡味有渗泄作用，故属阳。

升降浮沉，是指药物在体内发挥作用的趋向。升是上升，浮为向外浮于表，升浮之药多具有升提、发散、解表的特点，故属阳。降是下降，沉为向内沉于里，沉降之药多具有收涩、泻下、重镇的特点，故属阴。

表2-4　药物性能的阴阳属性归纳表

	四气	五味	升降浮沉
阳	温热	辛甘（淡）	升浮
阴	凉寒	酸苦咸	降沉

第二节　五 行 学 说

五行学说为古代哲学的范畴。五行学说是以木、火、土、金、水五种物质的特性及其"相生"和"相克"规律来认识世界、解释世界和探索宇宙规律的一种世界观和方法论。五行学说认为世界是物质的，宇宙世界是由木、火、土、金、水五种基本物质所构成，自然界各种事物和现象的发展变化，都是这五种物质不断运动和相互作用的结果。

五行学说来源于古代劳动人民长期的生活和生产实践。公元前两千多年前的殷商时期，《尚书·洪范》记载："水火者，百姓之所饮食也；金木者，百姓之所兴作也；土者，万物之所资生也，是为人用。"说明人们在长期的生活和生产实践中，认识到木、火、土、金、水五种物质是人们生活中不可缺少的东西。后来人们把这五种物质的属性加以抽象推演，用来说明整个物质世界；并认为这五种物质不仅具有相互资生、相互制约的关系，而且是在不断运动、变化之中，故称之为"五行"。

中医理论体系在其形成过程中，受到五行学说极其深刻的影响，它同阴阳学说一样，作为一种思维方法贯穿于中医学理论体系的各个方面，用以说明人体的生理病理，并指导疾病的诊断与治疗，成为了中医学独特理论体系的重要组成部分。

一、五行的基本概念、特性及归类

（一）五行的基本概念

"五"，是指木、火、土、金、水五种基本物质；"行"，即运动变化。五行，即木、火、土、金、水五种物质及其运动变化。

《尚书·洪范》说："水曰润下，火曰炎上，木曰曲直，金曰从革，土爰稼穑。"五行学说中的"五行"，不再特指木、火、土、金、水五种物质本身，而是一个抽象的哲学概念，古人运用抽象出来的五行特性，采用取象比类和推演络绎的方法，将自然界中的各种事物和现象分归为五类，并以五行"相生""相克"的关系来解释各种事物发生、发展、变化的规律。

 知识链接

五材

五行最初称"五材"。《左传·襄公二十七年》："天生五材，民并用之，废一不可"。可见木、火、土、金、水是人类日常生活和生产实践中最常见和不可缺少的五种基本物质。

（二）五行的特性

古人通过长期的生活和生产实践，对木、火、土、金、水五种物质悉心观察，在积累了大量直观的朴素认识基础上，进行抽象引申而逐渐形成了五行特性的基本概念。

1. 木的特性 "木曰曲直"。曲，屈也；直，伸也。"曲直"是指能屈能伸。木具有树干曲直，向上向外舒展的特性。因而引申为具有生长、升发、条达、舒畅等性质和作用的事物，均归属于木。

2. 火的特性 "火曰炎上"。炎，热也；上，上升。"炎上"是指火具有炎热、上升、光明的特性。因而引申为具有温热、升腾、光明性质和作用的事物，均归属于火。

3. 土的特性 "土爰稼穑"。爰，通曰。春种曰稼，秋收曰穑，"稼穑"是指农作物的播种和收获。土具有生化、载物的特性，因而引申为具有生化、承载、受纳性质和作用的事物，均归属于土。故有"土载四行""万物土中生""土为万物之母"之说。

4. 金的特性 "金曰从革"。从，顺从也；革，即变革。"从革"，是指金有刚柔相济之性。金质地沉重而坚硬，可做兵器用以杀戮，但又有顺从人意而更改的柔和之性。因而引申为具有沉降、肃杀、收敛、洁净等性质和作用的事物，均归属于金。

5. 水的特性 "水曰润下"。润，即滋润；下，即向下、下行。"润下"是指水具有滋润和向下的特性。引申为具有寒凉、向下、滋润、闭藏的性质和作用的事物，均归属于水。

（三）事物属性的五行归类

古人运用取象比类法和推演络绎法，将自然界各种事物和现象，以及人体的脏腑组织、生理病理现象分别归属于木、火、土、金、水五行之中（表2-5）。

取象比类法：即从事物的形象中找出能反映其本质的特征，直接与五行各自的特性相比较，以确定其五行属性的方法。如事物属性与木的特性相类似，则将其归属于木，与火的特性相类似，则将其归属于火。以方位配五行为例，日出东方，富有生机，与木之升发特性相类似，故东方归属于木；南方炎热，与火的特性相类似，故南方归属于火；西方为日落之处，与金之肃杀沉降相类似，故西方归属于金；北方寒冷，与水之寒凉特性相类似，故北方归属于水；中央地带，土地肥沃，气候适中，万物繁茂，与土的生化、承载特性相类似，故中央归属于土。

推演络绎法：即根据已知的某些事物的五行属性，推演至其他相关的事物，以得知这些事物五行属性的方法。如秋季万物萧条，类似于金之肃降，故属金；而秋季气候干燥，故燥也就归属于金。又如肝属木，由于肝合胆、主筋、其华在爪，开窍于目，故经推演络绎而把胆、筋、爪、目归属于木。

表 2-5　事物属性的五行归类表

自然界								人体						
五音	五味	五色	五化	五气	五方	五季		五脏	五腑	五官	五体	五志	五华	五液	五脉
角	酸	青	生	风	东	春	木	肝	胆	目	筋	怒	爪	泪	弦
徵	苦	赤	长	暑	南	夏	火	心	小肠	舌	脉	喜	面	汗	洪
宫	甘	黄	化	湿	中	长夏	土	脾	胃	口	肉	思	四肢	涎	缓
商	辛	白	收	燥	西	秋	金	肺	大肠	鼻	皮	悲	毛	涕	浮
羽	咸	黑	藏	寒	北	冬	水	肾	膀胱	耳	骨	恐	发	唾	沉

五行学说以天人相应为指导思想，以五行为中心，以空间结构的五方、时间结构的五季，人体结构的五脏为基本框架，将人体的生命现象与自然界的事物和现象联系起来，形成了联系人体内外环境的五行结构系统，用以说明人体以及人与自然环境的统一性。

二、五行学说的基本内容

（一）五行的相生与相克

五行之间不是孤立的、静止不变的，而是存在着有序的"相生""相克"关系，从而维持事物生化不息的动态平衡。这是五行之间关系的正常状态。

1. 五行的相生、相克　五行生克，是五行学说用以概括和说明事物之间相互联系和发展变化的基本观点。五行学说并不是静止地、孤立地将事物归属于五行系统，而是以五行间的生克关系来探索和阐述事物间的相互联系和相互协调的整体性和统一性。

（1）相生：是指一事物对另一事物具有促进、助长和资生的作用。五行相生的次序是：木生火，火生土，土生金，金生水，水生木（图2-1）。在相生关系中，任何一"行"都具有"生我""我生"两方面的关系，生我者为母，我生者为子。所以，五行相生的关系又叫"母子关系"。

（2）相克：指一事物对另一事物具有制约、克服和抑制的作用。五行相克的次序是：木克土，土克水，水克火，火克金，金克木（图2-1）。五行的相克关系中，任何一"行"都具有"我克""克我"两方面的关系，我克者为我所胜，克我者为我所不胜。因此，五行的相克关系又称为"所胜"与"所不胜"的关系。

五行的相生与相克是不可分割的，在五行生克关系中，任何一行皆有"生我""我生""克我""我克"四方面关系的同时存在。以"木"为例，"生我"者水，"我生"者火，"克我"者金，"我克"者土（图2-2）。对五行中的任何一行来说都是生中有克，克中有生，从而形成了五行间既相互生化，又相互制约的"制化"关系。通过这种生克制化关系，防止了各行的太过与不及，从而维持和促进事物的平衡协调和发展变化。五行的相生相克反映着自然界的正常现象，生克相对平衡，是事物正常发生和发展的保证。

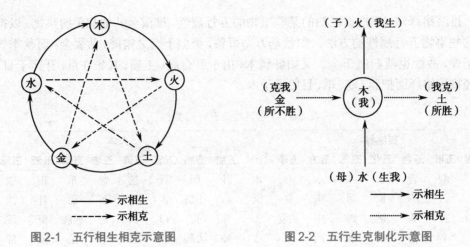

图 2-1　五行相生相克示意图　　　图 2-2　五行生克制化示意图

2. **五行的相乘、相侮**　相乘相侮，是指五行系统结构关系在外界因素的影响下产生的反常状态，以五行间的乘侮关系来解释事物间的协调平衡被破坏后的相互影响。

（1）相乘：乘，凌也，即以强凌弱之意。五行相乘，是指五行中某一行对其所胜一行的过度克制。此种反常现象的产生，一般有两种情况：一是五行中某一行过于虚弱（不及），难以抵御其"所不胜"一行的正常限度的克制，而使更加虚弱，如土自身不足，木虽然属于正常水平，但也会乘土之虚而克之，这种相克超过了正常的制约程度，将会使土更虚，此为木乘土（虚）；二是五行中某一行过度亢盛（太过），对其"所胜"一行克制太过，使其虚弱，如木过度亢盛，土虽不虚，但难以承受木的过度克制，从而造成土的不足，此为木（亢）乘土（图 2-3）。

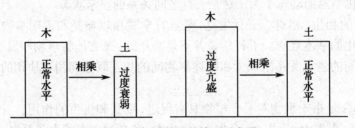

图 2-3　相乘的两种情况示意图

相乘与相克在次序上相同，但相克是五行之间的正常制约关系，而相乘是五行之间的异常制约现象，对人体来说，相克是生理现象，相乘是病理现象。

（2）相侮：侮，为欺侮、欺凌之义。相侮是指五行中的某一行对其所不胜一行的反向克制，即反克，又称"反侮"。五行相侮的次序与相克、相乘的方向相反。

导致相侮的原因，也有"太过"与"不及"两种情况（图 2-4）。太过所致的相侮，是指五行的某一行过于强盛，使其"所不胜"一行不仅不能克制它，反而受到它的反向克制；不及所致的相侮，是指五行中某一行过于虚弱，不仅不能制约其"所胜"的一行，反而受到其"所胜"的一行的"反克"。以木为例，在正常情况下，金克木，木克土，当木过度亢盛时，则金不仅不能克木，反而被木所克制，使金受损；当木过度衰弱时，则土乘木之衰而反侮之。

相乘和相侮均是五行生克制化的异常关系，二者之间既有联系又有区别。相乘是按五行相克次序发生的过强克制，相侮是与五行相克顺序相反方向的克制。发生相乘时，可同时发生相侮；发生相侮时，也可同时发生相乘。如木气过亢时，不仅会过度克制其所胜之土（相乘），而且可以恃己之强反向克制己所不胜之金（相侮）；反之，木气虚弱时，则不仅金来乘木，而且其所胜之土也乘其虚而反侮之。

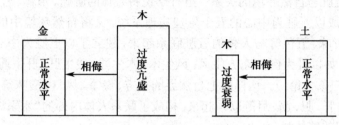

图 2-4　相侮的两种情况示意图

三、五行学说在中医护理学中的应用

五行学说在中医学中的应用，主要是以五行的特性和生克乘侮的规律，具体地分析研究人体各脏腑组织器官的功能及相互关系，解释人体病理机制，并指导临床诊断和治疗。

（一）说明五脏的生理功能特点

1. 说明五脏的生理功能　五行学说将人体的脏腑组织分别归属于五行，以五行的特性来说明五脏的生理功能。

木有生长升发、舒畅条达的特性，肝喜条达而恶抑郁，故以肝属"木"。火有温热的特性，心阳具有温煦作用，故以心属"火"。土有生化万物的特性，脾主运化水谷，为气血生化之源，故以脾属"土"。金有清肃、收敛的特性，肺有肃降的作用，故以肺属"金"。水具有滋润、下行的特性，肾主水，肾阴有滋养全身的作用，故以肾属"水"。

2. 说明五脏之间的生理联系　五脏的功能活动不是孤立的，而是互相联系着的。五行学说用五行生克制化规律说明脏腑之间的生理联系。

（1）以五行相生说明五脏之间的资生关系：水生木，肾生肝，肾藏精以滋养肝血；木生火，肝生心，肝藏血以济心；火生土，心生脾，心之热以温脾；土生金，脾生肺，脾化生水谷精微以充肺；金生水，肺生肾，肺气肃降以助肾。

（2）以五行相克说明五脏之间的制约关系：金克木，肺克肝，肺气清肃下降，可以制约肝气的升发太过；木克土，肝克脾，肝气条达，可以疏泄脾气的壅滞；土克水，脾克肾，脾主运化水湿，可以防止肾水的泛滥；水克火，肾克心，肾水上济于心，可以制止心火的亢烈；火克金，心克肺，心火之阳热，可以制约肺气的清肃太过。

（3）以五行制化说明五脏之间的协调平衡：依据五行学说，五脏中的每一脏都有生我、我生、克我、我克四种生理联系。由于五脏制化的自我调节，每一脏因有他脏的资助而不至于虚弱，又因有他脏的制约而不至于过亢。本脏之气太盛，则有他脏之气制约；本脏之气虚弱，又可由他脏之气资助，从而使五脏之间整体上维持稳定与协调。如肝（木）之气，其虚，则有肾（水）生之；其亢，则有肺（金）克之；心（火）不足，肝（木）可生之；脾（土）过亢，肝（木）可克之。这种制化关系把五脏紧紧联系成一个整体，从而保证了人体脏腑之间的动态平衡。

应当说明的是,五脏的生理功能是多样的,其相互间的关系也是复杂的。用五行的特性并不能完全说明五脏的所有功能,用五行之间的生克规律也难以完全阐释五脏间复杂的生理联系。因此,在研究五脏的生理功能及其相互关系时,不能局限于五行相生相克的理论。

3. 阐释五脏与自然环境的关系 五行学说将人体的脏腑、形体、官窍、情志等分归于五行,构成以五脏为中心的五个生理病理系统,又将自然环境中的五方、五时、五气、五化、五味、五色等与人体的五脏联系起来,建立了以五脏为中心的天人一体的五行系统。如以肝为例,"东方生风,风生木,木生酸,酸生肝,肝生筋……肝主目"(《素问·阴阳应象大论》)。这样就把自然界的东方、春季、风气、酸味等,通过五行的"木"与人体的肝、胆、筋、目等联系起来,构成了联系人体内外的"木系统",从而体现了"天人相应"的整体观念。

(二)说明五脏病变的相互影响

中医学运用五行学说的生克乘侮理论,来说明人体病理状况下五脏之间的相互影响,即本脏之病可以传至他脏,他脏疾病也可以传至本脏,这种病理上的相互影响称之为传变。脏腑间的传变,可分为相生关系的传变和相克关系的传变。

1. 相生关系的传变 包括"母病及子"和"子病犯母"两个方面的传变。①母病及子:是指疾病传变次序从母脏传及子脏,如肾病及肝、肝病及心、心病及脾、脾病及肺、肺病及肾。②子病犯母:是指疾病传变次序从子脏传及母脏,如心病犯肝、肝病犯肾、肾病犯肺、肺病犯脾、脾病犯心。一般认为,按相生规律传变时,母病及子病情较轻,子病及母病情较重。

2. 相克关系的传变 包括"相乘"与"相侮"两个方面的传变。相乘,是指相克太过为病,以肝木和脾土为例,相乘传变有"木旺乘土"和"土虚木乘"两种情况。相侮,又称反侮,即反向克制为病,如"木火刑金""土虚水侮"。一般认为,按相克规律传变时,相乘传变病情较重,而相侮传变病情较轻。

需要指出的是,五脏病变时的相互传变,在临床上并不能完全用五行之间的生克规律来阐释。因为疾病的发生发展变化,与受邪的性质、病人禀赋的强弱,以及各个疾病本身的发生发展规律之差异密切相关,所以疾病的五脏传变次序,并不完全符合五行的生克规律,切不可生搬硬套,应根据具体病情加以分析,灵活应用五行学说的原理。

(三)指导疾病的诊断

《灵枢·本藏》说:"视其外应,以知其内藏,则知所病矣。"人体内脏功能活动及其相互关系的异常变化,可以从病人的面色、声音、口味、脉象等方面反映出来。五脏六腑及五色、五味、五志等都可归属于五行,而五行中同一行的事物之间有着一定的联系,故某一行的内脏有病时,可影响到同行中的其他方面。所以临床对望、闻、问、切四诊所得的资料,可根据五行的配属关系及其生克乘侮的变化规律,以确定五脏病变的部位,推断病情进展和判断疾病的预后。

1. 确定五脏病变部位 五行学说以事物的五行属性归类和生克乘侮规律确定五脏病变的部位,包括以本脏所主之色、味、脉来诊断本脏之病,以及以他脏所主之色、味、脉来确定五脏相兼病变。如面见青色,喜食酸味,脉见弦象,其病多在肝;面见赤色,口味苦,脉洪,可诊断为心火亢盛;脾虚的病人,面见青色,为木来乘土;心脏病人面见黑色,为水来克火等。

2. 推断病情的轻重顺逆 古人还以五行生克关系从色脉来判断病情的顺逆,色脉相合,其病顺;若色脉不符,得克则死,得生则生。如肝病色青见脉弦,为色脉相合,其病顺;若不得弦脉反见浮脉,则属克己之脉(金克木),为逆;若得沉脉则为生我之脉(水生木),为顺。疾病的表现是千变万化的,所以在临床的实际应用中,对于疾病的诊断及预后的推断,必须坚持"四诊合参",而非单凭色脉,更不要拘泥于色脉之间的"相生"或"相克"。

（四）指导疾病的治疗和护理

1. 指导确定治则治法 临床上经常用五行的生克乘侮规律来确定治疗原则。根据相生规律确定的治则是补母和泻子,治法主要有滋水涵木、金水相生等。如治疗肺气虚的咳喘用补脾益气的方法,为"培土生金"法;根据相克规律确定的治则包括抑强和扶弱,治法主要有抑木扶土、培土制水等,如用健脾利水法治疗水湿停聚,为"培土制水"法。

2. 控制疾病传变 中医学运用五行生克乘侮关系,既可推断和概括疾病的传变规律,又可确定预防性治疗措施。一脏受病,可以波及他脏而致疾病发生传变。如《金匮要略》指出:"见肝之病,知肝传脾,当先实脾。"就是说,肝病时,如肝气太过,木旺则必乘脾土,根据木乘土的规律,肝病容易传脾,治疗时可以先健脾,防止肝病传脾。

3. 指导情志疗法 中医学运用五行生克乘侮关系,以悲、恐、怒、喜、思的五志配五脏,利用五行相互制约的关系达到疾病治疗的目的。如:悲为肺志,属金;怒为肝志,属木。金克木,故悲能胜怒。

五行生克规律对疾病治疗与护理具有一定的指导意义,但并非适用于所有的病证,因此,在临床工作中,既要正确地掌握五行的生克规律,又要依据具体病情进行辨证施护。

(周 强 刘 佳)

复习思考题

扫一扫
测一测

1. 阴阳的基本概念是什么?

2. 阴阳学说的基本内容有哪些?

3. 试述阴阳对立、阴阳互根、阴阳消长、阴阳转化的含义。

4. 五行的基本概念是什么?

5. 五行各自的特性是什么?

6. 何谓五行相生、相克?其次序分别是什么?

课件
03课PPT

扫一扫
知重点

第三章

藏　象

1. 藏象、藏象学说的基本概念。
2. 五脏、六腑的生理功能、生理联系、生理特性。
3. 奇恒之腑的生理功能、生理特性。

第一节　藏象概述

一、藏象的基本概念

"藏象"一词，最早见于《素问·六节藏象论》。张介宾《类经》指出："象，形象也。藏居于内，形见于外，故曰藏象。"藏即脏，是指藏于体内的内脏；象，指征象、现象。藏象，即藏于体内的内脏及其表现于外的生理功能和病理现象。藏象学说是通过对人体生理和病理现象的观察来研究各个脏腑的生理功能、病理变化及其相互关系的学说，是中医理论体系的核心内容。

脏腑是内脏的总称，由五脏六腑，奇恒之腑组成。脏腑根据其功能特点，可分为五脏，即肝、心、脾、肺、肾；六腑，即胆、小肠、胃、大肠、膀胱和三焦；奇恒之腑，即脑、髓、骨、脉、胆、女子胞。

五脏六腑各有不同的功能特点。《素问·五脏别论》说："五脏者，藏精气而不泻也，故满而不能实。六腑者，传化物而不藏，故实而不能满也，所以然者，水谷入口，则胃实而肠虚；食下，则肠实而胃虚。故曰，实而不满，满而不实也。"就是说，五脏的生理功能是化生和贮藏精气，六腑的生理功能是受盛和传化水谷。奇恒之腑，形态中空，与腑相近，内藏精气，又类于脏，似脏非脏，似腑非腑，故称之为"奇恒之腑"。五脏、六腑、奇恒之腑的划分具体见表3-1。

表3-1　五脏、六腑、奇恒之腑的划分

内脏	形态特征	共同生理功能特点	是否藏神	经络络属
五脏（详）	多为实质密闭器官	化生和贮藏精气	藏五神	有
六腑（略）	中空有腔器官	受盛和传化水谷	除胆外，均不藏	有
奇恒之腑	多为中空有腔器官	贮藏精气（除胆外）	除胆、脑外，均不藏	除胆外，其余均无

二、藏象理论的特点

藏象理论的形成源于四个方面：一是古代解剖学知识，在形态方面奠定了基础；二是长期以来对人体生理、病理现象的观察，将人体外在现象作为认识内脏功能的依据，从外象识内脏，形成藏象理论的独特认识；三是长期、反复的医疗实践；四是古代哲学思想的渗透与影响，形成了中医学的辨证观与方法论。

藏象理论的主要特点是以五脏为中心的整体观，其体现在四个方面：

（一）脏腑的整体联系

五脏、六腑、奇恒之腑之间功能上的密切配合以及脏与腑的表里关系。脏为阴，腑为阳，一阴一阳互为表里，并经过经脉相互络属联系，密切配合，构成整体。如肝合胆，心合小肠，脾合胃，肺合大肠，肾合膀胱，心包合三焦。

（二）人体的整体联系

以五脏为中心，分别与六腑、五官九窍、皮肉筋骨以及五华、五液、五志等相联系，构成五脏功能结构的五大系统：心其华在面，其充在血脉，开窍于舌，在液为汗，在志为喜；肺其华在毛，其充在皮，开窍于鼻，在液为涕，在志为悲；脾其华在唇，其充在肉，开窍于口，在液为涎，在志为思；肝其华在爪，其充在筋，开窍于目，在液为泪，在志为怒；肾其华在发，其充在骨，开窍于耳和二阴，在液为唾，在志为恐。

（三）人与自然的整体联系

脏腑的生理功能与自然界的变化息息相关，五脏虚实与四时气候变化关系密切，这些都是人与自然界相联系的具体体现。以整体观念来研究人体生命现象及规律，是藏象理论的基本特点。

（四）解剖，生理，病理学的统一体

藏象理论中的脏腑，名称虽然与西医学的脏器相同，但在生理和病理的含义上却不尽相同。中医藏象理论是采用"以表知里"的整体观察研究方法，因此一个脏腑的生理功能可能包含西医几个脏器的生理功能；而西医一个脏器的生理功能，也可能分散在藏象理论中的几个脏腑的生理功能中。如肾不但是解剖学意义上的肾，更重要的是肾具有藏精、主生长发育与生殖、主水、主纳气、主骨生髓充脑等生理功能。肾、膀胱、骨、齿、髓、脑、发、耳、二阴构成了一个肾系统。肾有病则可能出现生长发育迟缓、性功能减退、水肿、气喘、骨软、齿摇、腰酸、健忘、发白、听力下降、二便失禁等病理变化。因此，藏象理论中的脏与腑不单纯是一个解剖学概念，更重要的是一个生理学和病理学的概念。

第二节 五 脏

肝、心、脾、肺、肾合称为五脏，共同的生理功能是化生和贮藏精气，又各有其所司，且与六腑及形体官窍有着特殊的联系，心在这个系统中起着主宰作用。在经络学说中，心包络也称为脏，合之为六脏，但在藏象学说中习惯把心包络附属于心，言五脏即涵盖了心包络。

一、心

（一）概述

1. **位置形态**　心居于胸腔之内，两肺之间，有心包护卫于外。

2. **心的别名**　心为"君主之官"，"五脏六腑之大主"，"生之本"。

3. **心系组成**　心具有主血脉和主神志的生理功能。在志为喜，在体合脉，其华在面，开窍于舌，在液为汗。心在五行属火，为"阳中之阳"。

4. **经脉联系**　手少阴心经，络手太阳小肠经，心与小肠相表里。

（二）生理功能

1. **主血脉**　主，有主持、掌管的意思；血即血液，脉即脉管。心主血脉，是指心有推动血液在脉管中运行以营养全身的作用。心气是血液运行的动力，血液在血管中运行有赖于心气的推动。心气旺盛，推动有力，则血脉充盈，面色红润有光泽，脉搏和缓有力。心气不足，推动无力，则脉管空虚，面色苍白无华，脉虚而细弱。心、血、脉三者共同组成一个循环于全身的相对独立的密闭系统，在这个系统中，心起着主宰作用。血液在脉中正常运行必须具备三个条件：一是脉管必须通畅，二是血液必须充盈，三是心气必须充沛。三个条件中缺少任何一个都可能产生病变。

2. **主神志**　心主神志，又称心藏神、心主神明。神，有广义和狭义之分。广义的神是指人体生命活动的外在表现；狭义的神是指人的精神、意识、思维活动。心主神志，是指心有主宰人的生命活动和主管人的精神、意识、思维活动的功能。从现代生理学的角度来看，人的精神、意识、思维活动是大脑对外界客观事物的反映，是大脑的功能。而中医藏象理论认为人的精神、意识、思维活动与五脏有关，主要由心所主，是心的主要功能之一。神志活动以血液为物质基础，心血充盈，则精神充沛，神志清楚，思维敏捷；心血不足，则神失所养，多见精神萎靡、神志不宁、失眠、健忘、多梦等症；若病邪扰心，则可出现神志不清、昏迷、谵妄等症状。

知识链接

中西医对主管意识脏腑认识上的区别

主宰人的精神意识、思维活动是心还是脑？西医学认为是脑，而中医学认为是心。对此，不少初学中医者无法理解。在日常生活中，人们总是说"心想"，而不是"脑想"；称"心理学"而不是"脑理学"。原因在于中医藏象名称的内涵与西医脏器名称的内涵并不一致。中医学的心是一个生理学的概念，而不是解剖学的概念，实际上藏象学说中的"心"的功能包括了现代医学大脑和心脏的功能。

（三）生理联系

1. **心在志为喜**　指喜悦的情绪与心的功能密切联系。适度欣喜愉悦的情绪有益于心主血脉与主神志的功能，令气血运行条达，情志舒畅；过度喜笑则可导致心气涣散，神无所藏，出现神智错乱、精神异常等。

2. **心在体合脉**　心与血脉相连，全身血脉都归属于心。

3. **心其华在面**　华即光彩，心主血脉，面部的血脉极为丰富，全身气血皆可上注于面故心的功能正常与否,可以从面部的色泽反映出来。心血充盈,则面色红润光泽;心血不足,则面色苍白无华;心脉瘀阻,则面色青紫;心火亢盛,则面色红赤。

4. 心开窍于舌 心气通于舌,舌为心之苗,手少阴心经之别络系舌本。《灵枢·脉度》曰:"心气通于舌,心和则舌能知五味矣。"心的功能正常,则舌体红润柔软,活动自如,语言流利,味觉灵敏。如心血不足,则舌质淡白;心火上炎,则口舌糜烂;心血瘀阻,则舌质紫黯,或有瘀斑;心神失养,可见舌强、语謇、失语。

5. 心在液为汗 汗是阳气蒸化津液从玄府达表而成,津液所化。《素问·阴阳别论》:"阳加于阴谓之汗"。心与汗液的关系主要体现在两个方面:一是汗为津液化生,津液是血的重要组成部分,血为心所主,所以说"汗血同源"。二是出汗与心神活动相关,如人紧张时常常可导致出汗。

知识链接

心包

心包,又称心包络,现代解剖学称为心包膜,是心的外围组织,有保护心脏、代心受邪的作用。古代医家认为,心是五脏六腑之大主,为君主之官,病邪不能直接侵犯。故邪气侵犯心的时候,常由心包代心受邪,而心包受邪与邪气侵心的证候表现是相同的。如邪热内陷,出现神昏、谵语等热扰心神的症状时,亦称为"热入心包"。

二、肺

(一)概述

1. 位置形态 肺位于胸中,居横膈之上,上与气道相连,与喉上通喉咙。肺位最高,故称为"华盖"。

2. 肺的别名 "相傅之官","娇脏","华盖","清虚之脏","水之上源"。

3. 肺系组成 肺的主要生理功能是主气司呼吸,主宣发肃降,通调水道。在志为忧,在体合皮,其华在毛,开窍于鼻,在液为涕。肺在五行属金,为"阳中之阴",与秋气相通应。

4. 经脉联系 手太阴肺经,络手阳明大肠经,肺与大肠相表里。

(二)生理功能

1. 主气司呼吸 肺主气是指肺具有主持、调节各脏腑经络之气的功能。肺主气包括主呼吸之气和主一身之气两个方面。

(1)肺主呼吸之气:又称为肺司呼吸,是指肺有调节、管理呼吸的作用。肺是人体内外气体交换的场所,人体通过肺的呼吸运动,吸入外界的清气,呼出体内的浊气,完成体内外气体的交换,促进宗气的生成,调节气的升降出入运动,从而维持生命活动的正常运行。

(2)肺主一身之气:是指肺有管理、调节全身之气的作用。肺主一身之气以肺主呼吸之气为前提条件,肺吸入的清气与脾运化的水谷精气结合在胸中生成宗气,它是一身之气的重要组成部分。肺通过呼吸参与宗气的生成及气机的调节。宗气可推动肺的呼吸,助心行血,对人的生命活动具有重要意义,起到主一身之气的作用。故肺主呼吸之气的功能正常与否,不仅关系到宗气的生成,也会影响一身之气的生成。

肺主气、司呼吸功能正常,宗气生成充足,脏腑之气旺盛,则气道通畅,呼吸调匀。肺气不足,则呼吸无力,喘促气短,宗气生成不足,进而影响一身之气的生成,出现语音低微、身倦乏力为主要表现的气虚证。若肺失去呼吸功能,宗气不能生成,主一身之气的作用丧失,人的生命活动也就终止。

2.主宣发肃降　宣发肃降是肺的主要生理功能之一。

(1)宣发:即宣通、布散,是指肺气具有向上升宣和向外布散的作用。肺气宣发的生理作用主要体现在三个方面:一是呼出体内之浊气;二是向上向体表输布水谷精微和津液;三是宣发卫气,调节腠理开合,维持人体正常的体温。

(2)肃降:即清肃、洁净、下降,是指肺气具有向下清肃通降的作用。肺气肃降的生理作用也体现在三个方面:一是吸入自然界之清气;二是向下输布精微和津液;三是肃清呼吸道的异物,保持呼吸道的洁净。

肺的宣发和肃降,是肺气升降运动的两个方面,是肺主气的生理活动形式,是相反相成的矛盾运动。生理上,相互依存,相互制约。病理上,相互影响,相互传变,没有正常的肃降就没有很好的宣发,反之亦然。二者共同维持呼吸调匀,气道畅通,从而保证了人体正常的气体交换、生成和水液代谢。

3.通调水道　通,疏通;调,调节;水道:水液运行和排泄的通道。通调水道,是指肺具有疏通和调节水液运行的作用,从而推动水液输布和排泄。由于肺为华盖,位居最高,参与了人体的水液代谢,故有"肺主行水""肺为水之上源"之说。

肺通调水道的功能是通过肺气的宣发和肃降实现的。通过肺的宣发,一方面将津液输布于体表皮毛和周身,发挥其滋润的作用,同时将一部分机体代谢后的水液,通过呼吸,汗孔排出体外。二是通过肺的肃降,将水液向下输布,以充养滋润人体,代谢后的水液下降于膀胱,经肾的气化形成尿液排出体外。肺的宣发肃降功能失常,不能通调水道,则水道不利,表现为小便不利、尿少、水肿、痰饮等水液运行障碍的病变。

4.肺朝百脉,主治节　朝,是朝向、汇聚的意思。肺朝百脉,是指全身的血液通过血脉汇聚到肺,经肺的呼吸进行内外气体的交换,排出浊气,然后将含有大量清气的血液经血脉输送到全身各脏腑组织器官。心气是推动血液运行的主要动力,而肺主一身之气,调节全身的气机,朝会百脉,能协助心脏促进血液循行。若肺气壅滞不通,可致血脉瘀阻,而见胸闷心悸、唇舌青紫。

治节,即治理、调节。肺主治节,是指肺有辅助心脏治理调节全身气、血、津液及脏腑生理功能的作用。肺主治节是对肺的生理功能的全面概括。肺主气、司呼吸,调节气的升降出入运动,使呼吸调匀,气机调畅;肺主宣发、肃降,调节津液的输布、运行和排泄;肺朝百脉而助心行血,辅助心脏推动和调节血液的运行。

(三)生理联系

1.肺在志为悲(忧)　指悲、忧的情绪与肺的功能有关。悲与忧均属于负面情绪,过度的悲伤忧愁,使人意志消沉,最易消耗肺气,而致气短乏力等症。

2.肺在体合皮　皮为一身之表,包括皮肤、汗腺、毫毛等组织,是人体抵御外邪侵袭的屏障。肺具有宣发卫气和输布水谷精微以温养、润泽皮毛。

3.肺其华在毛　毛,指皮肤上的毫毛。肺其华在毛,是指肺的生理功能是否正常，可以显露于毫毛的色泽变化。肺主气，通过宣发而输精于毫毛，滋养毫毛，若肺的生理功能异常，则毫毛憔悴枯槁，容易脱落。

4. 肺开窍于鼻　鼻是肺气出入的通道，鼻的通气和嗅觉功能与肺的功能活动密切相关。肺气调和，呼吸通畅，鼻的通气功能正常，嗅觉就灵敏。如果外邪袭肺，肺气失宣，则多见鼻塞流涕、嗅觉迟钝等症状。

5. 肺在液为涕　涕为肺之液。肺宣发津液至鼻腔泌出为涕，正常情况下润泽鼻窍而不外流，肺气和则鼻窍畅通而干润适中。若肺寒则鼻流清涕；肺热则鼻流浊涕；肺燥则鼻干燥无涕。

三、脾

（一）概述

1. 位置形态　脾位于中焦，在左膈之下。

2. 脾的别名　脾为"仓廪之官""后天之本""气血生化之源"。

3. 脾系组成　脾的主要功能是主运化、升清和统血。在志为思，在体合肉主四肢，其华在唇，开窍于口，在液为涎。脾五行属土，为"阴中之至阴"，与长夏之气相应。

4. 经脉联系　足太阴脾经，络足阳明胃经，脾与胃相表里。

（二）生理功能

1. 主运化　运化，即运输、消化、吸收。是指脾具有消化食物、吸收和运输水谷精微（饮食物当中的营养物质）的功能。脾的运化功能体现在运化水谷和运化水液两方面。

饮食入胃，经胃的腐熟，小肠的分清别浊，脾将食物中的营养物质和水液吸收并上输于肺，通过肺的宣发，将水谷精微与津液布散全身，以营养脏腑组织器官。由于饮食物是人出生后生长发育必不可少的物质，是化生人体气血的物质基础，而饮食物的消化、吸收、运输均由脾主管，故前人认为脾是"气血生化之源"，是"后天之本"。脾的运化功能正常，气血生化有源，则身体健康、气血充沛。若脾失健运，水谷运化失常，可见腹胀、腹泻、痰饮、水肿、倦怠乏力、面黄肌瘦等症。

2. 主升清　升，即上升之意；清，是水谷精微。脾主升清的作用主要体现在两个方面：一指脾气上升，将水谷精微等营养物质向上传送至心肺，再经过心肺布散至全身的作用；二是脾之升发，以升举内脏，维持内脏位置的相对恒定。若脾主升清功能失司，则脏腑组织器官得不到足够的营养，可致中气下陷，内脏下垂，可出现神疲乏力、纳呆、泄泻腹胀、胃下垂、子宫脱垂等病证。

3. 主统血　统即统摄、控制。脾主统血是指脾气有统摄血液在脉管中运行而不溢出脉外的功能。脾气统摄血液实际上是气的固摄作用的体现。脾气健运，则气血充盈，气旺则能摄血，血液在脉管中正常运行而不溢出脉外。若脾气虚弱，固摄功能减退，血离脉道，可见各种慢性出血病证，如崩漏、便血、尿血、皮下出血等。

（三）生理联系

1. 脾在志为思　思，即思考，是人的精神意识思维活动的一种状态。思为脾之志。思虑过度，所欲不遂，影响脾的运化和升清。可导致气血生化乏源及气滞、气结等症。

2. 脾在体合肉、主四肢　脾运化水谷精微营养肌肉和四肢。脾气健运，运化正常,营养充足,肌肉丰满壮实,四肢强劲有力;脾失健运,肌肉瘦削萎软,四肢倦怠无力,甚至痿废不用。

3. 脾其华在唇　口唇的色泽反映出脾主运化的功能和化生气血的状况。若脾气健运,气血充足,则口唇红润光泽;若脾失健运,气血虚少,则口唇淡白无华。

4. 脾开窍于口　脾开窍于口指食欲、口味与脾的运化功能有关。如脾气健运,食欲旺盛,则口味正常;脾失健运,则食欲减退,口淡乏味;湿邪困脾,则口腻口甜。

5. 脾在液为涎　涎为脾之液,是唾液中质地较为清稀的部分,源于脾运化水液的功能,为津液上溢于口而化生。涎有润泽口腔、协助吞咽和消化食物的作用。脾失健运,津不上承,则见口燥咽干;脾虚不摄,则见口涎流出。

四、肝

(一) 概述

1. 位置形态　肝位于横膈之下,右胁之内。

2. 肝的别名　肝为"将军之官""罢极之本""刚脏"。

3. 肝系组成　肝的主要生理功能是主疏泄和主藏血。在志为怒,在体合筋,其华在爪,开窍于目,在液为泪。肝五行属木,为"阴中之阳",与春气相应。

4. 经脉联系　足厥阴肝经,络足少阳胆经,肝与胆相表里。

(二) 生理功能

1. 肝主疏泄　疏,即疏通、畅达;泄,宣泄。肝主疏泄是指肝具有疏通、宣泄、条达、升发的特性和调畅全身气机的功能。肝主疏泄的功能主要体现在以下五个方面:

(1) 调畅气机:气的升降出入运动,称作"气机"。精、气、血、津液的化生、运行和输布都有赖于气的升降出入运动的协调。肝主疏泄的功能对于气机的调畅起着重要的调节作用。肝的疏泄功能正常则气血调和。若肝的疏泄功能异常,一方面可表现为疏泄不及,另一方面则表现为疏泄太过。疏泄不及使气机郁结,气滞血瘀,出现胸胁、两乳胀痛、刺痛,癥积结块等症;疏泄太过令肝气上逆,可见面红目赤,烦躁易怒,若血随气逆,则可见呕血、吐血。

(2) 调节精神情志:肝的疏泄功能具有调节人的精神情志活动的作用。肝主疏泄功能正常,全身气机调畅,则人体气血平和,心情舒畅。若肝失疏泄,气机不调,则可引起精神情志活动的异常,主要表现为抑郁和亢奋两个方面:一是肝气疏泄不及,可出现抑郁寡欢,闷闷不乐,多愁善感,善太息等症;二是肝气疏泄太多,肝气上逆,可出现性情急躁,烦躁发怒,面红目赤,头痛头胀等症状。

(3) 促进消化吸收:脾胃是人体重要的消化器官,但其消化功能有赖于肝的疏泄功能的协调配合,主要体现在调节脾胃气机升降和促进胆汁分泌排泄两个方面。

1) 调节脾胃气机:肝主疏泄助脾之运化,使清阳之气升发,水谷精微上归于肺;又助胃之受纳腐熟,使浊阴之气下降,食糜下达小肠。如此协调脾胃气机升降保证了消化吸收功能的正常完成。若肝失疏泄,犯脾克胃,可致脾胃气机升降失调,临床可出现胸胁胀满、腹胀腹痛、肠鸣腹泻之"肝气犯脾"证;或出现脘腹胀满胀痛、嗳气、恶心呕吐、泛酸之"肝气犯胃"证。

2) 促进胆汁分泌排泄:胆汁来源于肝,有促进饮食物的消化与吸收的功能。故肝的疏泄功能正常,则胆汁的分泌和排泄正常,有助于饮食物的消化吸收。若肝失疏泄,可导致胆汁分泌、排泄失常,饮食物消化吸收障碍,出现纳差、口苦、胁痛、黄疸等症。

(4)促进血液运行和津液代谢:肝疏泄有常,气机调畅,则血液运行畅达而无瘀滞,津液输布正常而无痰湿之聚;若肝气失舒,气机郁结,可导致血行障碍,瘀滞停积而为瘀血;津液输布失常,亦可形成痰湿、水饮等病证。

(5)调节生殖功能:肝的疏泄与生殖功能密切相关。在女性,肝的疏泄直接影响冲任二脉的通利,与女性的经带胎产等生殖功能密切联系。冲脉为血海,肝主藏血,肝的疏泄有利于血的运行;任脉为阴脉之海,主胞胎,与肝的经脉相通。肝疏泄功能正常,冲任二脉通利,月经按时来潮,孕育功能正常。肝失疏泄,冲任二脉失调,可致月经不调、痛经、闭经、不孕。

在男性,肝的疏泄与肾的封藏相互协调,可调节男性精液的排泄,精室开合有度,生殖功能正常。如肝失疏泄,开合无度,可见阳痿、遗精、不育等病证。

2.肝主藏血　肝主藏血是指肝有贮藏血液、调节血量及防止出血的功能。肝藏血的生理功能从以下几个方面体现:一是贮藏血液以濡养自身,制约肝阳。二是根据机体组织器官活动量的变化而调节循环血量。当机体活动剧烈或情绪激动时,通过肝的疏泄作用将贮存的血液向外周输送;当机体处于安静状态或情绪稳定时,血液就归藏于肝。三是收摄血液,支持凝血,防止出血。如肝气虚弱,收藏无力,可导致各种出血,如吐血、咯血、崩漏等。

(三)生理联系

1.肝在志为怒　怒与肝的疏泄升发功能关系密切。适度有节之怒,有疏展肝气之效;但大怒则伤肝,导致肝气升发太过,表现为烦躁易怒,激动亢奋,血随气逆,可发生呕血、咯血,或中风昏厥。

2.肝在体合筋　筋,即筋膜,是指附着于骨而聚于关节,连接关节、肌肉,主司肢体运动的一种组织。筋膜的功能有赖肝血的滋养。肝血充盈,筋得所养,则关节运动灵活有力。肝血不足,筋失所养,则手足振颤,肢体麻木,屈伸不利。若热邪燔灼肝经,血不荣筋,则四肢抽搐,牙关紧闭,角弓反张。

3.肝其华在爪　爪,即爪甲,包括指甲和趾甲,乃筋之延续,故称"爪为筋之余"。爪甲的荣枯和色泽可以反映肝血的盛衰。肝血充足,则爪甲坚韧明亮,红润光泽。肝血不足,爪失所养,则爪甲薄软,枯萎脆裂。

4.肝开窍于目　肝经上连目系,肝血上输濡养目窍,目才能视。如肝血亏虚,常见两目干涩,视物模糊,或夜盲;肝经风热,则见目赤痒痛;而肝经湿热,可致白睛黄染;肝风内动,则见目睛上吊、两目斜视等症。

5.肝在液为泪　因为肝开窍于目,泪为目液,所以肝在液为泪。泪有濡润双目、清除异物、保护眼睛的作用,若肝阴不足,泪液减少,则两目干涩;肝经湿热,可见目眵增多、迎风流泪等症。

五、肾

(一)概述

1.位置形态　肾位于腰部,脊柱两旁,左右各一,"形如豇豆",故"腰为肾之府"。

2.肾的别名　肾为"作强之官","先天之本","封藏之本"。

3. 肾系组成　肾的主要功能是藏精、主水，主纳气。肾在志为恐，在体合骨，生髓，其华在发，开窍于耳及二阴，在液为唾。肾在五行属水，为"阴中之阴"，与冬气相应。

4. 经脉联系　足少阴肾经，络足太阳膀胱经，肾与膀胱相表里。

（二）生理功能

1. 肾藏精　藏，即闭藏、封藏之意。肾藏精，指肾对精气有闭藏、贮存的生理功能。肾中所藏之精，按其范围大小分有广义和狭义之分。所谓"广义之精"，泛指构成和维持人体生命活动的基本物质，包括气、血、津液和从饮食物中摄取的营养物质。"狭义之精"，又称"生殖之精"，是指禀受于父母的生殖之精和机体发育成熟之后自身产生的生殖之精。

按来源出现的先后可分为"先天之精"和"后天之精"。所谓"先天之精"，是指禀受于父母的生殖之精，它与生俱来，是构成胚胎发育的原始物质，是促进人体生长发育和生殖的物质基础。所以说"肾为先天之本"。"后天之精"，是指来源于饮食，由脾胃运化的水谷精微所化生，也包括脏腑在生理活动中化生出的五脏六腑之精。先天之精有赖于后天之精的不断培育和充养，才能充分发挥其生理功能；后天之精也必须依赖于先天之精的活力资助，才能不断摄入和化生。二者相互依存，相互为用，共藏于肾，供人体的生长、发育和生殖。从而使人体完成生、长、壮、老、已的整个生命过程。故有"先天生后天，后天养先天"之说。

精能化气，气能生精，肾精所化之气，称为"肾气"。肾精和肾气互生互化，相互为用，二者构成"肾中精气"，是肾生理活动的物质基础，其主要生理作用体现于以下几个方面：

（1）促进人体的生长、发育和生殖：肾中精气是人体生命活动之本，其主要功能是促进人体的生长、发育和生殖。人从幼年开始，由于肾中精气的逐渐充盛而"齿更生长"；到青春期，肾中精气进一步充盛，从而产生一种能促使性功能成熟的物质，中医学称为"天癸"。所谓"天癸"是肾精充盈发展到一定阶段时的产物，男女皆有，是影响人体生长、发育和生殖的一种物质。于是女子就出现月经按时来潮，男子出现排精，男女性功能成熟而具有生殖能力，体魄也日渐强盛；中年之后，肾中精气渐弱，"天癸"日渐衰少直至耗竭，性功能和生殖能力也随之减退乃至耗竭，形体也逐渐衰老而步入老年。由此可见，人的生长发育衰老过程，就是肾中精气自然盛衰的变化。故齿、骨、发的变化和是否具备生殖能力是观察肾中精气盛衰和判断机体生长发育和衰老的标志。

（2）滋润和推动脏腑功能：肾中精气是机体生命活动的根本，对机体各方面的生理活动均起着极其重要的作用。其生理效应概括为肾阴和肾阳两个方面：肾阴，又称"元阴""真阴""命门之水"，是全身阴液的根本，对机体各脏腑组织器官起着滋养和濡润的作用。肾阳，又称"元阳""真阳""命门之火"，是全身阳气的根本，对机体各脏腑组织器官起着推动和温煦的作用。肾阴和肾阳，是机体脏腑阴阳的根本，二者相互制约、相互依存、相互为用，维护着肾脏本身及各脏腑阴阳的相对平衡。如这种相对平衡遭到破坏则可形成肾阴虚和肾阳虚的病理状态。若肾阴不足，可出现五心烦热、眩晕耳鸣、腰膝酸软、男子遗精、女子梦交等症；若肾阳亏损，则可出现形寒肢冷、腰膝冷痛、性功能和生殖功能减退等病理变化。

2．肾主水 肾主水是指肾有主持人体水液代谢、调节水液代谢平衡的作用。肾对水液的调节，主要依靠肾的气化作用。正常生理情况下，水液的代谢通过胃的受纳，脾的运化和转输，肺的宣发和肃降，肾的蒸腾气化，以三焦为通道输送全身，清者运行于脏腑组织器官，浊者化为汗液与尿液排出体外。肾的气化功能正常，则开合有度；若肾气虚衰，气化不利，则开合失度，如开多合少，可出现小便清长，遗尿，尿失禁；如合多开少，可出现尿少、小便不利、水肿等症。

3．主纳气 肾主纳气，是指肾具有摄纳肺所吸入的清气，维持吸气深度，防止呼吸表浅的功能。呼吸虽由肺所主，但要靠肾的纳气功能才能吸入自然界清气，有效地进行体内外气体交换，完成整个呼吸运动。肾气充盛，摄纳正常，则气道通畅，呼吸均匀。若肾气虚衰，摄纳无权，则可见呼吸表浅，呼多吸少，动则气喘。

（三）生理联系

1．肾在志为恐 肾在志为恐，是指肾的生理功能与精神情志的"恐"有关。恐与惊相似，都是因惧怕而产生的一种不良的刺激。但惊为不自知，惊自外来，事出突然而受惊；恐为自知，由内而生，俗称"胆怯"。恐为肾之志，过度的恐惧，气陷于下，使肾气封藏失司，肾气不固，可导致二便失禁，或遗精、早泄。

2．肾在体合骨，主骨生髓 骨的生长发育，依赖于骨髓的滋养，而骨髓为肾中精气所化生。肾中精气充足，骨髓充盈，则骨骼发育正常，坚固有力；肾精不足，骨髓空虚，则骨软无力。

髓除骨髓外，还有脊髓、脑髓，均由肾中精气所化生。脊髓上通于脑，脑为髓海，由髓聚而成。所以，脑的功能与肾有关。肾中精气充足，则脑髓充盛，人就精力充沛，思维敏捷，耳聪目明；若肾中精气不足，髓海亏虚，则见神疲倦怠，思维迟钝，健忘，耳鸣目眩，腰膝酸软。

齿与骨同出一源，"齿为骨之余"，由肾中精气所充养。牙齿的生长与脱落，与肾中精气的盛衰密切相关。肾中精气充足，牙齿坚固有力。肾中精气不足，则牙齿松动易落。

3．肾其华在发 其华在发，是指肾的功能盛衰可从发的色泽反映出来。肾藏精，精生髓，髓生血，发为血之余。发的营养来源于血，发的生长与脱落、润泽与枯槁都反映肾中精气盛衰。精血充盈，则发黑致密润泽；肾虚血少，发白枯槁易落。

4．肾开窍于耳和二阴 耳的听觉功能主要依赖肾中精气的充养。肾中精气充盈，髓海得养，则听觉灵敏；肾中精气虚衰，髓海失养，则听力减退，耳鸣耳聋。故有"肾开窍于耳"之说。

二阴，即前阴和后阴。前阴包括尿道和外生殖器，是排尿和生殖的器官；后阴即肛门，是排泄粪便的通道。尿液的排泄虽属膀胱的功能，但必须依赖肾的气化才能完成。粪便的排泄功能虽属大肠的传化功能，但亦与肾的气化功能有关。肾的藏精和肾气的固摄作用还与生殖和性功能有密切关系，因此，肾气亏虚，常导致二便和生殖、性功能等的异常。

5．肾在液为唾 唾，是唾液中质地较稠厚的部分。唾由肾精所化生，循肾的经脉上挟舌根通舌下，故肾在液为唾，咽唾有滋养肾中精气的作用。多唾或久唾，则易耗损肾中精气。肾精不足，则多有唾液分泌不足的表现。

五脏的生理功能及特性、别名、与五志、五体、五华、五窍、五液的关系归纳见表3-2。

表 3-2　五脏归纳表

名称	生理功能	生理特性	别名	志	体	华	窍	液
肝	主疏泄 主藏血	刚脏、主升发 体阴用阳 喜条达而恶抑郁	将军之官 罢极之本	怒	筋	爪	目	泪
心	主血脉 主神志	五脏六腑之大主 阳脏而恶热 心欲软而苦缓	君主之官 生之本 脏腑之大主	喜	脉	面	舌	汗
脾	主运化 主升清 主统血	宜升则健 喜燥恶湿	仓廪之官 后天之本 气血之源	思	肉	唇	口	涎
肺	主气、司呼吸 主宣肃 通调水道 朝百脉	娇脏、华盖 喜润恶燥	娇脏、华盖 相傅之官 气之本	悲	皮	毛	鼻	涕
肾	主藏精 主水 主纳气	主封藏 水火之宅	作强之官 先天之本 封藏之本	恐	骨	发	耳 阴	唾

知识链接

命门

　　命门一词，首见于《内经》，指"目"。自《难经》提出命门与肾的关系后，为后世医家所重视。命门所在部位历代医家认识不一，争论甚多，如有右肾命门说、两肾总号命门说、两肾之间为命门说、命门为肾间动气说等。对于命门的看法，见解基本一致的命门与肾息息相关。命门的生理功能，主要有以下几种说法：命门为原气之所系，是生命的原动力；命门藏精舍神，与生殖密切相关；命门为人体阳气的根本；命门为水火之宅等。概括起来，命门是强调肾阴肾阳重要性的一种称谓，一般认为命门之火即指肾阳，命门之水即指肾阴，肾阳是一身阳气的根本，肾阴是一身阴精的根本。古代医家之所以反复论述命门，无非是在强调肾阳、肾阴的重要性而已。结合临床实践，命门这一理论有一定的指导治疗的意义。如命门火衰的患者，临床表现与肾阳不足的病症相一致，治疗命门火衰，与治疗肾阳虚的药物也相类似。

第三节　六　　腑

　　六腑，是胆、小肠、胃、大肠、膀胱、三焦的总称。六腑的共同生理功能是受盛和传化水谷，其共同生理特点是"以通为用"。饮食物在体内的消化、吸收和排泄要通过七个关隘，《难经》将其称为"七冲门"，即"唇为飞门，齿为户门，会厌为吸门，胃上口为贲门，太仓下口为幽门，大肠、小肠合为阑门，下极为魄门（肛门）"。六腑虽各有所司，但饮食物的消化、吸收、排泄过程是六腑之间相互联系、密切配合的结果。

　　（一）胆

　　1. **概述**　胆，居六腑之首，位于右胁内，附于肝之短叶间，其内藏胆汁，由肝之余气所化。胆的形态中空似腑，胆汁直接有助于食物的消化，故为六腑之一，又因胆内藏"精汁"，与五脏藏精气特点相似，且不与饮食水谷直接接触，故又为奇恒之腑之一。

2. 生理功能

（1）胆主决断：胆主决断，是指胆与人的勇气、怯弱及决定事情的魄力有密切关系。《素问·灵兰秘典论》："胆者，中正之官，决断出焉"。胆与肝相表里，胆气亦喜升发条达。若胆气豪壮，则遇事不惊，行事果敢；若胆气虚弱，则善恐易惊，胆怯怕事，遇事谋虑不绝，可见惊悸，失眠，多梦等精神情志异常表现。

（2）贮存和排泄胆汁而助消化：胆汁来源于肝，贮存于胆，通过肝的疏泄，向下注入小肠帮助消化饮食物。肝的疏泄功能条达，胆汁排泄畅通，则脾胃健运，有助于饮食物正常消化。若肝失疏泄，致肝胆气逆则见口苦、呕吐苦水；致肝胆湿热，胆汁外溢则有黄疸；致胆汁排泄不畅，脾胃消化失职则有胁肋胀痛、厌食油腻、恶心呕吐、腹胀腹泻等症。

（二）胃

1. 概述　胃位于膈下，上接食管，下通小肠。胃又称为"太仓""胃脘""水谷之海""水谷气血之海"。胃分为上脘、中脘和下脘三个部分，统称胃脘。连接食管的部位称贲门，为上脘；与小肠相通的部位称幽门，为下脘；上下脘之间名为中脘。

2. 生理功能

（1）主受纳、腐熟水谷：受纳，即接受、容纳之意；腐熟，指胃将食物磨成食糜的过程。胃主受纳、腐熟水谷是指胃有接受、容纳饮食物，并将其磨成食糜，进行初步消化的功能，故称胃为"水谷之海"。饮食入胃，经胃的腐熟，下传至小肠，其中的精微物质通过脾的运化上输于肺，由肺的宣发布散到全身，以营养全身脏腑组织器官。饮食物的消化、水谷精微的吸收与转输均有赖于胃气，胃气充盛，则脾胃的消化、吸收及转输功能正常。胃气虚衰，则气血生化乏源，脏腑功能活动衰弱。故历代医家十分重视胃气的有无，提出"人以胃气为本""有胃气则生，无胃气则死"，在治疗与护理上将保护胃气作为重要原则。胃的受纳、腐熟功能失常，多有胃脘胀满疼痛、厌食呕恶、饥不欲食，或消谷善饥等表现。

（2）主降浊：胃主降浊，指胃气通降将食糜下输于小肠和将食物残渣下输于大肠的功能。胃气以降为和，以通为用，从而保证水谷的不断下输和消化吸收。胃主降浊是其受纳的前提。胃的受纳与通降既相互依存又相互影响。胃不受纳，则通降无物，气血生化无源；胃失和降，胃气上逆，则受纳失常，出现胃脘胀痛、恶心、呕吐、嗳气、呃逆等症。

知识链接

胃气

　　"胃气"泛指脾胃共同的生理功能。中医学认为，脾是"后天之本"，胃是"水谷之海"，脾胃是"气血生化之源"，脾胃为人体的生长发育和生命活动提供物质基础。如果脾胃功能减弱，人体的生长发育和新陈代谢就会受到严重影响。因此，古代医家特别强调"胃气"的重要性，认为"人以胃气为本"，望舌、诊脉须察胃气的强弱有无，治疗疾病时以保护胃气为重要原则。《素问·平人气象论》说："平人之常气禀于胃，胃者，平人之常气也，人无胃气曰逆，逆者死。"因此，顾护和保养胃气，意义十分重大。

（三）小肠

1. 概述　小肠位于腹中，上接幽门与胃相通，下接阑门与大肠相连。

2. 生理功能

（1）受盛化物：受，接受；盛，盛装，以器盛物之意；化，变化、消化、吸收；物，泛指各种饮食物。小肠受盛化物功能主要表现在两个方面：一是受盛经胃初步消化的食物（食糜），起到容器的作用；二是接纳食糜停留一定的时间而缓慢下输，以利于进一步消化吸收，故《素问·灵兰秘典论》："小肠者，受盛之官，化物出焉"。若小肠受盛化物功能失常，则可见腹胀、腹泻等。

（2）泌清别浊：泌，即分泌；别，即分别；清，即水谷精微；浊，即食物残渣和多余水液。在"化物"基础上，小肠通过泌别清浊，将饮食物进一步消化，分成清和浊两部分，并将水谷精微吸收，把食物残渣向大肠输送。若小肠的泌别清浊功能失常，清浊不分，则可出现小便短少、便溏泄泻。临床治疗泄泻时常用"利小便即所以实大便"的方法，正是基于此原理。因小肠与人体水液代谢有关，故有"小肠主液"之说。

（四）大肠

1. 概述　大肠位于腹中，包括回肠和盲肠两部分，其上口在阑门处与小肠相连接，其下端与肛门相接。

2. 生理功能

（1）主传导：大肠接受小肠下输的食物残渣，向下传导，同时吸收其中的水液，将糟粕变为粪便，经肛门排出体外。大肠的传导功能失调，可表现为便秘或腹泻。若湿热蕴结大肠，大肠气滞，可出现腹痛、里急后重、下痢脓血等症。

（2）主津：大肠在传导由小肠下注的食物残渣过程中，将多余的水分重新再吸收，故有"大肠主津"之说。若大肠虚寒，无力吸收水分，可出现肠鸣、腹痛、泄泻等症；大肠有热，消灼水分，肠道失润，则大便秘结不通。

（五）膀胱

1. 概述　膀胱位于小腹部，上通于肾，下连尿道与外界相通。

2. 生理功能

（1）贮存尿液：尿液为津液所化。人体代谢过程中的多余津液，经肾的气化作用，升清降浊，清者回升体内，供人体再利用；浊者变成尿液，下输于膀胱贮存。

（2）排泄尿液：尿贮存于膀胱，达到一定的量，经肾的气化作用，自主及时地排出体外。膀胱功能失调，主要表现为排尿异常。若膀胱湿热，则尿频、尿急、尿痛；肾气不固，膀胱失约，则尿失禁、遗尿。

（六）三焦

1. 概述　三焦是上焦、中焦、下焦的合称。三焦的概念有二：一为六腑之一，是分布于胸腹腔的一个大腑，在人体五脏六腑中，唯三焦最大，故亦称"孤府"。二为人体的部位概念，膈以上为上焦，膈以下脐以上为中焦，脐以下为下焦。

2. 生理功能

（1）六腑之三焦的生理功能：

1）通行元气：元气是人体最根本的气，由肾精所化生，通过三焦布散至五脏六腑，充斥于全身，发挥其功能。

2）运行水液：三焦是水液运行的通道。全身的水液代谢，虽然是在肺、脾、肾的协同作用下进行的,但水液必须以三焦为通道,才能正常输布。如果三焦水道不利,则脾、肺、肾等脏调节水液的功能失职,可引起水液的消化、吸收、输布与排泄障碍,继而产生痰饮、水肿等病变。

(2)部位之三焦的生理功能

1)上焦:膈以上的胸部,包括心、肺以及头面部,称作上焦。其主要功能是宣发卫气,布散水谷精微,如"雾露之溉"。《灵枢·营卫生会》概括为"上焦如雾"。

2)中焦:膈以下、脐以上的上腹部,包括脾、胃、肝、胆,称作中焦。其主要功能是消化吸收并输布水谷精微和化生血液,如酿酒一般。《灵枢·营卫生会》概括为"中焦如沤"。

3)下焦:脐下的下腹部,包括肾、大小肠、膀胱、女子胞,称为下焦。其主要功能是排泄糟粕和尿液,有如排泄水浊的沟渠。《灵枢·营卫生会》概括为"下焦如渎"。

部位三焦的比较具体见表3-3,六腑生理功能、特性的归纳具体见表3-4。

表3-3　部位三焦比较表

名称	上焦	中焦	下焦
部位划分	膈以上的胸部,头面部及上肢。包括心、肺两脏	膈以下、脐以上的上腹部。包括脾、胃、肝、胆	脐下部位、下肢及上、中二焦以外的脏腑。大小肠、肾、膀胱、女子胞
生理特性	上焦如雾	中焦如沤	下焦如渎
功能概括	输布气血	消化饮食物	排泄糟粕和尿液
治疗原则	治上焦如羽,非轻不举	治中焦如衡,非平不安	治下焦如权,非重不沉

表3-4　六腑归纳表

名称	生理功能	生理特性	别名
胆	主决断;贮存和排泄胆汁而助消化	胆气主升	中正之官 中精之府 清净之府
小肠	受盛化物;泌清别浊		受盛之官
胃	主受纳、腐熟水谷;主降浊	胃喜润恶燥	太仓;胃脘 水谷之海
大肠	主燥化;传化糟粕		传导之官
膀胱	贮存和排泄尿液		州都之官
三焦	主持诸气,总司人体的气机和气化 通行元气; 运行水液	上焦如雾; 中焦如沤; 下焦如渎	决渎之官 孤腑

第四节　奇恒之腑

奇恒之腑包括脑、髓、骨、脉、胆、女子胞,精室七个脏器。它们在形态上多中空而与腑相似,功能上贮藏精气,与脏的生理功能特点相似,故称奇恒之腑。其除胆之外,均没有表里配合,也没有五行配属。奇恒之腑在功能上隶属于五脏,其生理功能和病理变化受五脏的影响。其中髓、骨、脉、胆在前面已论述,本节只介绍脑、女子胞和精室。

（一）脑

1. 概述 脑位于颅腔之内，与脊髓相通，由髓汇集而成，"脑为髓之海"。

2. 生理功能

（1）主宰生命和精神活动：《本草纲目》指出："脑为元神之府"，是指脑能调控脏腑功能活动，是生命之枢机，主宰人体的生命活动。意识、思维和情志活动，是外界事物反映在脑的结果。脑的功能正常，则意识清晰，思维敏捷，记忆力强，情志正常。反之，则精神意识思维活动异常，可见意识不清，思维迟钝，记忆力差，精神萎靡等症。

（2）主感觉运动：五官之窍，与脑相通。人的视、听、嗅觉及思维、记忆、语言等功能虽由各脏器及官窍产生，但均与脑密切相关。肾精充盛，脑髓得养，则耳目聪明，嗅觉灵敏，精力充沛。反之，则出现头晕耳鸣、嗅觉不灵、足痿无力、健忘失眠等症。

（二）女子胞

1. 概述 女子胞，又称胞宫、子宫、子处、血室，位于小腹部，膀胱之后，直肠之前，下口与阴道相连，是女性的内生殖器官。女子胞的功能由肾主宰，与冲任二脉、心、肝、脾密切相关。

2. 生理功能

（1）主月经：月经，又称"月事""月信""月水"。月经是女子胞宫周期性出血的生理现象。女子胞的功能与肾中精气及冲、任二脉的关系最为密切。因生殖功能源于肾中精气，而冲、任二脉起于胞中，冲脉为血海，任脉为阴脉之海，主胞胎。女子"二七"左右，肾中精气旺盛，天癸至，任脉通，太冲脉盛，女子胞发育成熟，月经来潮。年龄至"七七"，肾中精气渐衰，天癸渐绝，冲、任二脉的气血逐渐减少，月经紊乱，直至绝经。当肾中精气旺盛，冲脉、任脉气血充沛畅通时，则月经按时来潮。如果肾精不足，冲脉、任脉气血空虚不通，则出现月经不调、闭经等症。

（2）孕育胎儿：女子月经正常来潮后，胞宫就具备了生殖和孕育胎儿的能力。胞宫之所以能孕育胎儿，全赖气血的供养。受孕后，胞宫就成为保护胎元、孕育胎儿的主要器官。

【附】精室

精室，即指男子之胞，它由肾主宰，与冲、任二脉密切相关，具有贮藏精液，主生育繁衍的生理功能。

第五节 脏腑之间的关系

人体是由脏腑、经络、形体和官窍所构成的一个有机整体，在这个整体中，各脏腑的功能活动不是孤立的，它们在生理上相互制约、相互依存和相互为用，在病理上相互影响、相互传变。脏腑之间的关系主要有脏与脏之间的关系、脏与腑之间的关系、腑与腑之间的关系。

一、脏与脏之间的关系

（一）心与肺

心与肺的关系，体现在血与气之间的关系上。心主血脉，推动血液运行；肺主气，司呼吸，朝会百脉，助心行血。气是血液运行的推动力，血是气输布的载体。血的运行虽由心所主，但离不开肺气的推动；而清气的吸入、浊气的排出以及宗气贯注心脉，虽由肺所司，却必须依靠血的运载。若肺气虚，宗气不足，则运血无力，血脉瘀阻，可出现胸闷、气短、心悸、唇舌青紫等症。若心气不足或心阳不振，血行不畅，又可影响肺气的宣降，从而出现咳嗽、气喘、胸闷憋气等症状。

（二）心与脾

心与脾的关系，体现在血的生成与运行上。心主行血，脾主生血、统血。脾气健运，气血生化有源，则心血充盈。血行脉中，除有赖于心气的推动，还需要脾的统摄，才能维持血液的正常运行。如脾不健运，气血生化乏源，或脾不统血，可致心血亏耗，心神失养；而思虑过度，既耗伤心血，又可致脾气郁结，影响脾的运化，致脾气亏虚，最终均可形成以心悸、失眠、健忘、多梦、食少、便溏、倦怠乏力、面色苍白无华等为主症的心脾两虚证。

（三）心与肝

心与肝的关系，体现在血液和精神情志两方面。心主血，主神志；肝藏血，主疏泄，可调畅情志。血脉充盈，则心有血可主，肝有血可藏，神得血养，神志清明，情志舒畅。心血足，则肝血旺，肝气疏泄调畅。肝血充足，肝的疏泄功能正常，则气血疏通，心主血脉的功能亦正常。若心血不足，肝血亦虚；肝血不足，心血亦虚。所以心肝血虚常可并见。而血液是精神情志活动的物质基础，若心肝血虚，神失所养，疏泄失职，则多见心悸、心烦、失眠、视物昏花、情志抑郁或易怒等症。

（四）心与肾

心与肾的关系，体现在心肾相交、精血互生和精神互用三方面。

1. 心肾相交　心位于上焦，属火，属阳；肾位于下焦，属水，属阴。在生理状态下，心火下降于肾，与肾阳共同温煦肾阴，使肾水不寒；肾水上济于心，与心阴共同涵养心阳，使心火不亢。这种相互交往、相互制约的关系，称为"心肾相交""水火既济"，从而保持心肾阴阳升降的动态平衡。若心肾相交平衡失调，如心阳不振，心火不能下温肾阳，致水寒不化，水气凌心，可引起心慌、心悸、水肿等；而肾水不足，不能上济心阴，又可致心阳偏亢，导致心烦、失眠等症。

2. 精血互生　心主血脉，肾主藏精。肾藏精生髓，髓可生血，即肾精可化生血液；心主血，血蕴含精微与津液，可变化为精。精与血之间的相互资生，相互转化，为心肾相交奠定了物质基础。

3. 精神互用　心藏神，肾藏精生髓、上通于脑。精是神的物质基础，神是精的外在表现，只有肾精充足，脑髓充盈，才能使心神正常。若肾精亏虚，心神失养，可见虚烦、少寐、健忘等症。

知识链接

心肾不交与亚健康

心肾不交，临床表现为疲乏无力、精神不振、失眠、健忘等，就是比较典型的亚健康状态。所谓"亚健康"，是指人体在身心方面处于健康与疾病之间的健康低质状态。因其在临床上找不出实质性病变，查不出阳性指标，西医往往将其诊断为"神经症"，并缺乏特效药物。而中医中药治疗心肾不交可收到较好的效果。

（五）肺与脾

肺与脾的关系，体现在气的生成和水液代谢两方面。肺司呼吸，吸入自然界清气；脾主运化，化生水谷精气，两者结合生成宗气。宗气走息道司呼吸，贯心脉行气血。肺气有赖脾运化水谷精气以充养，脾运化的水谷精微需肺气的宣降布散全身。肺主通调水道，脾主运化水液，两者分工合作，共同维持水液代谢。若脾气不足，则肺失滋养；肺气不足，也会影响及脾，最终导致脾肺气虚，可见纳呆腹胀，大便溏泄，咳嗽气喘，易感冒。此外，脾失健运，水湿停聚，聚湿成痰，阻滞于肺，则成痰湿，影响肺的宣发肃降，出现咳喘痰多等症。故有"脾为生痰之源，肺为贮痰之器"的说法。

（六）肺与肝

肺与肝的关系，体现在气的升降方面。肺主降而肝主升，二者相互协调，是维持全身气机调畅的一个重要环节。若肝升太过，或肺降不及，就会导致气火上逆，出现咳喘，甚则咯血等病理表现。相反，肺失清肃，燥热内盛，亦可影响肝的疏泄，出现咳嗽、胸胁胀满、头晕头昏、面红目赤等症。

（七）肺与肾

肺与肾的关系，体现在呼吸运动、水液代谢和阴液互养三方面。

1. 呼吸方面　肺主气、司呼吸，肾主纳气。若肾气不足，摄纳无力，气浮于上；或肺气虚衰日久，伤及肾气，致肾不纳气，均可出现动辄气喘，呼吸短促、表浅，腰酸腿软等症。

2. 水液代谢方面　肺主宣降，通调水道，为水之上源；肾为主水之脏。肾对水液的气化可助肺的宣发肃降，使水道通调。肺的宣降和通调水道，又有利于肾对水液的蒸腾气化。若肺、肾功能失职，水液代谢障碍，可见咳嗽气逆、喘息不得平卧、水肿等症。

3. 阴液互养方面　肺阴与肾阴可相互资生。肺属金，肾属水，金能生水，肺阴充足，输精于肾，使肾阴充盛；水能润金，肾阴为一身阴液之根本，肾阴充足，循经上润于肺，保证肺气清宁，宣降正常。若肺阴虚可损及肾阴，肾阴虚也可损及肺阴，故肺肾阴虚常并见，表现为两颧嫩红、骨蒸潮热、盗汗、干咳音哑、腰膝酸软等症。

（八）肝与脾

肝与脾的关系，体现在消化和血液两方面。消化方面，肝主疏泄，化生胆汁，可帮助脾胃消化饮食物；脾运化生成的水谷精微可滋养肝，助肝疏泄条达。若肝疏泄失常，则脾失健运，称之为"肝脾不和"，可见情志抑郁、胸胁胀满、腹胀腹痛、泄泻便溏等症。若脾失运化，湿热熏蒸肝胆，致肝胆疏泄不利，可见黄疸。血液方面，肝藏血，脾生血统血，相互配合，维持血液的正常运行。若脾失健运，生血乏源，统血无力，可致肝血不足；肝失疏泄，使脾的运化失常，可致生血无源，统血无力。

（九）肝与肾

肝与肾的关系，体现在精血互生、阴液互养和藏泻协调三方面。肝藏血，肾藏精，肝血肾精之间可互相资生转化，故有"肝肾同源""精血同源"之说。由于肝肾同源，肝肾阴液互相滋养，若肾阴不足，不能滋养肝木，可致肝阳上亢，出现头痛失眠，急躁易怒等症；肝阴不足，累及肾阴，可致相火妄动，故肝肾阴虚常并见，表现为眩晕、健忘、耳鸣、腰膝酸软等症。此外，肝主疏泄，肾主封藏，两者互制互用，有调节女子月经来潮及男子排泄精液的作用，若两者功能失调，可致女性月经不调及男性遗精滑泄。

（十）脾与肾

脾与肾的关系，体现在先天与后天互相资生及水液代谢两方面。肾主藏精，主水，为先天之本；脾主运化，化生气血，为后天之本。肾阳是人体阳气的根本，对各脏腑组织起着温煦作用。故脾得肾阳温煦，水谷运化正常，则气血生化有源，水液生成、输布正常；而肾中精气须水谷之精充养，才能旺盛。若肾阳虚衰，不能温煦脾阳，则脾阳不振；而脾阳久虚，可损及肾阳，终致脾肾阳虚，温煦无力，运化失职，水液代谢障碍，导致腹中冷痛、下利清谷、水肿、尿少等症。

二、腑与腑之间的关系

六腑之间的关系，主要体现在饮食物的消化、吸收和排泄过程中的相互联系和密切配合。

饮食物入胃，经胃的受纳与腐熟，下传小肠。胆排泄胆汁进入小肠以助消化。小肠泌别清浊，清者为水谷精微和津液，经脾的运化和转输，以营养全身；浊者为多余的水液和食物的残渣，水液经肾的气化，一部分渗入膀胱，形成尿液，再经过肾和膀胱的气化，排出体外；食物的残渣下传大肠，经大肠吸收水液并向下传导，形成粪便，排出体外。三焦为津液通行的道路，水液由三焦分布全身。因此，六腑在功能上是相互连接、互相配合的，六腑传化饮食物，需要不断受纳、消化、传导和排泄，虚实更替，宜通宜降而不宜滞。故有"六腑以通为用""六腑以降为顺""六腑以通为补"之说。

在病理上，六腑病变可相互影响。如胃内有实热，热伤津液，津液不足，大肠传导失司，出现大便秘结等症。而大便秘结不行，腑气不通，可影响脾升胃降，如胃气上逆，可出现恶心、呕吐等症。

三、脏和腑之间的关系

脏和腑之间的关系主要是阴阳表里互相配合的关系。脏为阴，腑为阳；阳者主表，阴者主里。一脏一腑，一阴一阳，一里一表相互配合，由其经脉互为络属，使五脏与六腑在生理功能相互联系，病理变化相互影响。

（一）心与小肠

心与小肠通过经络互相络属构成表里关系。在病理上，如心经有热，可移热于小肠，引起小便短赤、排尿灼痛等症。反之，小肠有热，亦可循经上扰于心，导致心烦、舌尖红赤糜烂。

（二）肺与大肠

肺与大肠通过经络互相络属构成表里关系。在生理上，肺气的肃降有利于大肠的传导，而大肠的传导有助于肺气的宣发肃降。在病理上，若肺失肃降，气不下行，津不下达，可致肠燥便秘。若大肠实热，传导失常，腑气不通，亦可影响肺气宣降，出现咳喘、胸闷等。

（三）脾与胃

脾与胃通过经络互相络属构成表里关系。脾主运化、升清，喜燥恶湿；胃主受纳、降浊，喜润恶燥。在生理上，脾胃运纳配合，升降协调，燥湿相济，共同完成饮食物的消化、吸收以及水谷精气的输布。在病理上，两者相互影响，如湿邪困脾，运化失常，清气不升，可影响胃的受纳与和降，引起腹胀纳呆、恶心呕吐；而暴饮暴食，食滞胃脘，浊气不降，又可影响脾的运化与升清，出现腹痛、腹胀、腹泻。

（四）肝与胆

肝与胆通过经络互相络属构成表里关系。在生理上，肝气化生胆汁贮存于胆，胆汁排泄依赖肝气疏泄的调节。在病理上，若是肝失疏泄，则胆汁分泌和排泄异常，可出现胁肋胀痛，纳呆呕吐，或见黄疸。若胆汁排泄不畅，也可影响肝的疏泄功能。此外肝主谋虑，胆主决断，二者相辅相成，可使谋虑与决断相得益彰。

（五）肾与膀胱

肾与膀胱通过经络互相络属构成表里关系。膀胱的贮尿和排尿功能，依赖于肾的气化。肾气充足，则固摄有权，膀胱开合有度，则小便正常。若肾气虚弱，气化失常，固摄无权，则膀胱开合失度，即可出现小便不利或失禁，或遗尿、尿频等症。

（黄　姗　梁小利）

复习思考题

1．何谓藏象和藏象理论？藏象理论的特点是什么？

2．试比较五脏、六腑、奇恒之腑的生理特点。

3．试述五脏各自的生理功能及系统联系。

4．脏与脏的关系各主要表现在哪些方面？

第四章

气 血 津 液

 学习要点

1. 气血津液的来源和功能。
2. 气血津液之间的相互关系。
3. 气血津液的概念。
4. 气血津液的运行和代谢。

　　气、血、津液，是构成人体和维持机体生命活动的基本物质。气是一种活力很强、运行不息且无形可见的极细微物质；血是运行于脉管内红色的液态物质；津液是人体一切正常水液的总称。

　　气、血、津液是人体脏腑、经络、五官、九窍、四肢百骸、皮肉筋脉等生理功能活动的物质基础，是人体生命活动的基本保障；而气、血、津液的生成和代谢，又有赖于脏腑组织器官的生理活动。因此，气、血、津液与脏腑组织器官的生理功能和病理变化有着密切关系。

第一节　气

一、气的基本概念

（一）哲学概念

　　气，是古代人们对于自然现象的一种朴素认识，是古代哲学内容。最早关于"气"的认识，是指看不见、摸不着却又客观存在的物质，并且活力很强，不断运动着。后来，逐渐引申为凡是具有这一属性的物质均称为"气"。宇宙间的一切事物，都是由气的运动变化而产生的，气是存在于宇宙中不断运动且无形可见的极细微物质，是宇宙万物的本源。

（二）医学概念

人是自然界的产物，也是由气构成的。气是人体内活力很强、运行不息的极精微物质，是构成人体和维持人体生命活动的最基本物质。《素问·宝命全形论》说："人以天地之气生，四时之法成"；"天地合气，名之曰人"。《医门法律》说："气聚则形成，气散则形亡"。

二、气的生成来源

（一）气的来源

主要有三个方面：一是禀受于父母的先天之精气；二是脾胃运化的水谷之精气；三是肺吸入的自然界之清气。

（二）气的生成

气的生成有赖于全身各个脏腑功能活动的共同协调作用，尤与肾、脾胃、肺的生理功能密切相关。通过肾、脾胃、肺的共同作用，将先天之精气、水谷之精气和自然界的清气三者结合而生成人体之气，所以有"肾为气之根、脾胃为气之源、肺为气之主"之说。气的生成，必须满足两个基本条件：一是物质来源充足，即先天精气、水谷精气和自然界清气供应充足；二是脏腑特别是肾、脾胃、肺的生理功能正常。

三、气的生理功能

（一）推动作用

气是活力很强的精微物质，气的推动作用，是指气具有不断运动和激发的生理特性。具体体现在：激发和促进人体的生长、生殖和发育；激发和维持脏腑、经络等组织器官的生理功能活动；促进血液的生成并推动其运行；推动津液的生成、输布、代谢和排泄。

（二）温煦作用

《难经·二十二难》说："气主煦之"，气的温煦作用，是指气对脏腑经络等组织器官有着温煦和营养的功能。人体的体温依靠气的温煦作用维持恒定；各脏腑、经络等组织器官也要在气的温煦作用下才能进行正常的生理功能活动；血和津液等液态物质同样依赖气的温煦作用，才能正常运行，故《难经·二十二难》说"血得温而行，得寒而凝"。

（三）防御作用

是指气具有护卫全身肌表、抗御病邪、保护机体健康的作用。《素问·刺法论》说："正气存内，邪不可干。"气的防御作用，一方面可以顾护肌表，防止外邪侵袭，另一方面还可驱邪外出，促进疾病早愈。同时病后脏腑组织的自我修复也有赖于气的防御功能。所以气的防御功能正常时，邪气不易入侵，或虽有外邪入侵，也不易发病，即使发病，也易于治愈。

（四）固摄作用

指气对体内的液态物质具有统摄和控制，防止其无故流失的作用。具体表现在：固摄血液，使血液在脉管内正常运行，防止其无故溢出脉管外；固摄汗液、尿液、唾液、胃液、肠液、泪液等，控制其分泌量与排泄量，防止体液丢失；固摄精液，防止妄泄损耗；固摄冲任及脏器，维持人体内脏的正常位置，不致下移。

（五）气化作用

气化是指通过气的运动（即脏腑的功能活动）而产生的各种变化，具体的说，是指精、气、血、津液等各自新陈代谢及其相互转化的过程。实际上，气化的过程，就是新陈代谢的过程，就是物质与能量转化的过程。

四、气的运动

气的运动称为气机。气的运动形式有升、降、出、入四种。升，是指气由下向上的运动；降，指气由上向下的运动；出，指气由内向外的运动；入，指气由外向内的运动。气的运行通畅无阻，且升降出入协调平衡的的状态，称为"气机调畅"。若气的运行不畅，升降出入之间失去协调平衡，则称为"气机失调"。

脏腑之气的运动规律为，在上者降，在下者升，阴阳二气交感。就五脏而言，心肺在上，在上者宜降；脾胃居中，在中者有升有降，脾胃为全身气机升降的枢纽；肝肾在下，在下者宜升。就六腑而言，以降为主，降中寓升。从整个机体生理活动来看，升与降、出与入之间必须保持协调平衡，各脏腑功能才能正常发挥，人体的生命活动才能正常进行。

气的运动的意义在于，先天之精气、水谷之精气和吸入的自然界之清气，通过升降出入布散全身；推动精、血、津液在体内不断的运动流行；促进脏腑、经络、形体、官窍各自的生理活动，并维持其相互间的联系和协调；沟通人体与自然环境之间的联系。

五、气的分类

人体的气，根据其生成来源、分布部位及功能特点的不同，将其分为元气、宗气、营气和卫气等（表4-1）。

（一）元气

又名"原气""真气"，是人体最基本、最重要的气，是人体生命活动的原动力。

1. 生成　元气来源于肾，以肾所藏的精气为主，依赖肾中精气而化生。而肾中精气，由禀受于父母的先天之精气所化生，赖于受脾胃运化的后天之精气来充养。可以说元气来源于先天，滋养于后天。因此，元气是否充沛，决定于父母的先天之精气充沛与否，以及脾胃运化的后天之精气是否充盛，与肾、脾胃的功能密切相关。

表 4-1 气的分类

名称	概念	生成	分布	主要功能
元气	人体最根本的气,生命活动的原动力	肾中精气 水谷精气	通过三焦分布 全身	促进生长发育和生殖 激发脏腑器官的功能
宗气	积于胸中之气	自然界清气 水谷精气	上走息道 下入气街	走息道以行呼吸 贯心脉以行气血 与视听嗅言动有关
营气	行于脉中富含营养的气	水谷之精气	脉管之内,沿十四经循环运行	化生血液; 营养脏腑组织
卫气	行于脉外具有防御作用的气	水谷之悍气	脉管之外,昼行于阳 夜行于阴	护卫肌表;温养脏腑组织 调节汗液代谢,恒定体温 影响寤寐

2. 分布 元气是以三焦作为通道而流注于全身,内至脏腑,外达皮肉筋脉,作用于全身各个脏腑组织。

3. 生理功能 元气的生理功能体现在两个方面:一是推动和调节人体的生长发育和生殖功能;二是激发和推动各脏腑、经络等组织器官的生理功能活动。元气作为生命的原动力,根源于肾,通过三焦布散全身,持续不断地激发推动着脏腑、经络的生理功能活动。因此,元气愈充沛,脏腑愈强盛,身体愈健康。若元气虚弱,则脏腑组织生理功能低下,易产生多种疾病。

(二)宗气

是指积于胸中之气,宗气所聚之处,称作"气海",又名"膻中"。

1. 生成 宗气的生成来源有两个方面:一是脾胃运化的水谷之精气;二是肺所吸入的自然界之清气。水谷精气经脾的升清作用而上输于肺,在胸中与肺所吸入的自然界清气结合而生成宗气。因此,肺的呼吸功能和脾胃的运化功能正常与否,直接影响宗气的盛衰。

2. 分布 宗气积聚于胸中,上出于肺,循行咽喉而走息道(呼吸道);下蓄丹田,注气街(腹股沟处)经足阳明胃经而行于足;贯注于心肺之脉而通达全身。

3. 主要功能 宗气的生理功能主要有两个方面:一是走息道以司呼吸。宗气贯穿呼吸道,促进肺的呼吸运动。故凡语言、声音、呼吸的强弱,均与宗气的盛衰有关;二是贯心脉以行气血。宗气贯穿心脉,具有协助心脏推动血液运行的作用。故凡气血的运行、肢体的活动能力、视听的感觉能力、心脏搏动的强弱及其节律等,皆与宗气的盛衰有关。

(三)营气

因为富有营养,又称"荣气";又因为与血液共同行于脉中,是血液的重要组成部分,故常"营血"并称;营气与卫气比较而言,行于脉管之内,属阴,故又称"营阴"。

1. 生成 营气来源于脾胃运化的水谷精微,由水谷精微中的精气部分所化生。饮食物通过脾胃的运化功能,化生为精微物质,并由脾上输于肺,在肺的作用下,其精专部分进入脉道,是为营气。

其精华部分在肺的作用下进入脉中,沿十四经依次循行,周流全身。

2. 分布 营气分布于脉管之中,成为血液的组成部分而循十四经脉运行于全身。

3. 主要功能 营气的生理功能体现在两个方面：一是化生血液。营气经肺注入脉中，既是血液的重要组成部分，又是化生血液的物质基础，正如《灵枢·邪客》说"荣气者，泌其津液，注之于脉，化以为血，以荣四末，内注五脏六腑。"二是营养全身。营气富于营养，循经脉流注全身，内至五脏六腑，外达皮肉筋脉，为脏腑、经络等组织器官的功能活动提供营养物质。

（四）卫气

是运行于脉管之外的气，相对"营阴"而言，属于阳，故称"卫阳"。

1. 生成 卫气同营气一样，也来源于脾胃运化的水谷精微，其慓疾滑利部分因不受脉管的约束而敷布于脉管之外，从而形成卫气。《素问·痹论》说："卫者，水谷之悍气也。"

2. 分布 卫气具有"慓疾滑利"的特性，即活动力特别强，流动很迅速，所以卫气不受脉管的约束而分布于脉外，运行于皮肤、肌肉之间，熏于肓膜，散于胸腹。

3. 主要功能 卫气的功能体现在三个方面：一是护卫肌表，既可防御病邪入侵，又可驱邪外出。卫气充盛，肌表坚固，抵御病邪能力强，不易感受病邪，即使病邪已经入侵，也可驱除之。二是温养脏腑、肌肉、皮毛等。卫气充满全身，内至脏腑，外达肌肤，发挥温养作用，维持脏腑组织进行功能活动所适宜的温度。三是调节控制腠理的开合，促进汗液的排泄，以维持体温的相对恒定，从而保证了机体内外环境的协调平衡。四是影响寤寐，卫气昼行于阳，夜行于阴，行于阳则寤（清醒），行于阴则寐（睡眠），从而产生人体有规律的正常睡眠周期。

营气与卫气，都以水谷精气为其主要的生成来源。不同的是，营气成分精专，能化生血液，营养全身，在脉中，主内守，属于阴；卫气慓疾滑利，能护卫肌表，温养脏腑组织，调节汗液代谢，恒定体温，影响寤寐，在脉外，主防御卫外，属于阳。二者协调，才能发挥其正常的生理作用。如果营卫不和，则生病变。

第二节 血

一、血的基本概念

血，是运行于脉管中富有营养的红色液态物质。血和精、气一样，也是构成人体和维持人体生命活动的基本物质。

脉是血运行的管道，具有阻遏血液溢出脉外的功能，故有"血府"之称。血必须运行于脉管，才能正常发挥它的生理功能。如果血在脉中运行受阻，或者血液溢出脉管之外成为"离经之血"，则不仅丧失其生理功能，而且可成为致病因素。

二、血的生成来源

血主要由营气和津液组成。营气和津液都来源于脾胃运化的水谷精气，所以说脾胃是气血生化之源。《灵枢·决气》说："中焦受气取汁，变化而赤，是谓血。"这里所说的"中焦"，即指脾胃；所受的"气"，主要指水谷精微中的精专部分，即营气；所取的"汁"，即是津液；"变化而赤"，就是指通过肺的呼吸和心阳的熏化等功能活动，将营气和津液气化而生成红色的液样态物质，即生成为血。

另外,肾藏精,精化血。精髓也是化生血的基本物质,故有血之源头在于肾之说。肾精化生血液,主要是通过骨髓和肝脏的作用实现的。肾精能化髓,髓充于骨,骨髓为生血之器;肝肾同源,肾精充盈,则滋养于肝,肝有所养,肝血充盈。所以《张氏医通》说:"精不泄,归精于肝而化清血。"

综上所述,血的生成是以水谷精微、营气、津液、精髓为物质基础,通过心、肺、脾胃、肝、肾等脏腑的功能活动来共同完成的。

三、血的功能

(一)营养和滋润全身

《难经·二十二难》说"血者,濡之"。血运行于脉管之中,内至脏腑,外达皮肉筋脉,循环往复,周流不息,为全身各脏腑组织器官的功能活动提供充分的营养和滋润,正如《素问·五脏生成》所说:"肝受血而能视,足受血而能步,掌受血而能握,指受血而能摄"。血液充盈则面色红润、肌肉丰满壮实、皮肤光滑、毛发润泽光亮、感觉运动灵活自如。如血的生成不足或持久消耗过度,营养滋润作用减弱,可引起全身或局部血虚的病理变化,出现面色不华或萎黄,肌肤干燥,肢体或肢端麻木,运动不灵活。

(二)神志活动的物质基础

《灵枢·营卫生会》中说"血者,神气也"。神志虽为心所主宰,但离不开血的营养。血液充盈,则人的精神旺盛,神志清晰,感觉灵敏,活动自如等。若血虚或血运失常,均可出现不同程度的神志症状,如惊悸,失眠,多梦或烦躁,恍惚,甚至昏迷等。可见神志活动与血液有着密切关系,正如《灵枢·平人绝谷》所说:"血脉和利,精神乃居"。

四、血的运行

(一)循行方式

血液运行于脉道之中,循环不已,流布全身。

(二)影响血液运行的因素

血的正常运行,必须具备三个条件:气的推动、温煦和固摄作用正常,血液充盈以及脉道的完整通畅。气的推动和温煦作用,使血液运行不息,并保持一定的速度;气的固摄作用控摄血液按一定轨道运行,防止其溢出脉外。

(三)相关脏腑的功能

血液的正常循行,主要依靠气的推动、温煦和固摄功能,借助各个脏器的共同作用来实现,尤其是心、肺、肝、脾四脏的功能最为重要。

1. 心主血脉　心气是血液运行的动力,心气推动血液在脉中运行全身。

2. 肺朝百脉　肺主一身之气,调畅气机,且所吸入的清气参与宗气的生成,而宗气能贯心脉,助心推动血液的运行;运行于周身的血液,最终都要汇聚于肺,进行气体交换,然后在肺气的作用下才能输布全身。

3. 脾主统血　脾气健旺,则能控摄血液在脉中运行,防止血溢脉外。

4. 肝主疏泄　肝气疏泄,气机调畅,是保证血液运行通畅的一个重要条件。

5. 肝主藏血　储存血液,调节血量以及防止出血。

6. 肾藏精　精生髓,精髓化生为血,肾精化生元气,促进脾胃运化,有助于血液化生。

第三节 津 液

一、津液的基本概念和分类

（一）津液的基本概念

津液，是机体一切正常水液的总称，包括各脏腑组织器官的内在体液及其正常的分泌物，如胃液、肠液、关节液、唾液和涕、泪等。津液同气、血等一样，也是构成人体和维持人体生命活动的基本物质。在体内，除血液之外，其他所有正常的水液均属于津液范畴。

（二）津液的分类

津液根据其性状、分布、功能等不同，可分为津和液。一般来说，质地较清稀，流动性较大，分布于体表皮肤、肌肉和孔窍，并能渗入血脉，起滋润作用的，称为津；质地较稠厚，流动性较小，灌注于关节、脏腑、脑、髓等，起濡养作用的，称为液。因为津与液，都来源于饮食水谷，且代谢过程中常相互转化，所以，津液常并称（表 4-2）。

表 4-2 津与液的区别

名称	性质	流动性	分布	作用
津	清稀	流动性大	皮肤、肌肉、孔窍	滋润
液	稠厚	流动性小	骨节、脏腑、脑髓	濡养

二、津液的代谢

津液在体内的代谢，是一个复杂的过程，包括津液的生成、输布和排泄，并且涉及多个脏腑的生理功能活动。

（一）津液的生成

津液来源于饮食水谷。首先，胃的受纳、腐熟功能，"游溢精气"，吸收水谷中的部分精微，是津液的产生基础；其次小肠的主液、分清泌浊功能，吸收水谷精微，为津液的正常生成提供保障；大肠主津，在传导过程中吸收食物残渣中的残余水液。之后，胃、小肠、大肠协同将水液"上输于脾"，在"脾气散精"、主运化的作用下而生成津液。所以，脾、胃、小肠和大肠共同的生理功能活动，参与津液的生成。

（二）津液的输布

津液的输布主要是依靠脾的转输、肺的宣降、肾的气化、肝的疏泄以及三焦的通利等多个脏腑生理功能的综合作用下完成的。

1. 脾的转输和散精作用　体现在两个方面：一是通过脾的转输作用将津液上输于肺，经过肺的宣发和肃降，广泛分布全身；另一方面通过脾直接的散精作用将津液广泛分布全身，即所谓"灌溉四旁"。

2. 肺主行水　肺具有宣发和肃降功能，通调水道，肺接受从脾转输而来的津液后，通过肺的宣发作用，将津液输布至人体上部和体表，输精于皮毛；通过肺的肃降作用将津液输布至人体下部和内部脏腑如肾、膀胱等。

3. **肾主水液** 一方面肾阳的蒸腾气化，是脾的散精、胃的"游溢精气"、肺的通调水道、以及小肠的"分清泌浊"等作用的动力，促进津液的输布；另一方面肺肃降至肾的津液，在肾脏的气化下，清者蒸腾上升，通过肺重新布散全身，浊者下降气化为尿液，注入膀胱。在津液的输布过程中，肾起着极其重要的主宰作用。

4. **肝主疏泄** 肝的主疏泄功能，可以调畅气机，使气行则水行，从而推动津液的正常输布代谢。

5. **三焦决渎** 三焦为"决渎之官"，有运行水液的功能，是津液在体内输布的通道。肺、脾、肾对津液的输布都是在三焦进行的，只有三焦的道路通畅，水液升降出入的运行输布才能正常进行。

（三）津液的排泄

津液的排泄主要是通过排出尿液和汗液而完成，其次呼气和粪便也会带走少量水分。因此，津液的排泄，主要是由肺、脾、肾等脏腑生理功能完成的。故《景岳全书·肿胀》说："盖水为至阴，故其本在肾；水化为气，故其标在肺；水惟畏土，故其制在脾。"

津液的产生、代谢和最终的排出保持着动态的平衡，以维持机体内环境的稳定状态。如果这种动态平衡被打破，则出现津液的不足或水湿内停等病证。

三、津液的功能

（一）滋润和濡养

津液来源于饮食物化生的水谷精微，含有大量的水分和营养物质，对人体脏腑经络等组织器官具有滋润和濡养作用。津液散于体表，能滋润肌肤皮毛；流注于五官，能滋润和保护眼、鼻、口等孔窍；注入体内，能濡养各脏腑组织；流注关节，能滑利关节，以利屈伸；渗入于骨，能充养骨髓、脊髓及脑髓。

（二）化生血液

津液既流布于脉外，又可通过孙络渗入脉中，成为血液的组成部分。即津液在中焦脾胃和心肺的作用下，能化生血液，并有充养、滑利血脉和调节血液浓度的作用。故理论上有"津血同源"之说。

（三）调节人体阴阳平衡

津液代谢随机体内在生理状况和外界环境而变化，如气候炎热或机体发热时，津液化为汗液向外排泄以散热，天气寒冷或体温低下时，津液因腠理闭塞而不外泄，从而可以调节阴阳的动态平衡，维持人体体温的相对恒定。

（四）排泄代谢废物

津液在代谢过程中，能将机体各部的代谢产物通过汗、尿等方式排出体外，以保证各脏腑组织生理活动的正常进行。

第四节 气血津液之间的关系

气、血、津液都是构成和维持人体生命活动的基本物质，它们之间既相互依存、相互渗透、相互转化，又存在相互制约的关系。

一、气与血的关系

气性动,血性静;气属阳,血属阴;"气主煦之,血主濡之"。气是血液生成和运行的动力,血是气的载体和物质基础,气与血的关系,通常概括为"气为血之帅","血为气之母"。

(一) 气为血之帅

气对血的作用主要体现在三个方面:

1. 气能生血　是指血液的化生离不开气作为动力。一方面,营气是化生血液的基本物质;另一方面,血液的化生是由脏腑的功能活动即气化而完成的。因此,气旺则化生血液的功能增强,血液充足;气虚则化生血液的功能减弱,易于导致血虚的病变。所以在临床上治疗血虚病症时,常常配以补气的药物以提高疗效。

2. 气能行血　是指血液的运行离不开气的推动。血液的正常运行,依赖于心气的推动、肺气的宣发布散、肝气的疏泄条达、宗气的"贯心脉以行气血"等共同作用而完成,故说"气行则血行"。若气虚则血行无力;气滞则血行不畅;气机逆乱者,血行亦随气的升降出入异常而逆乱。因此,临床治疗血行失常的病证时,常根据具体情况分别配以补气、行气、降气、升提等药物。

3. 气能摄血　是指血液正常循行于脉中离不开气的固摄作用。气对血的固摄作用是通过脾的统血功能实现的。脾气健旺,气血生化有源,统摄有权,则血行于脉中而不致溢出脉外;若脾气虚弱,气血生化不足,失于统摄,往往导致各种出血的病变,称作"气不摄血"。故治疗出血病证时,必须配用补气摄血之法的相关药物,使血流归经,才能达到止血的目的。

气能生血、行血和摄血的三个方面体现了气对于血的统率作用,故概括地称之为"气为血之帅"。

(二) 血为气之母

血对气的作用主要体现在两个方面:

1. 血能养气　是指气的生成及其功能的发挥离不开血的濡养。血不断地为气的生成及其功能活动提供物质基础,故血旺则气旺,血虚的患者气亦虚,临床上可以通过养血来益气。

2. 血能载气　是指气赖血之运载而运行全身。气存在于血中,依附于血而得以存在体内,使不致散失,并以血为载体而运行全身。反之,出血的患者气亦随之逸脱。由于"精血不能速生,元气所当急固",故临床上见大出血时,治疗当先补气,以益气固脱、挽救垂危。

血能生气和养气,体现了血对气的基础作用,故概括地称之为"血为气之母"。

二、气与津液的关系

气与津液的关系和气与血液的关系十分相似,具体表现在气能生津、行津、摄津和津能载气等几个方面:

(一) 气能生津

气是津液生成的动力,津液的生成信赖于气的推动。津液的生成是由诸多脏腑的功能(脏腑之气)而共同完成的,尤其是脾胃之气起着至关重要的作用。所以脾胃等脏腑之气充盛，则津液化生充足；若脏腑之气虚亏，往往导致津液不足的病变，治疗上以益气来生津。

（二）气能行津

气是津液输布和排泄的动力。津液的输布与排泄离不开气的推动和升降出入运动，如脾的散精和转输、肺的宣发和肃降、肾的蒸腾气化等，故说"气行水亦行"。若气虚推动减弱，气化无力，或气郁不畅，气化受阻，则津液的输布、排泄障碍，可形成痰、饮、水、湿等病理产物，临床称为"气不行水""气不化水"。故临床治疗时，常补气、行气和利水湿、化痰饮之法并用。

（三）气能摄津

是指气的固摄作用控制着津液的排泄，维持着体内津液量的相对恒定。若气的固摄作用减弱，则会出现自汗、多尿、遗尿等症状，临床治疗应补气以固津。

（四）津能载气

是指津液是气的载体之一。在血脉之外，气的运行必须依附于津液，否则也会使气漂浮失散而无所归。因此，津液的丢失，必定导致气的耗损，可出现"气随津脱"之证，所谓"吐下之余，定无完气"（《金匮要略心典》）。临床治疗应补气以固脱。

三、血与津液的关系

津液和血液都由饮食水谷精微所化生，都有滋润和濡养作用，按照形态和性质划分，血和津液均属于阴，二者相互资生，相互转化。津液是血液的组成部分。津液渗注入脉管，即成为血液；血液中水分渗入脉外，则成为津液，所以有"津血同源"的说法。

血和津液在病机上也可相互影响。若血液丧失，津液过多地渗入脉管中，则出现津液不足的症状，称为"耗血伤津"；反之，津液大量的损耗，脉管中的水分渗入脉外，又可导致血液的减少，称为"津枯血燥"。汗液为津液所化生。汗出过多则可伤津，津耗则血少，故有"血汗同源"之说。所以，失血的患者不宜采用汗法；多汗夺津或津液大量丢失的患者，亦不可随意使用破血、逐瘀的峻剂。故《灵枢·营卫生会》有："夺血者无汗，夺汗者无血"之说。

（刘 佳 周 强）

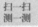

复习思考题

1. 气的生理功能是什么？
2. 气与血的关系是什么？

第五章

课件
05章PPT

病 因 病 机

 学习要点

扫一扫
知重点

1. 六淫及疠气的性质与致病特点；七情的致病特点。

2. 痰饮、瘀血、结石的致病特点。

3. 邪正盛衰、阴阳失调、气机失调的含义及其主要内容。

病因病机主要是指疾病发生、发展及变化的原因与机制,包括病因、病机两部分。不同的疾病有着各自不同的病因与病理变化,但都存在着共同的一般性规律。研究并掌握这个规律,可以更深入地了解疾病的本质,从而有利于指导临床辨证及治疗、护理。

第一节 病 因

病因又称为致病因素,指导致疾病发生的原因,它包括六淫、疠气、七情、饮食、劳逸、痰饮、瘀血、结石、外伤和虫兽所伤等。中医的病因学说是研究各种病因的概念、形成、性质及致病特点的学说,是中医学理论体系的重要组成部分。

一、外感病因

外感病因是指来源于自然界,多从肌表、口鼻侵入机体而发病的致病因素。外感病因包括六淫、疠气。

(一)六淫

六淫,即风、寒、暑、湿、燥、火六种外感病邪的统称,又称为"六邪"。风、寒、暑、湿、燥、火是自然界六种正常的气候变化,即"六气"。由于人体在生命过程中,通过自身的调节机制产生了一定的适应能力,所以正常的六气一般不易使人患病。当气候变化异常,六气太过或不及,或非其时而有其气,以及气候突变,超过了人体适应能力;或在人体正气不足,抵抗力下降时,"六气"则可侵犯机体而发病。这种情况下的六气,就称之为"六淫"。

六淫

"六淫"一词,首见于宋•陈无择的《三因极一病证方论•卷二》,其中有"夫六淫者,寒暑燥湿风热是也……内合于脏腑,为外所因"的论述。

六淫致病,一般具有以下共同特点。

外感性:六淫之邪多从肌表、口鼻侵犯人体而发病,故又称"外感六淫"。其发病初期多有恶寒、发热等表证特点。

季节性:六淫致病常有明显的季节性。如春季多风病,夏季多暑病,秋季多燥病,冬季多寒病等。

地域性:六淫致病常与居处的区域和环境密切相关。如东南沿海地区多湿病、温病;西北高原地区多寒病、燥病等。

相兼性:六淫既可单独侵袭人体致病,又可两种或两种以上同时侵犯人体而致病。如风寒感冒、风湿头痛、风寒湿痹等。

转化性:六淫致病后,在一定条件下,其病证性质可以发生转化。如感受寒邪,可以入里化热等。

此外,由于脏腑气血津液功能失调也会出现类似风、寒、湿、燥、火所致的病证表现,称为"内风""内寒""内湿""内燥""内火",即所谓"内生五邪"。

1. **风邪** 凡致病具有轻扬开泄、善动不居等特性的外邪,称为风邪。风邪致病,虽以春季多见,但四季皆可发生。风邪的性质及致病特点如下。

(1) 风为阳邪,其性开泄,易袭阳位:风具有轻扬、升散、向上、向外的特性,故风为阳邪。其性开泄,指风邪伤人,易使皮毛腠理疏松。风邪侵袭,常伤及人体的上部(头面)、肌表等阳位,出现头痛、汗出、恶风、鼻塞、流涕等症状。

(2) 风性善行而数变:"善行"指风邪致病具有病位游移,行无定处的特点。如痹证中的"风痹",由于风邪偏胜,出现四肢关节游走性疼痛的症状,故又称为"行痹"。"数变"指风邪致病具有变化无常和发病迅速的特点,如风疹的皮疹,就具有发无定处,此起彼伏等特点。

(3) 风性主动:"风性主动"是指风邪致病具有动摇不定的特点,如临床见眩晕、震颤、四肢抽搐、角弓反张等动摇性症状。

(4) 风为百病之长:"长",首也、始也。它不仅常为外邪致病的先导,易与其他致病因素相兼为患;而且风邪致病最多。所以也有古人将风邪作为外感致病因素的总称。

2. **寒邪** 凡致病具有寒冷、凝结、收引特性的外邪,称为寒邪。寒邪致病多见于冬季。寒邪的性质及致病特点如下。

(1) 寒为阴邪,易伤阳气:寒邪属于阴邪。寒邪侵袭,机体阳气为阴寒之邪所伤,失于温煦,表现出全身或局部寒象。如寒邪客表,卫阳被遏,则见恶寒、无汗等;寒邪直中脾胃,脾阳受损,则见脘腹冷痛,泻下清稀等。

(2) 寒性凝滞主痛:"凝滞"即凝结、阻滞不通之意。人体气血津液有赖于阳气的温煦、推动。寒邪侵袭人体,阳气受损,失于温煦及推动,易致气血运行不畅或涩滞不通，不通则痛，故疼痛是寒邪致病的重要征象，其疼痛表现为遇寒加重、得温痛减的特点。

知识链接

寒主痛

《素问·痹论》说："痛者，寒气多也，有寒故痛也。"

（3）寒性收引："收引"即收缩牵引之意。寒邪侵袭人体可表现为气机收敛，腠理闭塞，经络筋脉收缩而挛急的致病特点。

3. 暑邪　凡夏至之后，立秋之前，致病具有炎热、升散特性的外邪，称为暑邪。暑有明显的季节性，一般只见于夏季。暑邪的性质及致病特点如下。

（1）暑为阳邪，其性炎热：暑为夏季火热之气所化，其性炎热，故暑为阳邪。暑邪致病多表现为一系列阳热症状，如高热、多汗、烦渴、脉洪大等。

（2）暑性升散，易伤津耗气：暑邪属阳，易升易散。暑邪伤人，可致腠理开泄而多汗。汗出过多，易伤津液，使气随津耗而出现气虚乏力。暑邪伤人还可使阳热内闭，轻症可见头晕恶心，重症暑热则可突然昏倒，冷汗肢凉，不省人事，称为"中暑"。

（3）暑多夹湿：暑令气候炎热，多雨而潮湿，湿热充斥，故暑邪多夹湿邪侵犯人体。其临床特征除发热、烦渴等暑热症状外，常兼四肢困重、胸闷呕恶、便溏不爽等湿阻症状。

4. 湿邪　凡致病具有重浊、黏滞、趋下特性的外邪，称为湿邪。湿为长夏主气。外湿伤人，除与季节有关之外，还与工作、居住环境有关，如居住潮湿、长期淋雨涉水等都易导致湿邪侵袭。湿邪的性质及致病特点如下。

（1）湿为阴邪，易阻气机，损伤阳气：水湿同类，故湿为阴邪。湿邪侵犯人体，留滞脏腑经络，最易阻滞气机，使气机升降失常，常出现胸闷、脘痞、腹胀、小便不利、大便不爽等症。湿为阴邪，易伤阳气，湿邪最易阻遏脾阳，致脾失健运，而发为泄泻、水肿等。

（2）湿性重浊："重"即沉重、重着之意。如湿邪侵袭肌表，则头身困重、四肢酸楚；湿邪留滞经络关节，则关节疼痛重着。"浊"即秽浊，多指分泌物、排泄物秽浊不清。如大便溏泄、下痢脓血黏液、小便浑浊、妇女白带量多、湿疹流秽浊脓水等。

（3）湿性黏滞："黏"即黏腻；"滞"即停滞。湿邪致病黏腻停滞的特性表现在两个方面：一是症状的黏滞性，可见大便黏滞不爽、小便涩滞不畅、舌苔黏腻等；二是病程的缠绵性，湿邪致病，多反复发作，缠绵难愈，病程较长，如湿疹、湿痹等。

（4）湿性趋下，易袭阴位：湿邪重浊类水而有趋下之势，致病多见下部症状。如水湿所致水肿，以下肢较为明显。另外，带下、泄泻、下痢、淋证等，也多由湿邪下注所致。

5. 燥邪　凡致病具有干燥、收敛特性的外邪，称为燥邪。燥为秋季主气。燥邪致病，有温燥、凉燥之分。初秋有夏热之余气，致病多为温燥；深秋又有近冬之寒气，致病多为凉燥。燥邪的性质及致病特点如下。

（1）燥性干涩，易伤津液：燥邪致病最易耗伤人体津液，从而出现各种干燥、涩滞不利的症状。如口干唇燥、鼻咽干燥、皮肤干燥甚则皲裂、毛发干枯不荣、小便短少、大便干结等。

（2）燥易伤肺：肺主气而司呼吸，外合皮毛，开窍于鼻。燥邪伤人，多从口鼻而入，肺为娇脏，喜润而恶燥，故燥邪最易伤肺，出现干咳少痰、痰黏难咯等症。

6. 火（热）邪 凡致病具有火之炎热特性的外邪，称为火热之邪。火与热程度不同，但性质相同。热为火之渐，火为热之极。风、寒、湿、燥等邪均能在其病理过程中化热成火。火（热）邪的性质及致病特点如下。

（1）火为阳邪，其性炎上：火热之性，燔灼上炎，属阳邪。火热伤人常可见一系列阳热亢盛的症状，如高热、面赤、烦渴、汗出、脉洪数等。又因火性炎上，故其致病易伤人体上部，如面目红赤、口舌生疮、齿龈肿痛等。

（2）火易伤津耗气：火热之邪，最易消灼阴液而出现口渴喜饮、咽干舌燥、小便短赤、大便秘结等症状。此外，火热之邪亦可迫津外泄而致大汗，可使气随津脱，而见少气懒言、倦怠无力等津气两伤之象。

（3）火易生风动血："生风"指肝风内动；"动血"指血液妄行。火热之邪侵袭人体，往往劫耗阴液，致使筋脉失养，而致肝风内动，称为"热极生风"，出现高热、四肢抽搐、颈项强直、角弓反张等症。火热之邪，可灼伤脉络，迫血妄行，引起各种出血，如吐血、衄血、便血等。

（4）火易致肿疡：火热之邪入于血分，聚于局部，使气血壅聚不散，败血腐肉，发为痈肿疮疡。可见局部红肿热痛，甚至化脓溃烂等。六淫致病特点归纳见表5-1。

表5-1 六淫致病特点一览表

	特点	共同特点
风	①风为阳邪，其性开泄，易袭阳位；②风性善行而数变；③风性主动；④风为百病之长	1. 季节性
寒	①寒为阴邪，易伤阳气；②寒性凝滞；③寒性收引	2. 地域性
暑	①暑为阳邪，其性炎热；②暑性升散，易伤津耗气；③暑多夹湿	3. 相兼性
湿	①湿性重浊；②湿性黏滞；③湿为阴邪，易伤阳气，阻碍气机；④湿性趋下	4. 转化性
燥	①燥易伤津；②燥易伤肺	5. 外感性
火	①火性炎上；②火易消灼津液；③火易生风动血；④火易致肿疡	

（二）疠气

疠气是一种具有强烈传染性和致病性的外邪，又称为"疫气""戾气""异气""毒气""乖戾之气"等。疠气引起的疾病称为"疫病""瘟病"或"瘟疫病"。疠气多从口鼻、皮肤侵入人体，也可随饮食入里或蚊虫叮咬而发病。

1. 疠气的致病特点

（1）传染性强，易于流行：疠气致病，具有强烈的传染性和流行性。无论男女老幼，体质强弱，只要接触疠气，均可能发病。

（2）发病急剧，病情险恶：疠气致病具有发病急剧，来势凶猛，病情险恶，变化多端，传变较快的特点。某些疫病预后不良，病死率高。

（3）特异性强，症状相似：疠气致病具有很强的特异性。一种疠气导致一种疫病，而且无论性别、年龄，病情和症状多为相似。如痄腮，均表现为耳下腮部肿胀。

2.影响疠气形成和疫病流行的因素

（1）气候因素：自然气候的反常，如久旱、酷热、水涝、湿雾瘴气等，均易滋生疠气而导致疫病的发生。

（2）环境卫生：环境卫生不良，如水源、空气污染，也可引起疠气流行。

（3）预防隔离：由于疠气具有强烈的传染性，若预防隔离措施不当，往往会引起疫病的发生，甚至大范围的流行。

（4）社会因素：如战乱和灾荒年代，社会动荡不安，工作环境恶劣，卫生防疫条件落后等，对疠气的发生与疫病的流行也有较大的影响。

二、内伤病因

内伤病因是指人的情志、饮食、劳逸等不循常度，损伤脏腑经络、气血津液功能而发病的致病因素。内伤病因是与外感病因相对而言的，包括七情内伤、饮食失宜、劳逸失度等。

（一）七情内伤

七情，是指喜、怒、忧、思、悲、恐、惊七种正常的情志活动，是指人体对客观事物的不同情感反应。在正常情况下，一般不会导致疾病发生。只有当情志刺激过于突然、强烈或持续时间过长时，超过了人体心理的承受和调节能力，才会引起气血失调，脏腑功能紊乱，从而导致疾病的发生。七情异常，是造成内伤病的主要致病因素之一，故又称为"七情内伤"。七情致病，直接影响相应的脏腑，使气机逆乱，气血阴阳失调，导致各种疾病的发生。归纳起来有以下几个特点。

1.直接伤及内脏　情志活动以五脏精气作为物质基础，七情分属于五脏，因此七情异常可直接影响脏腑的功能活动，不同的情志刺激可伤及相应的脏腑，产生不同的病理变化。例如心主喜，过喜则伤心；肝主怒，过怒则伤肝；脾主思，过思则伤脾；肺主忧，过忧则伤肺；肾主恐，过恐则伤肾。

2.影响脏腑气机　七情致病常导致脏腑气机紊乱，升降出入运动失常，脏腑功能活动失调。不同的情志刺激，会导致与之相应的脏腑气机紊乱。

（1）怒则气上：气上，又称气逆。愤怒过度，致肝失疏泄，肝气上逆，血随气逆，可见头晕头痛，面红目赤，呕血，甚则猝然昏厥等。

（2）喜则气缓：气缓，有缓和、涣散之意。正常情况下，喜能缓和精神紧张，使心情舒畅，有利于身心健康。但过喜可伤心神，使心气涣散，神不守舍，出现心神不宁，注意力不集中，甚至失神狂乱等。

（3）悲则气消：气消，指肺气消耗。过度悲伤，致肺气耗伤，出现精神萎靡、少气懒言、神疲乏力等。

（4）恐则气下：气下，指气机下陷。恐惧过度可伤肾，导致肾气不固，精气耗泄于下，出现二便失禁等。

（5）惊则气乱：气乱，指心气紊乱。突然受惊，可导致气机紊乱，心无所倚，神无所归，出现心悸不安、惊慌失措等。

（6）思则气结：气结，指脾气郁结。思虑过度伤脾，则脾气郁结，健运无权，从而出现纳呆、脘腹胀满、便溏等。长期思虑过度亦能耗伤心血，出现心悸、失眠、多梦、健忘，甚至精神失常等。

3. **影响病情变化**　七情不仅可引起多种疾病,而且对疾病的发展及转归也有重要的影响。一般来说,良性或积极的情志变化,有利于病情的恢复。而剧烈的情绪波动,则能加重病情。如高血压患者,若遇恼怒,可使阳升无制,血气上逆,突发昏倒,或半身不遂等。反之,若病后情绪积极乐观,七情适当,有利于缓解病情,恢复健康。因此,无论是治疗疾病或是防病养生,均应重视情志因素的作用。

（二）饮食失宜

正常合理的饮食,是保证生命活动和健康的物质基础。但若饮食失宜,则可导致多种疾病的发生。由于饮食物主要依靠脾胃消化吸收,饮食失宜,主要损伤脾胃,故称为"饮食内伤"。饮食失宜包括饮食不节、饮食不洁和饮食偏嗜三个方面。

1. **饮食不节**

（1）饥饱失常:长期摄食不足,气血生化无源,久之造成脏腑组织失养,功能活动减退。同时由于正气不足,抗病能力降低而易患他病。长期摄食过多,或暴饮暴食,超过了脾胃的受纳运化能力,则可导致饮食积滞,脾胃损伤,出现脘腹胀满、厌食、嗳腐吞酸、呕吐、泄泻等。

（2）饮食无时:定时有规律的进餐,有利于脾胃腐熟运化功能有序进行,进而化生水谷精微,输布全身。长期饮食无时,常可损伤脾胃,甚至累及他脏,导致疾病的发生。

2. **饮食不洁**　饮食不洁是指进食不清洁、腐败变质或有毒的食物。饮食不洁会引起多种肠胃疾病或寄生虫病。常出现脘腹疼痛、呕吐、泄泻、痢疾、或面黄肌瘦、嗜食异物、肛门瘙痒等症状。若进食腐败变质有毒食物,则可致食物中毒。

3. **饮食偏嗜**　人体所需要的营养成分是多方面的,所以日常饮食必须注意适当调节,不应偏嗜,这样才能使人体获得各种所需营养物质。若饮食过寒过热,或五味偏嗜,均可导致阴阳失调而发生疾病。

（1）寒热偏嗜:一般来说,饮食应当寒温适中,否则易导致阴阳失调,运化失常,产生疾病。

（2）五味偏嗜:饮食五味,各有其不同的营养作用,而且饮食五味与体内五脏有着密切的关系。如果长期嗜好某种味道的食物,就会造成与该食物相应的内脏功能偏盛,久之又可损伤他脏,导致多种疾病的发生。

（三）劳逸过度

适度的劳作和运动,有助于气血流通,增强体质,促进健康;必要的休息,可以消除疲劳,恢复体力和脑力。过度的劳累和过于安逸,均可导致脏腑气血失调而发生疾病。

1. **过劳**　即过度劳累。包括劳力过度、劳神过度和房劳过度三个方面。

（1）劳力过度:指长时间过度用力,劳伤形体,以致积劳成疾。其病变特点主要表现在两个方面:一是过度劳力而致气耗,出现少气懒言等气虚症状。二是过度劳力而致形体损伤,即"劳伤筋骨",而且也会损伤脾肝肾等脏腑,积劳成疾。

（2）劳神过度:劳神过度,指脑力劳动过度。由于心藏神,脾主思,长期思虑过度,以致损伤心脾,出现心神失养和脾失健运的一系列症状,如心悸、失眠、多梦、纳呆腹胀、便溏等。

（3）房劳过度:是指房事太过,或有手淫恶习,或妇女早孕多育等,耗伤肾中之精气而致病。常可见腰膝酸软、眩晕耳鸣等。

2. 过逸 指过度安逸。长时间不参加劳作,又不从事体育运动,使人体气血运行不畅,脾胃功能呆滞,出现食欲减退,精神不振、肢困、肌肉软弱、发胖臃肿等症。

三、病理产物性病因

痰饮、瘀血、结石,是在疾病过程中形成的病理产物,这些病理产物形成后,又成为导致新病证发生的病因,因此称它们为病理产物性病因,也称为继发性病因。

（一）痰饮

1. 痰饮的概念 痰和饮都是体内水液代谢障碍所形成的病理产物。一般以质地较稠浊的称为痰,质地清稀的称为饮。因二者同出一源,临床难以截然分开,故常常"痰饮"并称。

2. 痰饮的形成 痰饮的形成多由外感六淫,或饮食不节及七情内伤等因素导致肺、脾、肾及三焦等脏腑气化功能失常,水液代谢障碍,以致水湿停聚而成。

3. 痰饮的致病特点

（1）阻遏气机:痰饮既可阻滞气机,影响脏腑气机的升降,又可以流注经络,阻碍气血的运行。

（2）致病广泛,变幻多端:水湿痰饮停留于体内可产生诸多病证,尤其是痰造成的病证更为广泛,而且变化多端。这主要是由于痰饮可随气机的升降,内而脏腑,外至皮肉筋骨,无所不至;其次,与痰饮内停部位不一,可时伏时作有关。

（3）病势缠绵,病程较长:痰饮由体内的水湿积聚而成,具有重浊黏滞的特性,且由于其致病有复杂、多变的特点,因而痰饮致病,大多病程较长,缠绵难愈,治疗较为困难。

（二）瘀血

1. 瘀血的基本概念 瘀血,是指体内血液停积而形成的病理产物,包括因血液运行不畅,停滞于经脉或脏腑组织内的血液,以及体内瘀积的离经之血。

2. 瘀血的形成 瘀血的形成原因主要由于气虚、气滞、血寒、血热、血虚、外伤等,使血液运行不畅停滞而成。

3. 瘀血的病证特点 瘀血形成之后,停积于体内,导致病证繁多,但其临床表现归纳起来有以下几个共同特点。

（1）疼痛:多为刺痛,痛处固定不移而拒按,且多夜间更甚,或久痛不愈。

（2）肿块:瘀在肌肤者可见青紫肿胀;积于体内者则成癥块,按之有形而质硬,推之不可移。

（3）出血:出血经久不止,血色多呈紫黯色,或伴有瘀块。

（4）舌质紫暗:舌质紫黯,或有瘀点、瘀斑,或舌下静脉曲张等。

（5）脉涩或结代:多见细涩、沉弦或结代脉。

（三）结石

1. 结石的基本概念 结石是指体内湿热浊邪蕴结不散,煎熬日久形成砂石样的病理产物。结石常产生于肝、胆、肾、膀胱、胃等部位。结石形成之后又可作为致病因素,导致新的病证产生,如石淋、黄疸等。

2. 结石的形成 结石主要由饮食不当、服药不当、情志内伤、寄生虫感染等原因形成。

3. 结石的病证特点

（1）疼痛：结石易阻滞气机，故常常会导致疼痛。疼痛多为阵发性，发作时剧痛难忍，甚则绞痛；也可呈持续性疼痛，或为隐痛、胀痛、钝痛等。

（2）病程较长：结石多为湿热蕴结，日渐煎熬而成，故大多数结石的形成过程缓慢。而结石一旦形成，常难以在短时间内消除，且易反复发作。

（3）病情轻重不一：若结石较小，易于排出，则病情较轻，有的甚至没有任何症状；若结石大，或嵌顿于某个部位，则病情较重，症状明显，发作频繁。

第二节 病 机

病机，是指疾病发生、发展变化及其转归的机理，也可称为"病变机理"。它揭示了疾病发生、发展与演变全过程的本质特点及其基本规律，是研究疾病的临床表现、发展、转归和诊断治疗的内在根据。

一、发病

发病，是指疾病发生的过程。当人体在某些致病因素的作用下，脏腑、经络等组织器官的功能活动出现异常，气、血、津液代谢失常，出现局部或全身的病症表现，从而导致疾病的发生。虽然疾病的发生和变化，错综复杂，病机各异，但总体来说，不外乎正气和邪气两个方面，邪正交争是疾病发生发展的基本原理。

（一）正邪与发病

正，即正气，是指人体的功能活动及其抗病、康复能力。邪，即邪气，泛指各种致病因素，包括六淫、疠气、七情内伤、饮食失宜、劳逸失度、痰饮、瘀血、结石，以及外伤等。二者在疾病发生过程中，相互作用，相互斗争，是疾病发生的最直接、最重要的因素。

1. 正气不足是疾病发生的内在根据　正气具有自我调节、抗邪防病、自我修复的作用，是决定发病与否的关键因素。一般情况下，正气充盛，抗邪有力，邪气就不易入侵，也就不会发生疾病，即"正气存内，邪不可干"。只有在正气相对虚弱，抗邪无力时，邪气才能乘虚入侵，疾病也因此发生，即"邪之所凑，其气必虚"。正气的盛衰决定了发病与否以及病位的深浅和病证的性质，并影响疾病的全过程。所以说正气不足是疾病发生的内在根据。

2. 邪气是疾病发生的重要条件　中医学强调正气在发病中的主导地位，同时也认为邪气入侵是导致疾病发生的直接因素。邪气对人体的损害主要表现在导致功能失常、直接损伤形质、导致机体抗病修复能力下降。邪气还可以影响发病的性质、类型和特点，以及影响疾病的病情与病位。

3. 正邪相争的胜负决定发病与否　在疾病的发生、发展过程中，机体始终存着邪气与正气相争。正气与邪气斗争的胜负，不仅决定疾病的发生与否，而且关系到发病的轻重缓急。正胜邪负则不发病，邪胜正负则会导致疾病发生。

（二）影响发病的因素

影响发病的因素很多，除了致病因素外，自然与社会环境、体质因素、精神因素等均对疾病的发生有着重要影响。

二、基本病机

基本病机是指机体在致病因素作用下所产生的基本病理反应，是疾病发生后病变本质变化的一般规律。基本病机主要包括邪正盛衰、阴阳失调、气血失常等。

（一）邪正盛衰

邪正盛衰，是指在疾病发展变化过程中，正气与邪气之间相互斗争所发生的盛衰变化。这种盛衰变化，不仅直接影响疾病的虚实病理变化，而且影响着病势的发展与转归。

1. 邪正盛衰与虚实变化

（1）虚实病机：所谓实，主要指邪气盛，是以邪气亢盛为矛盾主要方面的一种病理变化。由于邪气亢盛，正气未衰，正邪相搏，反应明显，临床表现为亢盛、有余的证候。多见于外感疾病初期和中期，或水湿、痰饮内停、食积虫积、气滞血瘀等病证。虚，主要指正气不足，是以正气亏虚为矛盾主要方面的一种病理变化。临床上表现出一系列虚弱、不足的证候，多见于素体虚弱、年老虚损之人，或外感病后期，以及各种慢性消耗性疾病过程中。

（2）虚实错杂：指疾病过程中，邪正相争，邪盛与正衰同时并存的病理变化，包括虚中夹实或实中夹虚。虚中夹实是指以正虚为主，又兼夹实邪停留的病理变化；实中夹虚是指以邪实为主，又兼有正气虚损的病理变化。

（3）虚实转化：是指在疾病发展过程中，由于实邪久留而损伤正气，或正气不足而致实邪积聚所导致的虚实病理转化过程。由实转虚，多由实证失治或治疗不当，或邪气过盛损伤正气，而转化为虚证。因虚致实，则是由于脏腑功能虚衰，痰饮、水湿、瘀血等实邪滞留于体内，转化为以实邪为主的病理过程。

（4）虚实真假：是指在疾病发展过程中，出现病变的本质和现象不一致的情况，因而表现出虚实真假的病机。真虚假实是指疾病的本质为虚，但表现出实的临床假象，多由于正气虚弱，脏腑功能减退，激发、推动无力所致，此即为"至虚有盛候"；真实假虚是指疾病的本质为实，但却表现出虚的临床假象，多由于邪气亢盛，结聚体内，阻滞经络，气血不能外达所致，此即为"大实有羸状"。

2. 邪正盛衰与疾病转归　任何疾病的发展变化都有一定的转归结局，邪正双方在斗争过程中所产生的消长盛衰变化，直接关系到疾病的转归。

（1）正胜邪退：在疾病发展过程中，邪正斗争，正气增长，邪气消退，疾病向好转或痊愈方向发展。

（2）邪胜正衰：由于机体的正气虚弱，抗邪无力，邪气对机体的病理损害逐渐加重，疾病向危重方向发展。

（3）正虚邪恋：是疾病后期，正气已虚而邪气未尽，邪气留恋不去，疾病缠绵不愈的一种转归。

（4）邪去正衰：是疾病后期，病邪已除，但正气耗损，有待逐渐恢复的一种转归。

（二）阴阳失调

阴阳失调，是指在疾病过程中，由于各种致病因素的影响，使机体的阴阳双方失去相对的平衡协调而出现的阴阳偏盛、阴阳偏衰、阴阳互损、阴阳格拒，甚至阴阳亡失等一系列病理变化。阴阳失调是对一切疾病病变机理的高度概括，尤其与疾病的寒热性质密切相关。

1. 阴阳偏盛　阴阳偏盛,是指阴或阳单方面亢盛而导致的阴阳平衡失调。其本质是"邪气盛则实"的实证。阳邪致病可形成阳偏盛的实热证;阴邪致病可形成阴偏盛的实寒证,即"阳胜则热,阴胜则寒"。

(1)阳偏盛:即阳胜,是指机体在疾病过程中所出现的阳气偏盛、功能亢进、热量过剩的病理状态。多因感受热邪,或五志过极化火,或痰湿、气滞、瘀血、食积等郁久化热所致。其病机特点多表现为阳盛而阴未虚(或阴亏不甚)的实热证,症见壮热、面赤、烦躁、舌红、脉数等,即"阳胜则热"。另外,阳热亢盛必然会导致阴液不同程度的耗伤,出现口干舌燥、小便短少、大便干结等热盛伤阴的症状,即所谓"阳胜则阴病"。

(2)阴偏盛:即阴胜,是指机体在疾病过程中所出现的阴气偏盛、功能障碍或减退、产热不足,以及病理性代谢产物积聚的病理变化。多由于感受寒湿之邪,或过食生冷,导致阳不制阴,阴寒内盛。其病机特点多表现为阴盛而阳未虚(或虚损不甚)的实寒证。症见形寒肢冷、身体蜷卧、脘腹冷痛、水肿、下利、脉迟等,即"阴胜则寒"。另外,阴寒内盛又可导致阳气受损,出现面色苍白、小便清长、大便溏泻等寒盛伤阳的症状,即所谓"阴胜则阳病"。

2. 阴阳偏衰　阴阳偏衰,是指人体阴或阳亏虚,功能减退的病理状态。其本质是"精气夺则虚"的虚证。阴不制阳可形成阴偏衰的虚热证;阳不制阴可形成阳偏衰的虚寒证,即"阴虚则热""阳虚则寒"。

(1)阳偏衰:即阳虚,是指机体阳气虚损,脏腑功能减退,温煦作用减弱,热量不足的病理状态。多由于久病耗伤阳气,或劳倦内伤,或阴寒损伤阳气所致。其病机特点多表现为机体阳气不足,阳不制阴,阴相对亢盛的虚寒证候。症见畏寒喜暖、精神不振、下利清谷、小便清长、水肿、舌淡脉迟等症状,即所谓"阳虚则寒"。

(2)阴偏衰:即阴虚,是指机体精、血、津液等物质亏耗,以致阴不制阳,阳气相对亢盛的病理状态。多由于外感阳热病邪,或五志化火伤阴,或久病耗伤阴液,或过食燥热之品所致。其病机特点多表现为制约阳热、滋润功能减退,以及阳相对亢盛的虚热证候。症见五心烦热、口燥咽干、尿少、大便干结、舌红少津、脉细数等症状,即所谓"阴虚则热"。

3. 阴阳互损　阴阳互损是指在阴或阳任何一方虚损的前提下,病变发展影响到相对的一方,形成阴阳两虚的病理变化。在阴虚的基础上导致阳虚,称为"阴损及阳";在阳虚的基础上导致阴虚,称为"阳损及阴"。这是阴阳互根互用关系失常的一类病理变化。由于肾藏精气,内寓真阴、真阳,为人体一身阳气、阴液的根本。因此,无论阴虚或阳虚,多在损及肾阴或肾阳,导致肾阴阳失调的情况下,才容易发生阴损及阳或阳损及阴的阴阳互损病理变化。

4. 阴阳格拒　阴阳格拒是指由于某些原因引起阴或阳偏盛至极,壅遏于内,将另一方格拒于外,或因一方极度虚衰而另一方相对偏盛,盛者盘踞于内,虚衰者被格拒于外,从而出现阴盛格阳和阳盛格阴的病理变化。

(1)阴盛格阳:是指阳气极虚,阴寒邪气过盛,壅遏于内,逼迫阳气浮越于外的病理变化。其病的本质虽然是阴寒内盛,但由于其格阳于外,反见面红如妆、发热、口渴等假热之象,此为"真寒假热"。是阴阳即将离决之危候。

(2)阳盛格阴:是指热邪内盛,深伏于里,阳气被遏,郁闭于内,不能外达体表而格阴于外的病理变化。其病的本质虽然是阳热内盛，但由于格阴于外，反见四肢厥冷、脉沉伏等假寒之象，此为"真热假寒"。

5. 阴阳亡失　阴阳亡失，包括亡阴和亡阳。是指机体阴或阳大量亡失，功能严重衰竭而出现的生命垂危的病理状态。

（1）亡阳：即机体阳气严重耗损，导致阳气虚脱的一种病理状态。多因感邪太盛，正不敌邪；或素体阳虚；或汗、吐、下太过，气随液脱；或大量失血，气随血脱而成。

（2）亡阴：即机体的阴液突然大量消耗或脱失，导致全身功能严重衰竭的一种病理状态。多因邪热炽盛，或邪热久留，煎灼阴液，或因久病，使阴逐渐消耗而发展为亡阴。

（三）气机失调

气机失调是指在疾病发生、发展过程中，由于致病因素的作用，导致机体气的升降出入运动紊乱，从而形成气滞、气逆、气陷、气闭、气脱的病理状态。

1. 气滞　气滞是指气机郁滞，运行不畅的病理变化。主要由于情志抑郁，或痰、湿、食积、瘀血等阻滞，影响气的运行，形成局部或全身的气机不畅，从而导致某些脏腑、经络的功能障碍。不同部位的气滞，临床表现各不相同，但一般都具有闷、胀、痛及气行则舒的临床表现。

2. 气逆　气逆是指气的升降运动失常，脏腑之气上逆的病理变化。多由情志所伤，或因饮食寒温失宜，或因痰浊壅阻等因素所致。气逆病变以肺、胃、肝等脏腑最为多见。如肺气上逆，可见咳嗽、气喘等症；胃气上逆，可见恶心、呕吐、嗳气、呃逆等症；肝气上逆，可见头胀头痛、面红目赤，甚则血随气逆而见咯血、吐血、昏厥等症。

3. 气陷　气陷为气虚病变进一步发展而来，是以气的升举无力为主要特征的病理变化。多因劳累过度、久泄久痢、年老体衰、妇女产育过多等因素所致。由于脾主升清，脾气亏虚，最易导致气陷，所以气陷与脾的关系最为密切，又称"中气下陷"。多表现为内脏下垂，如胃下垂、脱肛等。

4. 气闭　气闭是指脏腑、经络气机闭塞，气不外达的病理变化。多因情志过极，或外邪、痰浊等阻滞气机所致。如心气内闭则谵语癫狂。

5. 气脱　气脱是指气不内守而外脱散失，或因大出血、大汗等气随血脱或气随津脱，导致机体功能突然衰竭的病理变化。临床常见突然昏仆、不省人事、目合口开、冷汗淋漓，手撒肢冷、二便失禁等重症。

（黄爱明　赵　勇）

 复习思考题

1. 简述风邪的性质和致病特点。
2. 疠气有哪些致病特点？
3. 痰饮有哪些致病特点？
4. 气机失调包括哪几个方面？
5. 邪正盛衰如何影响疾病的发展及转归？

课件
06章PPT

扫一扫
知重点

第六章

方药基础知识

学习要点

1. 中药的四气五味、毒性；中药配伍、用药禁忌；中药的升降沉浮、归经。
2. 方剂的基本结构和变化；方剂的剂型。
3. 常用中药的功效；常用方剂的功效和主治。
4. 中药煎煮法。

第一节　中药基本知识

中药，是指在中医理论指导下，用于防治疾病的药物。传统中药包括植物药、动物药、矿物药等，多以天然药物及其加工品为主。我国幅员辽阔，中药资源丰富，现有中药材 12 800 余种，其中植物药 11 100 余种，动物药 1581 种，矿物药 80 种。由于植物药品种多，应用广，中药又被称为"本草"。我国历代中药典籍和文献资料十分丰富，较为完整地保存和流传下来的中药学专著有《神农本草经》《雷公炮炙论》《新修本草》和《本草纲目》等。1999 年版《中华本草》载药 8980 种。随着现代自然科学的迅速发展，中药的现代研究在深度和广度上都取得了瞩目成就，中药的应用和开发前景非常广阔。

一、中药的性能

中药的性能是指中药发挥治疗作用的基本性质和特征的高度概括。它包括四气五味、升降浮沉、归经、毒性等。

（一）四气五味

1. 四气　即中药寒、热、温、凉四种药性，故也称"四性"。凡能减轻或消除热证，具有清热、泻火、解毒等作用的药物，均属于寒凉药，如石膏、知母、黄芩、黄柏等；凡能减轻或消除寒证，具有温中、助阳、散寒等作用的药物，均属于温热药，如附子、干姜、小茴香、肉桂等。寒与凉、热与温之间，仅有程度上的差别，温次于热，凉次于寒。另有一些药物，其寒热之性不太明显，药性平和，定义为"平性"，但仍归属四气的范围。

2. 五味　即辛、甘、酸、苦、咸五种药物的味道。有些药物味淡，偏于五味均不明显定义为淡味;有些药物还有涩味。通常把淡味附于甘味,涩味因为与酸味功效相似,故仍称五味。药物的味不同,其作用就会有差异,味相同其作用就有相同之处。五味的作用如下:

(1)辛:有发散、行气、活血等作用。一般治疗表证的药物,如麻黄、桂枝、薄荷,或治疗气血阻滞的药物,如香附、红花等均属辛味。

(2)甘:有补益、和中、缓急等作用。一般用于治疗虚证的滋补强壮药,如党参、熟地,缓和拘急疼痛、调和药性的药物,如甘草、饴糖等多属甘味。

淡:有渗湿、利尿作用。多用于治疗水肿、小便不利等症,如猪苓、茯苓等利尿药均为淡味。

(3)酸(涩):有收敛、固涩等作用。一般具有酸(涩)味的药物多用于治疗虚汗、泄泻等,如五味子涩精敛汗,乌梅、五倍子涩肠止泻等。

(4)苦:有泻火、燥湿、泻下等作用,常用于里热、寒湿(湿热)、热结便秘等证。如苦味的黄连清热泻火、苍术燥湿、大黄泻下攻积等。

(5)咸:有软坚散结、泻下通便等作用。常用于瘰疬痰核、癥瘕痞块、大便燥结等。如咸味的昆布、瓦楞子软坚散结,芒硝泻下通便等。

气与味是辨别药物作用的主要依据,二者的关系非常密切。每一种药物既有气,也有味,药物的性能则是二者的综合反应。一般来说,气与味相同的药物其作用也大致相同,气与味不同的药物其作用有明显的差异。气同味异或味同气异的药物,作用则同中有异,异中有同。如果一种药兼有数味,则常有多种治疗作用。

(二)升降浮沉

升降浮沉是指药物作用于机体的四种趋向。升指上升、升提,降指下降、降逆,浮是升浮、发散,沉是沉降、泄利。一般来说,升浮药多能上行向外,具有升阳举陷、发散表邪、宣毒透疹、涌吐开窍等作用;而沉降药则多能下行向内,具有清热泻火、潜阳息风、降逆止呕、降气平喘、重镇安神等作用。

药物的升降浮沉与下列因素有关系:

1. 与药物的气味相关 一般具有升浮特性的药物,多为辛、甘味和温、热之性;能沉降的药物,大多为酸、苦、咸、涩味和寒、凉之性。

2. 与药物的质地相关 一般来说,花、叶、皮、枝等质地轻的药物多有升浮之性;种子、果实、矿物、贝壳等质地沉重的药物多有沉降的特性。但亦有例外,古人早就有"诸花皆升,旋覆独降"和"诸子皆降,蔓荆独升"的论述。

3. 与药物炮制、配伍相关 药物经过炮制后,可以改变其升降浮沉之性,如酒炒则升,姜炒则散,醋炒收敛,盐炒下行等。此外,在复方配伍中,少量升浮药配大量沉降药,其性随之下行;少量沉降药配大剂升浮药,其性也随之上升。

(三)归经

归经是指药物对机体某部分的选择性作用,是以脏腑经络为基础的药物靶向治疗作用的概念。

药物的归经同治疗作用密切相关。一般而言,药物对所归经的治疗效果明显,而对其他经的治疗作用则相对较小甚或没有作用。如以清热药黄芩、黄连、黄柏而言,黄芩主入肺经,故善清肺热;黄连主入心经,故长于清心火;黄柏主入肾、膀胱经,故偏于清下焦之热。因此,治疗时必须考虑到药物的归经特点,才有利于提高疗效。

（四）毒性

药物的毒性包括两个含义：一是泛指一切药物的偏性，即古代所指广义之"毒"，毒性作为药物性能之一，能以偏纠偏，是药物治病的基本原理；另一含义是指药物对人体的伤害作用，因有些药物药性峻烈或有明显毒、副作用，用之不当可引起中毒。现在所说的药物的毒性多指后者。

对于有毒性的中药，常标大毒、有毒、小毒等以区别其毒性的强弱程度。应用有毒药物时，应注意其炮制、配伍、剂量等。根据患者的病情轻重和体质强弱，适当选用。在充分发挥其疗效的同时，尽量减小或避免其毒性，从而保证用药的安全。

知识链接

有毒中药

列入卫生健康委"毒性药品管理品种"范围，受《医疗用毒性药品管理办法》约束的有毒中药有：砒石、砒霜、水银、生马钱子、生川乌、生草乌、生附子、生白附子、生半夏、生南星、生巴豆、斑蝥、青娘虫、红娘虫、生甘遂、生狼毒、生藤黄、生千金子、生天仙子、闹羊花、雪上一枝蒿、红升丹、白降丹、蟾酥、洋金花、红粉、轻粉、雄黄，共28种。

二、中药的应用

中药的应用，主要包括药物的配伍、禁忌、剂量、煎煮法等内容。

（一）配伍

配伍是根据病情需要和药物性能，选择两种或两种以上药物配合使用的方法。前人把单味药的应用和药与药之间的配伍关系归纳为七个方面，称为用药"七情"。

1. 单行　仅用一味药治疗疾病。有药力专一、简便立验的优点。如独参汤用一味人参救治气虚欲脱的危证。

2. 相须　将性能类似的药物配合应用，能明显增强其原有疗效。如大黄与芒硝配合，能明显地增强攻下泻热的作用。

3. 相使　将功效方面有某种共性的药物配合应用，以其中一味为主，余药为辅，以提高主药的疗效。如补气利水的黄芪与利水健脾的茯苓配合时，茯苓能提高黄芪补气利水的作用。

4. 相畏　是指一药物的毒性或副作用能被另一药物减轻或消除。如生半夏的毒性能被生姜减轻或消除。

5. 相杀　是指一种药物能减轻或消除另一种药物的毒性或副作用。如生姜能减轻或消除生半夏和生南星的毒性或副作用。上述相畏与相杀，实质上是同一配伍关系不同角度的两种提法。

6. 相恶　即两种药物合用，一种药物与另一药物相作用而致原有功效降低，甚至丧失药效。如莱菔子与人参同用，人参的补气作用被莱菔子削弱。

7. 相反　即两种药物同用，能产生明显的毒性反应或副作用。如"十八反"与"十九畏"中所列的药物等。

可见，除单行外，相须、相使能起到协同作用而提高疗效，临床用药时应当充分应用药物配伍的这种作用;相畏、相杀可以减轻或消除毒副作用,在使用毒性药物时,可酌情考虑应用;相恶、相反则互相减弱原有功效,甚至产生毒副作用,应尽量避免和禁忌使用。

(二)禁忌

为了保证用药安全和提高疗效,必须要注意用药禁忌。用药禁忌主要包括配伍禁忌、妊娠禁忌和服药禁忌。

1. 配伍禁忌　在配伍中提到的"相恶""相反"关系的药物,原则上应当禁忌。金元时期将配伍禁忌概括为"十八反""十九畏",并编成歌诀,以利习诵,现摘录如下:

十八反歌:本草明言十八反,半蒌贝蔹及攻乌,藻戟遂芫俱战草,诸参辛芍叛藜芦。

十九畏歌:硫黄原是火中精,朴硝一见便相争;水银莫与砒霜见,狼毒最怕密陀僧;巴豆性烈最为上,偏与牵牛不顺情;丁香莫与郁金见,牙硝难合京三棱;川乌草乌不顺犀,人参最怕五灵脂;官桂善能调冷气,若逢石脂便相欺;大凡修合看顺逆,炮爁炙煿莫相依。

2. 妊娠禁忌　凡能损害胎元或引起流产的药物,都应作为妊娠用药的禁忌。根据药物对胎元损害程度的不同,一般分为禁用和慎用两类。禁用的多系毒性药或药性峻猛的药物,如巴豆、牵牛、斑蝥、水蛭、虻虫、麝香、三棱、莪术、大戟、芫花、甘遂、商陆、水银、轻粉、雄黄、砒霜等;慎用的则主要是具有活血祛瘀、行气破滞、攻下导积、辛热滑利等药物,如桃仁、红花、乳香、没药、王不留行、川芎、牛膝、大黄、枳实、附子、干姜、肉桂、天南星等。

凡属于妊娠禁用的药物,绝对不能用;慎用的药物,也要根据孕妇的病情,慎重选用,以免发生事故。

3. 服药禁忌　俗称"忌口",因为在服药期间,某些食物可减弱或消除药物功能,或产生不良反应或毒性作用。如文献记载有地黄、何首乌忌葱、蒜、萝卜,甘草忌鲢鱼,茯苓忌醋,薄荷忌鳖肉,鳖甲忌苋菜,蜂蜜反生葱,人参忌萝卜等。总体讲一般在服药期间,应忌食生冷、油腻、腥膻和有刺激性的食物。此外,病情不同,饮食禁忌也有区别:如热性病忌食辛辣、油腻、煎炸之品;寒性病忌食生冷类食物;疮疡及皮肤病患者忌食腥膻发物及辛辣刺激性食物等。

(三)剂量

剂量,是指一剂药中每味药物成人一日的用量;或指在一方剂中药与药间的比较分量,即相对剂量。剂量的大小,应根据药物的性能、剂型的种类、处方用药的多少、病情的轻重以及体质的强弱等来确定。

1. 根据药物的性能确定剂量　药性平和的药物用量宜大,剧毒或峻烈的药物用量宜小,并严格控制在安全限量内,由小到大,中病即止;质轻(如叶、花类)药物或干品药材,或贵重药品用量宜小,质重(如矿石、介壳、种子类)药物或新鲜药材用量宜大。

2. 根据配伍、剂型确定剂量　大方或复方中药物用量宜小,小方或单用时药物用量宜大;主要药物用量多较大,辅助药物用量则相对较小;入汤剂比丸、散剂用量大。

3. 根据病情、体质、年龄确定剂量　急病、重病用量宜大,慢性病、轻病用量宜小;体质壮实者用量宜大,老幼孕产或久病体弱者用量宜小;5 岁以下的儿童,用成人量的 1/3,6～10 岁可用成人量的 1/2 等。

中药临床应用以克（g）为单位计量，个别也有以数量、容量计算的，如蜈蚣2条、生姜3片、大枣5枚等。一般单味中药常用的内服剂量为5～15g，部分药物用量较大为15～30g（如石决明、龙骨、牡蛎、南瓜子、仙鹤草等），少数药物用量较小，不超过3g（如甘遂、大戟、芫花、巴豆、朱砂、麝香、冰片、硫黄、雄黄等）。

（四）中药汤剂煎煮法

1. 煎药器具　带盖的砂锅、瓦罐最佳，搪瓷、不锈钢器皿也可以。忌用铁、铝、铜等金属器皿。

2. 煎药用水

（1）水质：一般以洁净为原则，如自来水、井水、蒸馏水等。

（2）水量：水量应视药物多少而定，一般第一煎加水至浸过药面3～4cm，第二煎加水至浸过药面2cm。

3. 煎前浸泡　一般煎药前先用冷水浸泡药物30～60分钟。

4. 煎煮火候、次数

（1）火候：一般先用武火煎，待水沸后再改用文火煎，注意避免药汁溢出或过快熬干。

（2）次数：一剂药一般煎两次即可。

5. 煎药时间　一般药物，第一煎先用武火煮沸后，改用文火煎20～30分钟，二煎用文火煎10～20分钟。解表药、清热药、芳香化湿药，第一煎10～20分钟，二煎10分钟；滋补药，文火久煎40～60分钟，二煎30分钟；有毒性的药，文火久煎60～90分钟。

6. 滤汁　药煎煮好，应趁热用纱布滤取药汁。合并每次煎煮的药液，每剂药取总汁量为400～500ml。

7. 特殊药物煎法

（1）先煎：为了使有些药物的有效成分更充分煎出或降低药物毒性，矿物类、介壳类的药物应打碎后先煎30分钟，再与其他药物同煎，如牡蛎、石膏、石决明等；毒性较强的药物，应先煎60分钟，再与其他药物同煎，如附子、乌头等；另外，泥沙多的、质轻量大的药物，应先煎取汁澄清，以其药汁代水煎其他药，如玉米须、灶心土等。

（2）后下：有些药物有效成分易挥发或被破坏，煎药时应后下。药物即将煎好前4～5分钟放入与其他药物同煎，如大黄、薄荷、砂仁、藿香等。

（3）包煎：有些绒毛类、粉末类药物为防止煎药液混浊，影响药汁滤出或对咽喉产生不良刺激。煎药前应先用纱布包裹，再加入同煎。如蒲黄、滑石粉、旋覆花等，细小种子类的车前子等。

（4）另煎：有些贵重药物如人参、西洋参等，为了保存其有效成分，尽量减少被同煎药物的吸收，可将药物切成小片，单味煎煮2～3小时，煎好后，单独服用或兑入汤药中同服。

（5）烊化：胶质类或黏性大且易溶的药物，为防止同煎粘锅煮煳，或黏附于其他药而影响药效，需用刚煎完滤好的热药液溶化或单独隔水加温溶化，趁热服下。如阿胶、鹿角胶等。

（6）冲服：某些贵重药、细料药、量少的药和汁液性药物，不需煎煮，用煎好的其他药液或开水冲服即可，如三七粉、牛黄、沉香等。

（7）泡服：某些挥发性强、有效成分易溶出的药，不宜煎煮，泡服即可，如番泻叶、胖大海等。

第二节 方剂基础知识

方剂是在中医辨证理、法的指导下，按照一定的配伍原则，选择恰当的药物合理搭配并确定剂量、剂型和用法以防治疾病的工具，又称"处方"。方剂除少数单味药方以外，一般均由两味及以上的药物组成。药物配伍后，可更好地增强或改变药物原有的功效，调和药物偏性，制约药物毒性，消除或减轻药物对人体的不利影响，切合复杂多变的病情，发挥治疗作用。

一、方剂的组成

方剂的组成不是药物随意的堆砌，主观的选择，而是遵循严格的原则来组成。中医将方剂的组成原则归纳为"君、臣、佐、使"，用来说明方剂的组织形式，和各药之间的主次关系。

（一）君药

即针对主病或主证起主要治疗作用的药物，是方剂组成中不可缺少的主药，在方中占主导地位。如麻黄汤中的麻黄，发汗解表为主要治疗作用，宣肺止咳为间接治疗作用。

（二）臣药

臣药有两种意义。一是辅助君药加强治疗主病或主证的药物；二是针对兼病或兼证起主要治疗作用的药物。如麻黄汤中的桂枝，辅助君药麻黄发汗解表的作用。

（三）佐药

佐药有三种意义。一是佐助药，即配合君、臣药以加强治疗作用，或直接治疗次要症状的药物；二是佐制药，即用以消除或减弱君、臣药的毒性，或能制药君、臣药峻烈之性的药物；三是反佐药，即当病重邪甚，可能拒药时，配用与君药性味相反而又能在治疗中起相成作用的药物。如麻黄汤中的杏仁，配合麻黄宣肺止咳为间接治疗作用。为佐助药。

（四）使药

使药有两种意义。一是引经药，即能引方中诸药至病所的药物；二是调和药，即具有调和方中诸药作用的药物。如麻黄汤中的甘草，起调和作用为使药。

 知识链接

桂枝汤组方方解

桂枝汤由桂枝、白芍、甘草、生姜、大枣组成。方中桂枝（去皮）辛甘而温，解肌发表，以散外感风寒为君药；白芍性微寒，养血敛阴，为臣药，桂枝、白芍合用，一治卫强，一治营弱，相须为用，以调和营卫；生姜辛温，既助桂枝解肌，又能暖胃止呕为佐药；大枣（擘开）甘平，既能益气补中，又能滋脾生津，姜枣相合，还可以升腾脾胃生发之气而调和营卫，并为佐药；甘草，一为佐药，益气和中，合桂枝以解肌，合白芍以益阴，一为使药，以调和诸药。

二、方剂的变化

方剂的组成具有严格的原则性，又有极大的灵活性。临证使用方剂要结合患者的病情、体质、年龄、性别与季节、气候，以及生活习惯等对一首方剂进行必要的加减化裁，即遵循组方原则，又强调灵活变化。方剂变化规律主要有以下几种：

（一）药味加减变化

药味增减变化是指某一方剂在君药，主证不变的情况下，随着次要症状或兼夹证的不同，增减其次要药物。药味加减主要是在臣药、佐使药物中变化，君药不能改变。臣药的增减，可使原方剂的功效发生很大变化；而佐使药的增减，主要适应次要兼证的需要，对原方剂的功效不致发生根本的改变。

（二）药量加减变化

药量增减变化是指方中药物不变，因病情的需要，将方中的药量进行增减，从而改变其药效的强弱乃至配伍关系，以达到治疗的目的。

（三）剂型的变化

剂型的变化是指同一首方剂，因治疗的需要，而将剂型加以改变，其治疗作用和应用病证也相应发生改变。这种变化主要表现为药力强、弱、峻、缓和所治疗证候轻、重、缓、急的不同。

三、方剂的剂型

剂型是将处方按照医疗需要或药物特点制成一定大小和不同规格的制剂。目前常用的剂型有汤剂、丸剂、散剂、膏剂、酒剂、丹剂、茶剂、栓剂、冲剂、片剂、糖浆剂、口服液，注射剂、胶囊剂等。

（一）汤剂

即煎剂，是将配好的方药，用清水或黄酒，或水酒各半浸透后，再用适当火候煎煮一定时间，待汤成后，去渣取汁饮服，称为汤剂，一般作内服用。其优点是内服吸收快，疗效迅速；便于灵活加减；能全面照顾到不同病人或各种病证的特殊性。不足之处是剂量大有效成分不易煎出，不便于大量生产，携带不方便。汤剂适用于病证较重或病情不稳定的患者。

（二）丸剂

丸剂是将药物研成细粉或药物提取物，加上适宜的黏合剂制成的球形固体剂型。其特点是吸收较慢，药效持久，节省药材，便于携带和服用。适用于慢性病或虚弱性疾病。个别丸剂亦可治急性病，如安宫牛黄丸，治高热神昏，热陷心包证。目前常用的丸剂有蜜丸、水丸、糊丸、浓缩丸、蜡丸、滴丸等。

（三）散剂

散剂是将药物粉碎，混合均匀，制成粉末状制剂，有内服与外用两种。其特点是制作简便，吸收较快，节省药材，便于使用与携带、适用于各种急慢性疾病。

（四）膏剂

是将药物用水或植物油煎熬后去渣而成。有内服与外用两种。内服膏有流浸膏，浸膏、煎膏三种，其特点是服用方便，可供长时间服用，适用于慢性病和病后调理。外用膏有软膏和硬膏两种，其特点是使用方便，药效较快。适用于疮疡肿毒、跌打损伤、烧伤、风湿疼痛等。

（五）酒剂

酒剂又称药酒，是将药物用白酒或黄酒浸泡一定时间后，去渣取汁而成。其特点是便于保存，并可供内服或外用：有温通经脉、活血止痛和强壮滋补的作用，如风湿药酒，参茸药酒、五加皮酒等。

（六）丹剂

丹剂是用某些矿物类药物经高温炼制而成的结晶状的制品，如红升丹等：多供疮疡痈疽外用。另有将用名贵药物组成或疗效显著的丸剂亦称之为丹的，如至宝丹、活络丹等。

（七）茶剂

茶剂是将药物经粉碎加工成粗末状或方块状的制品。用时以沸水泡汁或煎汁，不定时饮用：如午时茶、刺五加茶等。

（八）栓剂

是将药物细粉与基质混合制成一定形状的固体制剂。用于肠道并在其间融化或溶解而释放药物。如小儿解热栓、消痔栓等。婴幼儿直肠给药使用栓剂尤为方便。

（九）冲剂

是将药材提取物，加适量赋形剂或部分药物细粉而制成的干燥颗粒状或块状制剂。用时以开水冲服。其特点是作用迅速，服用方便，味道可口。如感冒退热冲剂、复方羚羊角冲剂等。

（十）片剂

是将药物细粉或药材提取物，与辅料混合压制而成的片状制剂。其特点是剂量准确、服用方便、便于携带，适用于各类疾病，如牛黄解毒片、银翘解毒片等。

（十一）糖浆剂

是将药物煎煮去渣取汁浓缩后，加入适量蔗糖溶解而制成的溶液。其特点是吸收较快，服用方便。适于儿童及慢性病患者服用，如止咳糖浆等。

（十二）口服液

是将药物用水或其他溶剂提取，经精制而成的供内服的液体制剂。其特点是剂量较少，吸收较快，服用方便，口感适宜。适用于保健和体虚滋补之用，如人参蜂王浆口服液、杞菊地黄口服液等。

（十三）注射剂

又称针剂，是将药物经加工精制而成的灭菌溶液或无菌混悬液，供肌肉或静脉注射用。其特点是剂量准确、药效迅速。如清开灵注射液、丹参注射液等。

（十四）胶囊剂

是将药物盛装于空胶囊中制成的制剂，空胶囊分软、硬两种。特点是计量准确、服用方便。

（十五）气雾剂

是指药物和抛射剂同装封在带有阀门的耐压容器中，使用时借抛射剂的压力，将内容物以雾状形式喷出的液体制剂。适用于鼻咽部给药及皮肤表面用药。

第三节　常用中药与方剂

（一）解表类方药

1. 常用解表药　凡能疏肌解表、促使发汗，用以发散表邪、解除表证的药物，称为解表药。解表药多属辛散之品，辛能发散，可使外邪从汗而解，故适用于邪在肌表的病证。解表药根据其性质不同分为辛温解表药和辛凉解表药两类（表6-1）。辛温解表药发汗力较强，适用于风寒表证；辛凉解表药发汗力量较弱，适用于风热表证。此外，有些辛温解表药还具有温经通络、祛风除湿、透疹止痒等功效，可用于治疗风寒湿痹及风疹、麻疹等病证。有些辛凉解表药还有透疹、解毒功效，常用于治疗风疹、麻疹和疮疡肿毒初起。

表6-1　常用解表药

分类	常用中药	性味	功效	主治
辛温解表药	桂枝、麻黄、细辛、生姜、防风、荆芥、紫苏、白芷、葱白	辛、温	发汗解表，温经通阳，平喘、利水	外感风寒，胸痹，风寒湿痹，痰饮证
辛凉解表药	薄荷、牛蒡子、蝉蜕、桑叶、菊花、葛根、升麻、柴胡	辛、凉	疏散风热，清利头目、散肿、透疹	外感风热，麻疹，目赤头痛

2. 常用解表剂　以解表类药物为主组成，具有发汗、解肌、透疹等作用，可以解除表证的方剂称为解表剂（表6-2）。

表6-2　常用解表剂

方名	组成	功效	主治
麻黄汤	麻黄、桂枝、杏仁、甘草	发汗解表宣肺平喘	外感风寒表实证。恶寒，发热，无汗，头身疼痛，苔薄白，脉浮紧
桂枝汤	桂枝、芍药、生姜、大枣甘草	解肌发表调和营卫	外感风寒表虚证。头痛发热，汗出恶风，鼻鸣干呕，苔白不渴，脉浮缓或浮弱者
小青龙汤	细辛、半夏、甘草、五味子、干姜、麻黄、桂枝、芍药	解表散寒温肺化饮	外寒内饮证。症见恶寒发热，无汗，胸痞喘咳，痰白清稀，甚则痰饮喘咳，不得平卧，舌苔白滑，脉浮
九味羌活汤	羌活、防风、细辛、苍术、白芷、川芎、黄芩、生地、甘草	发汗祛湿兼清里热	外感风寒湿邪兼有里热证。症见恶寒发热，肌表无汗，头痛项强，肢体酸楚疼痛，口苦微渴，舌苔白或微黄，脉浮
银翘散	连翘、银花、苦桔梗、薄荷、竹叶、生甘草、荆芥穗、淡豆豉、牛蒡子	辛凉透表清热解毒	温病初起卫分证。症见发热无汗，或有汗不畅，微恶风寒，头痛口渴，咳嗽咽痛，舌尖红，苔薄白或微黄，脉浮数
桑菊饮	桑叶、菊花、杏仁、连翘、芦根、薄荷、桔梗、甘草	疏风清热宣肺止咳	风温咳嗽。症见咳嗽，微热，口微渴，舌苔薄白，脉浮数
麻杏甘石汤	麻黄、杏仁、石膏、甘草	辛凉宣肺清热平喘	表邪未解，肺热咳喘证。症见身热不解咳逆气急鼻煽，口渴，有汗或无汗，脉浮数而滑

续表

方名	组成	功效	主治
败毒散	柴胡、前胡、川芎、枳壳、羌活、独活、茯苓、桔梗、人参、甘草	散寒祛湿益气解表	气虚外感风寒湿表证。症见憎寒发热无汗，头项强痛，肢体酸痛，咳嗽有痰，胸膈痞满，舌淡苔白或腻，脉浮重按无力

（二）清热类方药

1. 常用清热药　以清泻里热为主要功效，用于治疗里热证的药物，称为清热药。清热药药性寒凉，味多苦主要用于热病高热、痢疾、痈肿疮毒、以及目赤肿痛、咽喉肿痛等呈现各种里热的证候。清热药根据其主要的性能和适应证，分为清热泻火药、清热燥湿药、清热解毒药、清热凉血药、清虚热药五类（表6-3）。

表6-3　常用清热药

分类	常用中药	性味	功效	主治
清热泻火药	知母、石膏、天花粉、夏枯草、决明子、栀子、芦根	辛、甘、苦、寒	清热解烦，滋阴润燥	气分实热证，阴虚潮热
清热燥湿药	黄连、黄芩、黄柏、龙胆草、苦参	苦、寒	清热燥湿，泻火解毒	湿热黄疸，泻痢、带下
清热凉血药	生地黄、玄参、水牛角、丹皮、赤芍	苦、甘、寒	清热凉血，养阴生津	身热口干，出血
清热解毒药	连翘、金银花、蒲公英、板蓝根、野菊花、鱼腥草、白头翁、败酱草、马齿苋、白花蛇舌草、半边莲	苦、甘、寒	清热解毒	外感风热，痈肿疮疡
清虚热药	地骨皮、青蒿、胡黄连、银柴胡	苦、甘、寒	退虚热，凉血	阴虚发热，肺热咳喘

2. 常用清热剂　以清热药为主组成，具有清热、泻火、凉血、解毒、滋阴透热等作用的方剂，称为清热剂（表6-4）。

表6-4　常用清热剂

方名	组成	功效	主治
白虎汤	石膏、知母、甘草、粳米	清热生津	气分热盛而见身大热、大汗出、口大渴、脉洪大
黄连解毒汤	黄连、黄芩、黄柏、栀子	泻火解毒	三焦火毒热盛证。大热烦躁，口燥咽干，错语不眠，或热病吐血、衄血，或外科疮疡疔毒，小便黄赤，舌红苔黄，脉数有力
仙方活命饮	白芷、贝母、防风、赤芍药、当归尾、甘草、炒皂角刺、炙穿山甲、天花粉、乳香、没药、金银花、陈皮	清热解毒消肿溃坚活血止痛	阳证痈疡初起。症见局部红肿焮痛，或身热凛寒，苔薄白或黄，脉数有力
导赤散	生地黄、木通、生甘草梢、竹叶	清心养阴利水通淋	心经火热证。心胸烦热，口渴面赤，以及口舌生疮。或小便赤涩刺痛，舌红脉数

续表

方名	组成	功效	主治
龙胆泻肝汤	龙胆草、黄芩、栀子、泽泻、木通、当归、生地黄、柴胡、生甘草、车前子	清肝胆实火泻下焦湿热	1. 肝胆实火上炎证。症见头痛目赤，胁痛，口苦，耳聋耳肿，舌红苔黄，脉弦数有力 2. 肝胆湿热下注证。症见阴肿，阴痒，阴汗，小便淋浊，舌红苔黄腻，脉弦数有力
清胃散	生地黄、当归身、牡丹皮、黄连、升麻	清胃凉血	胃有积热证。症见牙痛牵引头脑，面颊发热，其齿喜冷恶热；或牙宣出血；或牙龈红肿溃烂；或唇舌颊腮肿痛；口气热臭，口干舌燥，舌红苔黄，脉滑数
六一散	滑石、甘草	清暑利湿	暑湿证。症见身热烦渴，小便不利，或泄泻
当归六黄汤	黄芪、生地、熟地、黄芩、黄连、黄柏、当归	滋阴泻火固表止汗	阴虚火旺发热盗汗，面赤心烦，口干唇燥，大便干结，小便黄赤，舌红苔黄，脉数

（三）泻下类方药

1. 常用泻下药　凡能引起腹泻，或润滑大肠，促进排便的药物，称为泻下药。泻下药的主要作用是泻下通便，以排出胃肠积滞、燥屎及有害物质，或具有清热泻火以及逐水消肿作用。根据泻下作用的强弱，分为：攻下药，逐水药、润下药三类（表6-5）。

表6-5　常用泻下药

分类	常用中药	性味	功效	主治
攻下药	大黄、番泻叶、芒硝	苦、寒	泻下攻积，清热泻火	便秘，积滞，疮疡
逐水药	甘遂、芫花、牵牛子、大戟	苦、寒	泻水逐饮	腹水，胸胁积液，便秘
润下药	郁李仁、火麻仁	甘、平	润肠通便，利水消肿	肠燥便秘，水肿

2. 常用泻下剂　以泻下药为主组成，具有通导大便、排出肠胃积滞、荡涤实热，或攻逐水饮、寒积等作用，以治疗里实证的方剂，称为泻下剂（表6-6）。

表6-6　常用泻下剂

方名	组成	功效	主治
大承气汤	大黄、芒硝、枳实、厚朴	峻下热结	1. 阳明腑实证 2. 热结旁流证 3. 里热实证之热厥，痉病或发狂等
大黄附子汤	大黄、附子、细辛	温阳散寒泻结行滞	寒积里实，腹痛便秘，胁下偏痛，发热，手足厥逆
十枣汤	大戟、甘遂、芫花、大枣	攻逐水饮	1. 悬饮 2. 实水
麻子仁丸	麻子仁、杏仁、芍药、大黄、枳实、厚朴、白蜜	润肠泻热行气通便	胃肠燥热，脾约便秘，大便干结，小便频数

（四）祛湿类方药

1. 常用祛湿药 祛湿药根据治疗作用的不同常常分为三大类：一类凡以祛除风寒湿邪，解除痹痛为主要作用的药物，称为祛风湿药。适用于风寒湿邪所致的肌肉、经络、筋骨、关节等处疼痛、重着、麻木和关节肿大、活动不利等症状。另一类大多气味芳香，具有化湿运脾作用，称为芳香化湿药。适用于湿浊内阻，湿困脾阳，运化失职而引起的脘腹胀满，吐泻泛酸，少食体倦，大便稀溏，舌苔白腻等。因气味芳香，多含挥发油，不宜久煎。第三类能通利水道，渗泄水湿，可以治疗水湿内停病证，称为利水渗湿药。适用于小便不利、水肿、淋证、黄疸、湿疮、泄泻、带下、湿温、湿痹等水湿所致的各种病证（表6-7）。

表6-7 常用祛湿药

分类	常用中药	性味	功效	主治
祛风湿药	独活、威灵仙、秦艽、桑枝、木瓜、白花蛇、桑寄生、五加皮、防己	辛、温	祛风除湿，解痉止痛	风湿痹痛，风寒表证，筋脉拘挛
芳香化湿药	苍术、藿香、佩兰、厚朴、砂仁、白豆蔻	辛、温	燥湿健脾，解暑	湿阻中焦，外感暑湿
利水渗湿药	茯苓、薏苡仁、猪苓、泽泻、滑石、车前子、茵陈、冬瓜皮、金钱草、通草、地肤子	甘、淡、微寒	健脾利水，排脓	水湿证，热淋，黄疸，水肿，泄泻

2. 常用祛湿剂 以祛湿药物为主组成，具有化湿利水、通淋泄浊作用，治疗水湿病症的方剂，称为祛湿剂（表6-8）。

表6-8 常用祛湿剂

方名	组成	功效	主治
独活寄生汤	独活、桑寄生、杜仲、牛膝、细辛、秦艽、桂心、防风、川芎、人参、甘草、当归、芍药、干地黄	祛风湿止痹痛益肝肾补气血	痹证日久，肝肾不足，气血两虚证。症见腰膝关节疼痛，屈伸不利，舌淡苔白，脉细弱
平胃散	苍术、陈皮、甘草、厚朴	燥湿运脾行气和胃	湿滞脾胃证。脘腹胀满，不思饮食，口淡无味，恶心呕吐，嗳气吞酸，肢体沉重，怠惰嗜卧，常多自利，舌苔白腻而厚，脉缓
藿香正气散	大腹皮、白芷、紫苏、茯苓、半夏曲、白术、陈皮、厚朴、苦桔梗、藿香、甘草	解表化湿理气和中	外感风寒，内伤湿滞证。恶寒发热，头痛，胸膈满闷，脘腹疼痛，恶心呕吐，肠鸣泄泻，舌苔白腻，以及山岚瘴疟等
茵陈蒿汤	茵陈、栀子、大黄	清热利湿退黄	湿热黄疸，面目一身俱黄，黄色鲜明
八正散	车前子、瞿麦、萹蓄、滑石、山栀子仁、甘草、木通、大黄	清热泻火利水通淋	湿热淋证。症见尿频尿急，溺时涩痛，淋沥不畅，尿色浑赤，甚则癃闭不通，小腹急满，口燥咽干，舌苔黄腻，脉滑数

续表

方名	组成	功效	主治
五苓散	猪苓、茯苓、泽泻、白术、桂枝	利水渗湿通阳化气	膀胱气化不利之蓄水证。小便不利,头痛微热,烦渴欲饮,甚则水入即吐;或水肿、泄泻。舌苔白,脉浮或浮缓
真武汤	茯苓、芍药、白术、生姜、炮附子	温阳利水	脾肾阳虚水肿证。症见全身浮肿,小便不利,四肢沉重,腹痛下利,舌质淡胖,苔白滑,脉沉细

(五)温里类方药

1. 常用温里药　凡以温里祛寒为主要作用,治疗里寒证的药物,称为温里药(表6-9)。适用于寒邪内侵,阳气受困;或阳气衰微,阴寒内盛引起面色苍白,畏寒肢冷,脘腹冷痛,呕吐呃逆,泄泻下痢,小便清长,舌淡苔白等症,也用于阳脱证。

表6-9　常用温里药

常用中药	性味	功效	主治
干姜、附子、肉桂、吴茱萸、高良姜、小茴香、花椒、丁香	辛,温、热	温中散寒,温肺化饮,回阳救逆	肾阳不足,亡阳证,寒湿痹痛,食滞

2. 常用温里剂　以温里药为主组成,具有温里助阳、散寒通脉的作用,能除脏腑经络间寒邪,用于治疗阴寒在里的方剂,称为温里剂(表6-10)。

表6-10　常用温里剂

方名	组成	功效	主治
理中丸	人参、白术、甘草、干姜	温中散寒益气健脾	1. 脾胃虚寒证 2. 阳虚失血证 3. 脾胃虚寒所致的胸痹;或小儿慢惊;或病后喜唾涎沫等
四逆汤	生附子、干姜、炙甘草	回阳救逆	心肾阳衰寒厥。四肢厥逆,恶寒蜷卧,神衰欲寐,面色苍白,腹痛下利,呕吐不渴,舌苔白滑,脉微细

(六)理气类方药

1. 常用理气药　凡以疏理气机为主要作用,治疗气滞或气逆证的药物,称为理气药(表6-11)。适用于脾胃气滞所致脘腹胀痛、嗳气吞酸、恶心呕吐、腹泻或便秘等症;肝气郁滞所致胁肋胀痛、抑郁不乐、疝气疼痛、乳房胀痛、月经不调等症;肺气壅滞所致胸闷胸痛、咳嗽气喘等症。

表6-11　常用理气药

常用中药	性味	功效	主治
青皮、陈皮、佛手、木香、香附、川楝子、枳实、玫瑰花、乌药、延胡索、荔枝核	辛、苦,温	疏肝理气,调经止痛	肝气郁滞,胁肋胀痛

2. 常用理气剂 以理气药为主组成,具有行气或降气作用,能治疗气滞、气逆病症的方剂称为理气剂(表6-12)。

表6-12 常用理气剂

方名	组成	功效	主治
越鞠丸	香附、川芎、苍术、神曲、栀子	行气解郁	郁证。症见胸脘痞闷,脘腹胀痛,嗳腐呕恶,吞酸嘈杂,饮食不消,舌苔白腻,脉弦
柴胡疏肝散	柴胡、香附、枳壳、白芍、陈皮、川芎、炙甘草	疏肝解郁 行气止痛	肝气郁滞证,胸胁疼痛,或寒热往来,嗳气叹息,脘腹胀满,脉弦
半夏厚朴汤	半夏、茯苓、厚朴、苏叶、生姜	行气散结 降逆化痰	梅核气。症见咽中如有物阻,咯吐不出,吞咽不下,胸胁满闷,或咳或呕,舌苔白腻,脉滑或弦

（七）消食类方药

1. 常用消食药 凡以消积导滞、促进消化主要作用,治疗饮食积滞为的药物,称为消食药(表6-13)。适用于饮食积滞,脘腹胀满、嗳腐吞酸、恶心呕吐、不思饮食、大便失常等症。

表6-13 常用消食药

常用中药	性味	功效	主治
山楂、神曲、麦芽、莱菔子、谷芽、鸡内金	甘,平	消食化积,和胃导滞	食积,肉积,脘腹胀满

2. 常用消食剂 以消食药为主组成,具有消食导滞作用,治疗食积的方剂称为消食剂(表6-14)。

表6-14 常用消食剂

方名	组成	功效	主治
保和丸	山楂、神曲、陈皮、半夏、茯苓、连翘、莱菔子	消食和胃	食滞胃脘证。脘腹痞满胀痛,嗳腐吞酸,恶食呕逆,或大便泄泻,舌苔厚腻,脉滑

（八）理血类方药

1. 常用理血药 根据主治血证的不同,理血药分为两大类:一类以制止体内外出血为主要作用的药物,称为止血药,适用于内外出血病证,如咯血、衄血、吐血,便血、尿血、崩漏、紫癜以及外伤出血等症;另一类以通畅血行,消散瘀血为主要作用的药物,称为活血化瘀药,适用于血行不畅,瘀血阻滞诸证(表6-15)。

表6-15 常用理血药

分类	常用中药	性味	功效	主治
止血药	大蓟、小蓟、白茅根、槐花、侧柏叶、白及、三七、琥珀、茜草、艾叶	苦,凉	凉血止血,温经止痛	出血,闭经,月经不调
活血化瘀药	川芎、没药、丹参、乳香、益母草、桃仁、红花、牛膝、三棱、莪术、穿山甲、月季花	辛,温	活血祛瘀,消肿生肌,行气止痛	瘀血疼痛,月经不调,头痛

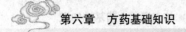

2．常用理血剂 以理血药为主组成，具有活血祛瘀或止血作用，治疗血瘀或出血病症的方剂，称为理血剂（表6-16）。

表6-16 常用理血剂

方名	组成	功效	主治
血府逐瘀汤	桃仁、红花、当归、生地、川芎、赤芍、牛膝、桔梗、柴胡、枳壳、甘草	活血祛瘀，行气止痛	胸中血瘀证。症见胸痛，头痛日久不愈，痛如针刺而有定处
补阳还五汤	生黄芪、当归尾、赤芍、地龙、川芎、红花、桃仁	补气，活血，通络	中风之气虚血瘀证。半身不遂，口眼歪斜，语言謇涩，口角流涎，小便频数或遗尿失禁，舌暗淡，苔白，脉缓无力
温经汤	吴茱萸、当归、芍药、川芎、人参、桂枝、阿胶、牡丹皮、生姜、甘草、半夏、麦冬	温经散寒，祛瘀养血	冲任虚寒，瘀血阻滞证。症见月经不调，漏下不止，或前或后，或一月两次，或经停不至，而见傍晚发热，手心烦热，唇干口燥。也治妇人久不受孕
复元活血汤	柴胡、瓜蒌根、当归、红花、甘草、穿山甲、大黄、桃仁	活血祛瘀，疏肝通络	跌打损伤，瘀血阻滞证。胁肋瘀肿，痛不可忍
小蓟饮子	生地黄、小蓟、当归、滑石、木通、蒲黄、藕节、淡竹叶、山栀子、甘草	凉血止血，利水通淋	热结下焦之血淋、尿血。尿中带血，小便频数，赤涩热痛，舌红，脉数

（九）化痰止咳平喘类方药

1．常用化痰止咳平喘药 凡能消除痰涎的药物，称为化痰药；能减轻或制止咳嗽和喘息的药物，称为止咳平喘药。化痰药适用于痰证，如痰阻于肺的咳喘痰多；痰蒙心窍的晕厥、癫痫；还有头晕、中风、瘰疬、痰核等病症。止咳平喘药适用于多种原因引起的咳嗽、气喘（表6-17）。

表6-17 常用化痰止咳平喘药

分类	常用中药	性味	功效	主治
化痰药	半夏、天南星、白附子、旋覆花、贝母、桔梗、前胡、瓜蒌、竹茹、枇杷叶、竹沥	辛，温甘，寒	燥湿化痰清热化痰，除烦止呕	咳嗽痰多，胃寒呕吐肺热咳嗽，痰黄，痰多
止咳平喘药	款冬花、杏仁、百部、紫菀、紫苏子、桑白皮	甘，温	止咳平喘，润肺化痰	咳嗽气喘

2．常用化痰止咳平喘剂 以化痰药或止咳平喘药为主组成，治疗各种痰证及咳喘病证的方剂称为化痰止咳平喘剂（表6-18）。

表6-18 常用化痰止咳平喘剂

方名	组成	功效	主治
杏苏散	苏叶、杏仁、半夏、茯苓、橘皮、前胡、苦桔梗、枳壳、甘草、生姜、大枣	轻宣凉燥理肺化痰	外感凉燥证。恶寒无汗，头微痛，咳嗽痰稀，鼻塞咽干，苔白脉弦
二陈汤	陈皮、半夏、茯苓、甘草、生姜、乌梅	燥湿化痰理气和中	湿痰证。咳嗽痰多，色白易咯，恶心呕吐，胸膈痞闷，肢体困重，舌苔白滑或腻，脉滑

（十）安神类方药

1. 常用安神药 以安定神志为主要作用，用来治疗心神不安病症的药物，称为安神药（表6-19）。适用于心神不宁、惊悸、失眠、健忘、多梦及惊风、癫狂、癫痫等。

表6-19 常用安神药

常用中药	性味	功效	主治
朱砂、酸枣仁、柏子仁、龙骨、合欢皮、远志、磁石	甘，平	平肝潜阳，息风止痉，养心安神	失眠惊悸，心神不宁

2. 常用安神剂 以安神药物为主组成，具有安神作用，治疗神志不安病症的方剂，称为安神剂（表6-20）。

表6-20 常用安神剂

方名	组成	功效	主治
朱砂安神丸	朱砂、黄连、炙甘草、生地黄、当归	镇心安神清热养血	心火亢盛，阴血不足证。失眠多梦，惊悸怔忡，心烦神乱，或胸中懊恼，舌尖红，脉细数
酸枣仁汤	酸枣仁、甘草、知母、茯苓、川芎	养血安神清热除烦	肝血不足，虚热内扰证。虚烦失眠，心悸不安，头目眩晕，咽干口燥，舌红，脉弦细

（十一）平肝息风类方药

1. 常用平肝息风药 以平肝潜阳，息风止痉为主要作用的药物称为平肝息风药（表6-21）。适用于肝阳上亢或肝风内动诸证。如头晕目眩、头痛、耳鸣、面红目赤、烦躁易怒等，以及项强肢颤、痉挛抽搐、癫痫、惊风抽搐等。还用于风毒侵袭引动内风之破伤风痉挛抽搐、角弓反张等症。

表6-21 常用平肝息风药

常用中药	性味	功效	主治
天麻、钩藤、石决明、牡蛎、刺蒺藜、全蝎、蜈蚣、僵蚕、地龙、代赭石	甘、咸，寒	息风止痉，平肝潜阳，解毒散结，止痛	惊痫抽搐，头晕目眩，目赤肿痛，痉挛抽搐

2. 常用平肝息风剂 以平肝息风药物为主组成，具有平息内风作用，治疗肝阳上亢，肝风内动病证的方剂，称为平肝息风剂（表6-22）。

表6-22 常用平肝息风剂

方名	组成	功效	主治
镇肝熄风汤	怀牛膝、生赭石、生龙骨、生牡蛎、生龟板、杭芍、玄参、天冬、川楝子、生麦芽、茵陈、甘草	镇肝息风滋阴潜阳	类中风。症见头目眩晕，目胀耳鸣，脑中热痛，心中烦热，面赤如醉，脉弦长有力

（十二）补益类方药

1. 常用补益药 凡能补益正气，增强体质，以提高抗病能力，治疗虚证为主要功效的药物,称为补益药。补益药分为补气药、补血药、补阴药和补阳药四类(表6-23)。

(1)补气药:以补益脾气、肺气为主要作用,能消除或改善气虚证。

(2)补血药:主要适用于心肝血虚所致的面色萎黄,唇爪苍白,眩晕耳鸣,心悸怔忡,失眠健忘,或月经短期,量少色淡,甚至经闭,脉细弱等血虚证。

(3)补阴药:以养阴清热,润燥生津为主要作用。适用于热病后期及若干慢性疾病等以阴虚为主的病证。

(4)补阳药:能补益人体阳气,适用于阳虚证。

表6-23　常用补益药

分类	常用中药	性味	功效	主治
补气药	人参、党参、黄芪、白术、山药、甘草、大枣	甘,平	补中益气,生津养血	脾肺气虚,口渴,内脏下垂
补血药	当归、何首乌、阿胶、熟地	甘,温	补血活血,止痛润肠	血虚证,月经不调,瘀血疼痛
补阴药	麦冬、北沙参、枸杞子、龟板、鳖甲	甘,微寒	补阴生津,润肺清心	燥咳,咳血,失眠,心悸
补阳药	肉苁蓉、补骨脂、杜仲、淫羊藿、巴戟天、鹿茸	甘,温	补肾壮阳,强筋健骨	肾阳虚,脾肾两虚

2. 常用补益剂　以补益药为主组成,具有滋养、补益人体气血阴阳不足,治疗各种虚证的方剂,称为补益剂(表6-24)。

表6-24　常用补益剂

方名	组成	功效	主治
四君子汤	人参、白术、茯苓、炙甘草	益气健脾	脾胃气虚证。症见面色萎黄,语音低微,气短乏力,食少便溏,舌淡苔白,脉虚弱
参苓白术散	莲子、薏苡仁、砂仁、桔梗、白扁豆、白茯苓、人参、甘草、白术、山药	益气健脾、渗湿止泻	脾虚夹湿证。症见饮食不化,胸脘痞闷,肠鸣泄泻,四肢乏力,形体消瘦,面色萎黄,舌淡苔白腻,脉虚缓
补中益气汤	黄芪、炙甘草、人参、酒当归、橘皮、升麻、柴胡、白术	补中益气、升阳举陷	1. 脾胃气虚证 2. 气虚下陷证。症见脱肛,子宫脱垂,久泻,久痢,崩漏等 3. 气虚发热证。症见身热,自汗,渴喜热饮,气短乏力,舌淡,脉虚大无力
生脉散	人参、麦冬、五味子	益气生津、敛阴止汗	温热、暑热耗气伤阴证 久咳肺虚,气阴两虚证
玉屏风散	黄芪、白术、防风	益气固表、止汗	表虚自汗证及虚人易感风邪者
四物汤	熟地、当归、川芎、白芍	补血和血	营血虚滞证。头晕目眩,心悸失眠,面色无华,唇甲苍白,妇女月经不调,量少或经闭不行,脐腹疼痛,舌淡,脉细弦或细涩

续表

方名	组成	功效	主治
归脾汤	白术、茯神、黄芪、龙眼肉、炒酸枣仁、人参、木香、炙甘草、当归、远志	益气补血、健脾养心	1. 心脾气血两虚证。心悸怔忡，失眠健忘，盗汗，体倦食少，面色萎黄，舌淡，苔薄白，脉细弱 2. 脾不统血引起各种出血
炙甘草汤	炙甘草、生姜、桂枝、人参、生地黄、阿胶、麦门冬、麻仁、大枣	益气滋阴、通阳复脉	1. 阴血阳气虚弱，心脉失养。脉结代，心动悸，虚羸少气，舌光少苔，或质干而瘦小 2. 虚劳肺痿
六味地黄丸	熟地、山药、山茱萸、茯苓、泽泻、丹皮	滋补肝肾	肝肾阴虚证。腰膝酸软，头晕目眩，耳鸣耳聋，盗汗，遗精，消渴，骨蒸潮热，舌燥咽痛，牙齿动摇，舌红少苔脉细数
肾气丸	熟地、山药、山茱萸、茯苓、泽泻、丹皮、桂枝、附子	补肾助阳	肾阳不足证。腰痛脚软，身半以下常有冷感，少腹拘急，小便不利或小便反多，入夜尤甚，舌淡而胖，脉虚弱而尺部沉细。以及痰饮，水肿，消渴，脚气，转胞等

（十三）和解剂

采用调和的方法，以解除少阳半表半里之邪，肝脾功能失调，上下寒热互结病证的方剂，称为和解剂（表6-25）。

表6-25　常用和解剂

方名	组成	功效	主治
小柴胡汤	柴胡、黄芩、半夏、生姜、大枣、人参、甘草	和解少阳	1. 伤寒少阳证 2. 妇人伤寒，热入血室；黄疸、疟疾等内伤杂病而见少阳证者
四逆散	柴胡、枳实、芍药、甘草	透邪解郁疏肝理脾	阳郁厥逆证。手足不温，或腹痛，或泄利下重，脉弦 肝脾气郁证。胁肋胀闷，脘腹疼痛，脉弦
逍遥散	当归、芍药、茯苓、白术、柴胡、甘草	疏肝解郁养血健脾	肝郁血虚脾弱证。两胁胀痛，口燥咽干，头痛目眩，神疲食少，或乳房胀痛，月经不调，脉弦而虚
半夏泻心汤	黄芩、黄连、半夏、干姜、人参、大枣、甘草	寒热平调消痞散结	寒热错杂之心下痞。心下痞，满而不痛，舌苔腻而微黄

（十四）疏风剂

以辛散祛风的药物为主组成，治疗外风所致病证的方剂，称为疏风剂（表6-26）。

表6-26　常用疏风剂

方名	组成	功效	主治
川芎茶调散	川芎、荆芥、白芷、羌活、甘草、细辛、防风、薄荷	疏风止痛	外感风邪头痛。偏正头痛，或巅顶作痛，目眩鼻塞，或恶风发热，舌苔薄白，脉浮

续表

方名	组成	功效	主治
消风散	荆芥、防风、牛蒡子、蝉蜕、苍术、苦参、石膏、知母、当归、生地、胡麻仁、木通、甘草	疏风养血清热除湿	风疹、湿疹。皮肤瘙痒,疹出色红,或遍身云片斑点,抓破后渗出津水,苔白或黄,脉浮数

(十五)驱虫类方药

1. 常用驱虫药 凡以驱除或杀灭寄生虫为主要作用的药物,称为驱虫药(表6-27)。

表6-27 常用驱虫药

常用中药	性味	功效	主治
槟榔、南瓜子、使君子、苦楝皮、贯众、雷丸、鹤草芽	苦、甘,温	杀虫,消积,行气	绦虫病,蛔虫病,血吸虫病

2. 常用驱虫剂 以驱虫药物为主组成,用于治疗人体寄生虫病的方剂,称为驱虫剂(表6-28)。

表6-28 常用驱虫剂

方名	组成	功效	主治
乌梅丸	乌梅、细辛、干姜、黄连、当归、附子、蜀椒、桂枝、人参、黄柏	温脏安蛔	脏寒蛔厥证。脘腹阵痛,烦闷呕吐,时发时止,得食则吐,甚则吐蛔,手足厥冷;或久泻久痢

(孙洪波 孙 丹)

复习思考题

1. 什么是中药的"四气、五味"?各有何作用?
2. 何为中药之"毒"?
3. 中药的配伍、用药禁忌有哪些?
4. 方剂的基本结构和变化有哪些?

第七章

经络腧穴基本理论

学习要点

1. 经络系统的组成。
2. 十二经脉、任脉、督脉的名称及分布规律。
3. 常用腧穴的定位及主治。

经络与腧穴是中医理论体系的重要组成部分,它不仅是针灸学的理论核心,也是中医护理的重要内容。经络是人体运行气血,联络脏腑形体官窍,沟通上下内外的通道。腧穴是人体经络、脏腑之气输注于体表的部位。由于腧穴与经络、脏腑息息相通、紧密联系,因此对腧穴进行针灸、推拿等刺激,能发挥相应经脉的作用,以调节脏腑、气血的生理功能,激发机体内在的抗病能力,达到预防和治疗疾病的目的。

第一节　经络基本理论

经络学说是研究人体经络系统的循行分布、生理功能、病理变化及其与脏腑相互关系的学说。它主要以腧穴的临床应用为依据,阐述人体各部之间的联系通路(即体表之间、内脏之间以及体表与内脏之间),由于经络系统的联系而构成一个有机的整体。它不仅是针灸、推拿、气功等学科的理论基础,同时也对中医护理具有重要的指导意义。

一、经络的概念

经络是经脉和络脉的总称,是人体运行气血、联络脏腑与体表及全身各部的通道。它遍布于全身,如同灌溉的渠道一样,有主干,有分支。经是指经脉,是经络系统的主干,其特点是纵行分布,位置较深,有一定的数目、名称和循经路径;络是指络脉,是经脉的分支,其特点是纵横交错,遍布全身。从络脉再分出的细小分支称为孙络,其数目无法计数,遍布于全身构成网络。

《灵枢·脉论》中说:"经脉十二者,伏行分肉之间,深而不见……诸脉之浮而常见者,皆络脉也。"《灵枢·海论》中记载:"夫十二经脉者,内属于脏腑,外络于肢节。"指出经脉在内络属于五脏六腑,且表里相合;在外联络皮、肉、筋、骨,从而将人体脏腑、组织、器官与四肢百骸联系起来,形成一个有机的整体。

二、经络系统的组成

经络系统是由经脉和络脉组成,其中经脉包括十二经脉、奇经八脉以及附属的十二经别、十二经筋、十二皮部;络脉包括十五络脉、孙络和浮络(图7-1)。

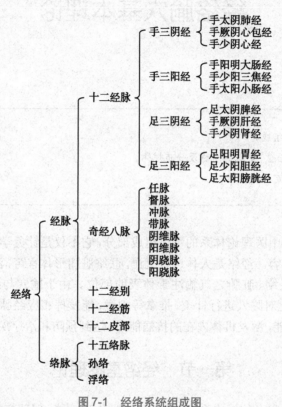

图7-1　经络系统组成图

(一)十二经脉

1. 十二经脉名称及分布规律　十二经脉是经络系统的主体,故又称"十二正经"。它们对称地分布于人体的两侧,分别循行于上肢或下肢的内、外侧,分属于一脏或一腑。行于上肢为手经,行于下肢为足经;行于肢体内侧为阴经,行于外侧为阳经;阴经属脏,阳经属腑。阴又分为太阴、厥阴、少阴;阳分为阳明、少阳、太阳。各条经脉按其所属脏腑,并结合其循行于四肢的部位,确定名称分别为:手太阴肺经、手厥阴心包经、手少阴心经、手阳明大肠经、手少阳三焦经、手太阳小肠经、足太阴脾经、足厥阴肝经、足少阴肾经、足阳明胃经、足少阳胆经、足太阳膀胱经。十二经脉的名称和分布规律详见表7-1。

2. 十二经脉走向规律　十二经脉的走向有一定的规律:手三阴经从胸走手,交手三阳经;手三阳经从手走头,交足三阳经;足三阳经从头走足,交足三阴经;足三阴经从足走腹到胸,交手三阴经(图7-2)。

表 7-1 十二经脉名称分类表

阴经（属脏）	阳经（属腑）	循行部位 （阴经循行于肢体内侧面， 阳经循行于肢体外侧面）
手太阴肺经	手阳明大肠经	上肢前线
手厥阴心包经	手少阳三焦经	上肢中线
手少阴心经	手太阳小肠经	上肢后线
足太阴脾经*	足阳明胃经	下肢前线
足厥阴肝经*	足少阳胆经	下肢中线
足少阴肾经	足太阳膀胱经	下肢后线

*注：在小腿内侧面，内踝上8寸之下，肝经行于前线，脾经行于中线。

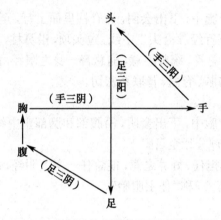

图 7-2 十二经脉走向和交接规律示意图

3. 十二经脉交接规律

（1）相表里的阴经与阳经交接于四肢部：如手太阴肺经在食指与手阳明大肠经交接，足太阳膀胱经从足小趾斜向足心与足少阴肾经交接。

（2）同名的阳经交接于头面部：如手阳明大肠经和足阳明胃经在鼻旁交接，手太阳小肠经与足太阳膀胱经在目内眦旁交接，手少阳三焦经与足少阳胆经在目外眦旁交接。

（3）手足阴经交接于胸部：如足太阴脾经与手少阴心经交接于心中；足少阴肾经与手厥阴心包经交接于胸中；足厥阴肝经与手太阴肺经交接于肺中。

4. 十二经脉流注次序 十二经脉分布在人体内外，经脉中的气血运行通过手足表里经的衔接而逐经相传，循行贯注，从手太阴肺经开始，依次传至足厥阴肝经，再传至手太阴肺经，这样就构成了一个首尾相贯，周而复始，阴阳相贯，如环无端的传注体系。气血通过经络，内到脏腑器官，外达肌表，营养全身（图7-3）。

（二）奇经八脉

奇经八脉是督脉、任脉、冲脉、带脉、阴维脉、阳维脉、阴跷脉、阳跷脉的总称。因为它们既不与脏腑直接络属，又无表里相配关系，"别道而行"，有别于十二正经，故称"奇经"。

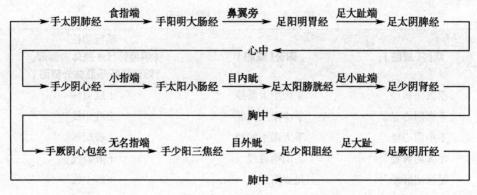

图7-3 十二经脉流注次序图

1. 督脉

(1) 循行部位：起于胞中，下出会阴，沿脊柱里面上行，至腰部有分支属肾，至项后风府穴处入络于脑，直行经脉沿头正中线，过头顶，沿鼻柱，止于上唇系带处。

(2) 基本功能：督有总管、统帅之意，能总督一身之阳经，故称"阳脉之海"。督脉在循行时属肾入脑，故与脑、脊髓、肾联系密切。

2. 任脉

(1) 循行部位：起于胞中，下出会阴，沿腹部和胸部正中线上行，过咽喉，上行至下颌部，环绕口唇，沿面颊分行至目眶下。

(2) 基本功能：任有担任、妊养之意，能总任一身之阴经，故称"阴脉之海"。任与"妊"相通，与女子妊娠有关，称"任主胞胎"。

3. 冲脉

(1) 循行部位：起于胞中，下出会阴，在腹股沟处与足少阴肾经相并，夹脐上行，散布胸中，再上行过咽喉，环绕口唇，止于目眶下。一条分支从腹股沟分出，沿下肢下行至足；另一条分支向后与督脉相通上行于脊柱内。

(2) 基本功能：冲脉与十二经脉相通，能调节十二经气血，为"十二经脉之海"。冲脉又称"血海"，与妇女的月经有密切关系。

4. 带脉

(1) 循行部位：起于胁下，绕身一周，状如束带。

(2) 基本功能：约束纵行诸经。带脉不和，妇女多见带下诸病。

5. 阴阳跷脉

(1) 循行部位：阴跷脉起于内踝下，沿内踝后直上下肢内侧，经前阴，沿腹、胸过缺盆，上行经过鼻旁，至目内眦，与手足太阳经、阳跷脉会合。

阳跷脉起于外踝下，沿外踝后上行，经腹部，沿胸部后外侧，经肩部、颈外侧，上夹口角，至目内眦，与手足太阳经、阴跷脉会合后，再上行进入发际，向下到达耳后，与足少阳胆经会于项后。

(2) 基本功能：跷有跷捷轻健之意，能交通一身阴阳之气和调节肌肉运动，主要能使下肢运动灵活跷健。阴阳跷脉交会于目内眦，有濡养眼目和司眼睑开合的作用。

6. 阴阳维脉

(1) 循行部位：阴维脉起于小腿内侧，沿下肢内侧上行，至腹部，与足太阴脾经同行，到胁部，与足厥阴肝经相合，而后上行至咽喉，与任脉相会。

阳维脉起于外踝下，沿下肢外侧向上，经躯干部后外侧，从腋后上肩，经颈部、耳后，前行到额部，分布于头侧及项后，与督脉会合。

（2）基本功能：维，有维系、维络之意，具有维系、联络全身阳经或阴经的作用。

（三）十五络脉

十二经脉和任、督二脉各自别出一支络脉，加上脾之大络，共有十五条，统称为十五络脉。其作用是加强表里经的联系，沟通表里经、腹与背及全身经气，以灌渗气血，濡养全身。

（四）十二经别

十二经别是从十二经脉分出的较粗大的，深入躯体深部，循行于胸、腹及头部的重要支脉。其作用是补充了十二经脉循行的不足，加强了表里经在体内及头面部的联系，扩大了经穴的主治范围。

（五）十二经筋

十二经筋是十二经脉之气结聚于筋肉关节的体系，是十二经脉的外周连属部分。其作用是约束骨骼，有利于关节的屈伸运动，以保持人体正常的运动功能。

（六）十二皮部

十二经脉及其所属络脉，在体表有一定的分布范围，全身的皮肤也就相应划分为十二个部分，称为十二皮部，是十二经脉之气的散布所在。其作用是抗御外邪，传导病变。

三、经络的生理功能及临床应用

（一）经络的生理功能

经络的各种功能都是"经气"活动的结果。其生理功能主要体现在四个方面。

1. 联络沟通作用　人体的五脏六腑、四肢百骸、五官九窍、皮肉脉筋骨等组织器官，虽各有不同的生理功能，但又共同进行着有机的整体活动，使机体上下、内外保持协调一致，构成一个有机的整体。这种有机的配合联系，主要是通过经络系统的联络沟通实现的。

2. 运输濡养作用　人体各个组织器官，均需要气血的濡养，才能完成正常的生理功能。而经络是气血运行的通道，气血通过经络循环灌注全身，发挥其濡养脏腑、筋骨、关节等组织器官，抗御外邪，保卫机体的作用。

3. 感应传导作用　经络系统作为人体信息的传导网络，可以感受来自人体内外环境中的各种信息。当体表受到刺激时，感应可沿着经络传递至相应的脏腑组织、五官九窍、四肢百骸；同时脏腑的生理功能和病理变化也可通过经络反映于体表。针刺中的"得气"和"行气"现象，就是经络感应传导作用的表现。

4. 调节平衡作用　经络能运行气血，协调阴阳，使人体的功能活动保持相对平衡。当人体发生疾病，出现气血不和及阴阳偏盛偏衰的证候时，可运用针灸等方法以激发经络的调节作用，使亢进的抑制，抑制的兴奋，从而维持阴阳协调，达到功能平衡。

（二）经络学说在临床上的应用

1. 阐释病理变化　在正常生理状态下，经络具有运行气血和感应传导的作用，而在病变时，经络就成为传递病邪和反映病变的途径。如心火盛下移于小肠，出现小便赤涩灼痛的小肠实热证；而小肠有热亦可上熏于心，出现心烦、口舌生疮的心火上炎证。

2．指导临床辨证归经　由于经络有一定的循行部位和所络属的脏腑，根据疾病症状出现的部位，可以协助诊断病证所属的经络或脏腑。如头痛病，痛在前额多与阳明经有关，痛在两侧多与少阳经有关，痛在后头连着项部多与太阳经有关，痛在巅顶多与厥阴经有关；两胁疼痛，多为肝胆疾病，缺盆中痛，常是肺脏病变。

3．指导临床治疗　经络学说被广泛地用于临床各科疾病的治疗，特别是对针灸、推拿和药物治疗有重要的指导意义。

（1）针灸和推拿治疗：临床上常运用针灸或推拿疗法，根据经脉循行和主治特点进行循经取穴，以疏通经气，调节人体脏腑气血功能，达到治疗疾病的目的。如"四总穴歌"所说："肚腹三里留，腰背委中求，头项寻列缺，面口合谷收"就是循经取穴的典范。

（2）药物治疗：根据药物的归经，选用相应的药物作为引经药，通过经络的传导输送，使药性直达病所，发挥其治疗作用。古代医家在长期临床实践的基础上，总结出某些药物对某一脏腑经络具有特殊的选择性作用，创立并形成了"药物归经"理论。如：杏仁、桔梗入属肺经以治疗胸闷喘咳；朱砂、炒酸枣仁入属心经以治疗心悸失眠；头痛属阳明经选用白芷，属太阳经选用羌活，属少阳经选用柴胡等。可见在经络学说的指导下，针对疾病部位及归经，优选药物，能更好地发挥药物调节人体脏腑的功能，从而提高疗效。

（3）其他疗法：由于经络、脏腑与皮部有着密切的联系，因此，经络学说也为临床上的拔罐法、刮痧法、皮肤针法、穴位埋线、耳针等治疗方法提供了重要的指导意义。如胃脘痛可用皮肤针叩刺中脘穴和胃俞穴，也可穴位埋线；经络瘀滞、气血瘀滞证，可刺其相应络脉行放血疗法，如目赤肿痛刺太阳穴出血，软组织挫伤在其损伤局部刺络拔罐等。

（4）保健养生：通过刺激某些穴位达到保健养生的目的，如常按睛明、翳风穴耳聪目明；常灸足三里穴可强身健体、延年益寿等。

知识链接

循经感传现象的研究

针刺经穴"得气"后，产生酸、麻、胀、重等感觉沿着经络循行路线传导的现象称之为循经感传现象。20世纪50年代初我国开始对经络感传现象进行研究，1972年以后，在统一方法和标准的基础上，对循经感传现象的研究采用低频电脉冲刺激井穴或原穴引起传感的方法，刺激后如有两条经以上的感传能超过肘、膝关节或一条经以上感传能超过肩、髋关节者，即定为循经感传阳性。其在人群中出现的百分率，成为循经感传出现率。可见的经络现象：①在针刺穴位时，有沿经络路线出现乳白色的线状改变，持续时间有几十秒钟到几小时，也有循经出现红线的；②循经出现皮丘带、湿疹样线、线状出汗、线状神经性皮炎、扁平苔藓等。

第二节　腧穴基本理论

"腧"同"输"，或从简作"俞"，有疏通、转输和输注的意思；"穴"有孔隙、孔穴的意思。腧穴是穴位的统称，是人体脏腑经络之气输注于体表的特殊部位，既是疾病的反应点，又是针灸、推拿等的施术部位。通过刺激这些部位，以调整脏腑的阴阳，达到治疗疾病的目的。

一、腧穴的分类

腧穴分为十四经穴、经外奇穴、阿是穴三类。

1. 十四经穴　简称"经穴"，指归属于十二经脉和任、督二脉的腧穴，现有 361 个。十四经穴具有固定名称、固定位置，有经属和主治规律，是腧穴的主要部分。

2. 经外奇穴　又称"奇穴"，"奇"有奇效之意，是指这些穴位对某些病证有特殊的治疗作用，又因其在十四经穴之外，故称之为"经外奇穴"。经外奇穴有穴名与固定位置，但无经属，分散分布，对某些病有特殊疗效，亦称经验用穴。

3. 阿是穴　又称"天应穴""不定穴""压痛点"。阿是穴没有具体名称、固定位置，是机体病患处的压痛点或其他与病痛有关的反应点。

二、腧穴的作用

1. 近治作用　是指所有腧穴能主治其所在部位和邻近组织器官的病证，即"腧穴所在，主治所能。"如睛明、四白、攒竹诸穴治疗眼部病证和前额痛；听宫、听会、耳门等穴治疗耳部疾病。

2. 远治作用　这是十四经穴主治作用的基本规律。尤其是十二经脉在四肢肘、膝以下的腧穴，不仅可以治疗局部病证，还可以治疗本经循行所及远端部位脏腑、组织、器官病证，即"经脉所过，主治所及"。如足三里穴，不仅能治疗下肢病证，还能治疗胃部疾病及调整消化系统的功能。

3. 特殊作用　是指针刺某些穴位，对机体状态可以起到双向的良性调整作用，如天枢穴，便秘时针刺能通导大便，泄泻时针刺能止泻；有些穴位还具有一定的特殊作用，如针刺定喘穴平喘，至阴穴矫正胎位等。

三、腧穴的定位方法

（一）体表解剖标志定位法

以解剖学的各种体表标志为依据来确定腧穴位置的方法，又称"自然标志定位法"。

1. 固定标志　指不受人体活动影响固定不移的标志，如由骨节、肌肉所形成的突起或凹陷、五官轮廓、发际、指（趾）甲、乳头、脐窝等。根据固定标志定位，如肚脐中央定神阙，两眉之间定印堂等。

2. 活动标志　是指必须采取相应的动作姿势才会出现的标志，如身体各部的关节、肌肉、肌腱、皮肤随活动而出现的空隙、凹陷、皱纹、尖端等。根据活动标志定位，如张口在耳屏前凹陷处取听宫；屈肘呈90°，在肘横纹桡侧端凹陷处取曲池等。

（二）"骨度"分寸定位法

是指以体表骨节为主要标志折量全身各部的长度和宽度，定出分寸用于腧穴定位的方法，又称"骨度法"。无论男女、老幼、高矮、胖瘦，均可按此标准测量（表7-2）。

表7-2 常用骨度分寸表

	起止点	折量寸	量用法	用途
头面部	前发际正中 - 后发际正中	12	直	确认头部经穴的纵向距离
	眉心至前发际正中	3	直	确认前或后发际及其头部经穴的纵向距离
	第七颈椎棘突下 - 后发际正中	3	直	确认第七颈椎棘突下 - 后发际正中距离
	眉间 - 第七颈椎棘突下	18	直	确定眉间 - 第七颈椎棘突下距离
	前额两发角之间	9	横	确定头前部经穴的横向距离
	耳后两乳突之间	9	横	确定头后部经穴的横向距离
胸腹部	胸剑联合中点 - 脐中	8	直	确定上腹部经穴的纵向距离
	脐中 - 耻骨联合上缘	5	直	确定下腹部经穴的纵向距离
	两乳头之间	8	横	确定胸腹部经穴的横向距离
腰背部	肩胛冈内缘 - 后正中线	3	横	确定背腰部经穴的横向距离
上肢部	腋前皱襞 - 肘横纹	9	直	确定上臂部经穴的纵向距离
	肘横纹 - 腕横纹	12	直	确定前臂经穴的纵向距离
下肢部	耻骨联合上缘 - 股骨内上髁上缘	18	直	确定下肢内侧足三阴经穴的纵向距离
	胫骨内侧髁下方 - 内踝尖	13	直	确定下肢内侧足三阴经穴的纵向距离
	股骨大转子 - 腘横纹	19	直	确定下肢外后侧足三阳经穴的纵向距离
	臀横纹 - 腘窝	14	直	确定下肢外后侧外足三阳、足三阴经穴的纵向距离
	腘横纹 - 外踝尖	16	直	确定下肢外侧足三阳经穴的纵向距离

（三）手指同身寸定位法

是指依据患者本人手指所规定的分寸量取腧穴的定位方法，也称"手指同身寸定位法""手指比量法"。临床常用的指寸定位法有以下3种（图7-4）。

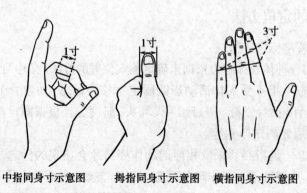

中指同身寸示意图　　拇指同身寸示意图　　横指同身寸示意图

图7-4 指寸图

1. 中指同身寸 是以患者的拇指、中指屈曲成环形,以中指中节桡侧两端纹头之间的距离为1寸,称中指同身寸。适用于四肢部的直寸和背部的横寸取穴。

2. 拇指同身寸 是以患者拇指的指间关节的宽度作为1寸,称拇指同身寸。适用于四肢部的直寸取穴。

3. 横指同身寸 是以患者手尺侧四指并拢,以中指中节横纹为准,其四指的宽度为3寸,称横指同身寸,也叫"一夫法"。适用于下肢部取穴。

四、常用腧穴

(一)手太阴肺经常用腧穴

经脉体表循行:从胸部外上方开始,经上肢内侧面的桡侧缘下行,到达拇指桡侧末端。有一支脉,从列缺穴分出,经手腕桡侧到食指末端(图7-5)。

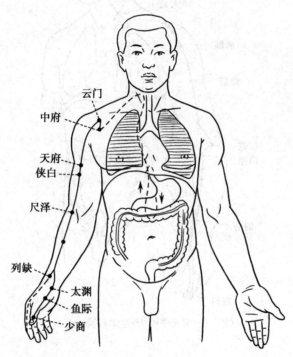

图7-5 手太阴肺经常用腧穴图

尺泽
定位:微屈肘,在肘横纹中,肱二头肌肌腱桡侧凹陷处。
主治:咳嗽,气喘,咯血,潮热,咽喉肿痛,胸部胀满,肘臂挛痛等病证。
操作:直刺0.5～1寸,或点刺放血。可灸。

列缺
定位:侧掌,在前臂桡侧缘,桡骨茎突上方,腕横纹上1.5寸。
主治:头痛项强,咳嗽,气喘,咽喉肿痛,口眼㖞斜,手腕酸痛,掌中热等病证。
操作:向上斜刺0.3～0.5寸。可灸。

少商
定位:在手拇指末节桡侧,距指甲角0.1寸。

主治：咽喉肿痛，咳嗽，发热，中风，癫狂，中暑，小儿惊风等病证。为急救穴之一。

操作：针刺0.1～0.2寸，针尖略向上方，或用三棱针点刺放血。

（二）手阳明大肠经常用腧穴

经脉体表循行：起于食指桡侧端，经第一、二掌骨之间及手腕的桡侧，沿上肢背面的桡侧缘到达肩部，再从锁骨上窝上行，经过面颊，进入下齿，回绕至上唇，交叉于人中，左侧经脉向右，右侧经脉向左，分布在鼻孔的两侧（图7-6）。

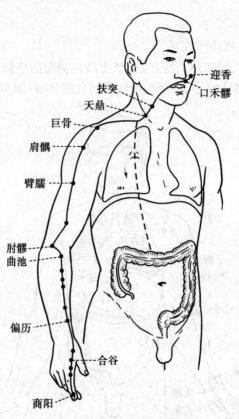

迎香
口禾髎
扶突
天鼎
巨骨
肩髃
臂臑
肘髎
曲池
偏历
合谷
商阳

图7-6　手阳明大肠经常用腧穴图

合谷

定位：半握拳，在手背第一、二掌骨之间，当第二掌骨中点的桡侧。

主治：感冒，发热，头痛，目、齿、鼻、喉、颈部病证，腹痛，吐泻，便秘，多汗，痛经，经闭，滞产，上肢病证等。

操作：直刺0.5～1寸。可灸。孕妇慎用。

曲池

定位：屈肘呈90°，在肘横纹桡侧端凹陷处（尺泽穴与肱骨外上髁连线中点）。

主治：发热，呕吐，腹泻，头痛，眩晕，湿疹，荨麻疹，咽喉肿痛，上肢麻木，瘫痪，肩臂疼痛，腹痛，吐泻等病证。

操作：直刺1～1.5寸。可灸。

肩髃

定位：在肩部，上臂外展至水平位或向前平伸时，当肩峰前下方凹陷处。

主治：肩臂痛，上肢麻木，瘫痪，手臂挛急等病证。

操作：直刺或向下斜刺 0.8～1.5 寸。可灸。

迎香

定位：在鼻翼外缘中点旁，当鼻唇沟中。

主治：鼻塞，鼻衄，口眼歪斜，面痒，面肿等病证。

操作：直刺 0.1～0.2 寸或向鼻根部斜刺 0.3～0.5 寸。不宜灸。

（三）足阳明胃经常用腧穴

经脉体表循行：起于鼻旁，上行至鼻根，向下沿鼻外侧进入上齿龈，环绕口唇，沿下颌角上行到前额。下行经脉从下颌部向下，经过胸腹，至腹股沟部，再沿大腿前面，胫骨外侧至足背，止于足第二趾外侧端。另一支脉，从膝下 3 寸处分出，止于足中趾外侧端（图 7-7）。

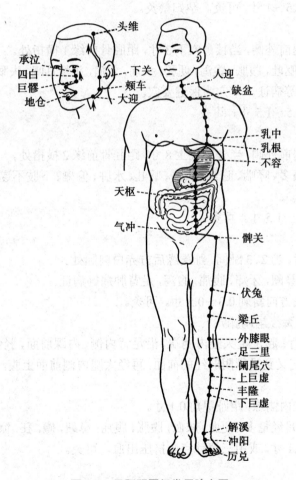

图 7-7 足阳明胃经常用腧穴图

地仓

定位：在面部，口角外侧，上直对瞳孔。

主治：面瘫，三叉神经痛，流涎等病证。

操作：直刺 0.2 寸，或向颊车穴方向平刺 0.5～1 寸。可灸。

颊车

定位：在面颊部，下颌角前上方约1横指（中指），当咀嚼时咬肌隆起处最高点。

主治：面瘫，三叉神经痛，牙痛，腮腺炎，面肌挛急等病证。

操作：直刺0.2寸，或向地仓穴方向平刺0.5～1寸。可灸。

下关

定位：在颧弓下缘凹陷处，当下颌骨髁状突的前方，闭口取穴。

主治：牙痛，下颌关节痛，耳鸣，面瘫等病证。

操作：直刺0.3～0.5寸。可灸。

天枢

定位：在腹中部，脐中旁开2寸。

主治：腹痛，腹胀，肠鸣，泄泻，便秘，肠痈，痛经，水肿等病证。

操作：直刺0.5～1寸，可灸。孕妇禁灸。

足三里

定位：在小腿前外侧，当犊鼻穴下3寸，距胫骨前缘1横指处。

主治：胃痛，呕吐，腹胀，腹泻，便秘，头痛，牙痛，头晕耳鸣，失眠多梦，下肢不遂，瘫痪，遗尿，水肿等病证。本穴为保健要穴。

操作：直刺0.5～1.5寸。可灸。

丰隆

定位：在小腿前外侧，当外踝尖上8寸，距胫骨前缘2横指处。

主治：咳嗽痰多、哮喘、眩晕、头痛、呕吐、水肿、偏瘫、下肢不遂、便秘腹胀、咽喉肿痛等病证。

操作：直刺1～1.5寸。可灸。

内庭

定位：在足背，当2、3趾间，趾蹼缘后方赤白肉际处。

主治：头痛，鼻衄，牙痛，腹痛，腹泻，足背肿痛等病证。

操作：向足底方向斜刺0.3～0.5寸。可灸。

（四）足太阴脾经常用腧穴

经脉体表循行：起于足大趾内侧端，沿足背内侧，内踝前面，胫骨内侧后方上行，在内踝上8寸处交叉到足厥阴肝经的前面，再经大腿内侧前面上腹，达胸（图7-8）。

隐白

定位：足大趾内侧缘，距趾甲角0.1寸。

主治：崩漏，月经量多，便血，尿血，腹胀，腹痛，鼻衄，癫，狂，惊风等病证。

操作：浅刺0.1寸，或用三棱针点刺挤压出血。可灸。

三阴交

定位：在小腿内侧，当足内踝尖上3寸，胫骨内侧缘后方。

主治：腹胀，肠鸣泄泻，月经不调，痛经，闭经，不孕，遗精，早泄，小便不利，脾胃虚弱，失眠多梦，足痿，痹痛等病证。

操作：直刺0.5～1寸。可灸。孕妇禁针。

阴陵泉

定位：在小腿内侧，当胫骨内侧髁后下方凹陷处。

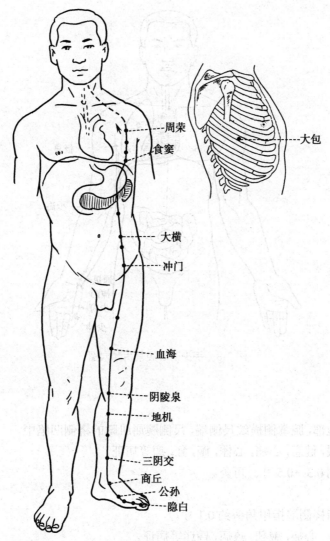

图 7-8　足太阴脾经常用腧穴图

主治：腹胀，淋证，水肿，泄泻，遗精，膝痛等病证。

操作：直刺 0.5～1.5 寸。

血海

定位：屈膝，在大腿内侧，髌骨内侧端上 2 寸，当股四头肌内侧头的隆起处（简便取穴法：屈膝呈直角，医生用左手掌心按在患者右膝髌骨上，食指至小指向上伸直，拇指呈 45° 斜置，当拇指尖所指处定穴）。

主治：月经不调，崩漏，痛经，带下，小便淋涩不畅，荨麻疹，下肢湿疹，膝关节内侧疾病等病证。

操作：直刺 0.5～1 寸。可灸。

（五）手少阴心经常用腧穴

经脉体表循行：从腋窝开始，沿着上肢掌侧面的尺侧缘下行，进入手掌中，经 4、5 掌骨之间到手小指桡侧端（图 7-9）。

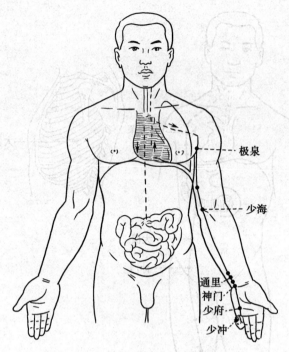

图 7-9　手少阴心经常用腧穴图

神门

定位：在腕部，腕掌侧横纹尺侧端，尺侧腕屈肌腱的桡侧凹陷中。

主治：失眠，健忘，心痛，心悸，癫，狂，痫等病证。

操作：直刺 0.3～0.5 寸。可灸。

少冲

定位：小指桡侧端指甲角旁约 0.1 寸。

主治：心悸，心痛，癫狂，热病，昏迷等病证。

操作：浅刺 0.1 寸或点刺出血。

（六）手太阳小肠经常用腧穴

经脉体表循行：起于手小指尺侧端，经手背直上，沿上肢背侧面的尺侧缘到达肩部，再从锁骨窝上行循颈上颊，斜络于颧骨，止于耳前（图 7-10）。

少泽

定位：在手小指末节尺侧，距指甲角 0.1 寸。

主治：产后乳少，乳房肿痛，咽喉肿痛，中风昏迷等病证。为急救穴之一。

操作：毫针浅刺 0.1 寸或三棱针点刺放血。可灸。

后溪

定位：在手掌尺侧，微握拳，第五掌指关节后的掌横纹头赤白肉际处。

主治：后头痛，耳聋，耳鸣，癫痫，腰痛，瘾症，手指挛痛等病证。

操作：自然握拳，直刺 0.5～1 寸。可灸。

听宫

定位：在面部，耳屏前，下颌骨髁状突的后方，张口时呈凹陷处。

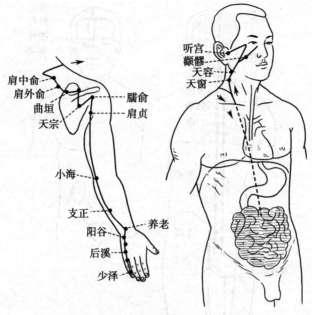

图 7-10　手太阳小肠经常用腧穴图

主治：耳鸣，耳聋，牙痛，癔症幻听，癫，狂等病证。

操作：张口直刺 0.5～1 寸，不留针。可灸。

（七）足太阳膀胱经常用腧穴

经脉体表循行：起于目内眦，向上直行至头顶到项后分开，一条沿着脊柱旁经背、腰、骶、臀部达腘窝中央。另一条支脉从肩胛骨内缘下行，经臀部会合于腘窝。再下行，通过小腿后面，沿足背外侧到足小趾端（图 7-11）。

睛明

定位：目内眦向鼻侧旁开 0.5 寸。

主治：目赤肿痛，流泪，目眩，胬肉攀睛，视物不清等病证。

操作：嘱患者闭目，医者轻推眼球向外侧固定，针尖沿鼻侧眶缘缓慢刺入 0.5 寸，不宜提插捻转，出针后压迫局部 1～2 分钟，以防出血。禁灸。

肺俞

定位：第三胸椎棘突下，旁开 1.5 寸。

主治：咳嗽，哮喘，胸闷，咯血，潮热盗汗，感冒，背部疼痛等病证。

操作：斜刺 0.5 寸。可灸。

心俞

定位：第五胸椎棘突下，旁开 1.5 寸。

主治：胸痛，心悸，失眠，健忘，癫，狂，癔症，胸背疼痛等病证。

操作：斜刺 0.5 寸。可灸。

肝俞

定位：第九胸椎棘突下，旁开 1.5 寸。

主治：胸胁痛，黄疸，目赤，夜盲，癫，狂，痫证等病证。

操作：斜刺 0.5 寸。可灸。

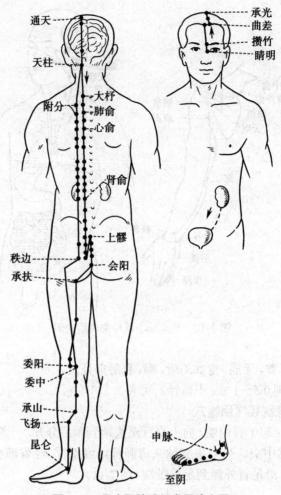

图 7-11　足太阳膀胱经常用腧穴图

胃俞

定位：第十二胸椎棘突下，旁开 1.5 寸。

主治：胃痛，呕吐，反酸，纳食不化，纳呆，胸脘痞满，胃下垂，腹泻等病证。

操作：斜刺 0.5 寸。可灸。

肾俞

定位：第二腰椎棘突下，旁开 1.5 寸。

主治：遗精，早泄，不孕，月经不调，白带，腰背酸痛，耳鸣，耳聋，小便不利等病证。

操作：直刺 0.5～1 寸。可灸。

委中

定位：在腘横纹中点，当股二头肌肌腱与半腱肌肌腱的中间。

主治：腰背痛，下肢痿痹，吐泻，高热抽搐，中风昏迷等病证。

操作：直刺 1～1.5 寸或点刺出血。可灸。

承山

定位：在小腿后面正中，当伸直小腿或足跟上提时腓肠肌肌腹下出现的尖角处。

主治：腰腿痛，腓肠肌痉挛，下肢瘫痪，腹痛，疝气，便秘，痔疾等病证。

操作:直刺 0.5～1.5 寸。可灸。

至阴

定位:在足小趾末节外侧,距趾甲角 0.1 寸。

主治:头痛,鼻炎,胎位不正,难产等病证。

操作:浅刺 0.1 寸。早期孕妇禁针,胎位不正用灸法。

(八)足少阴肾经穴常用腧穴

经脉体表循行:起于小趾下,斜向足心,沿舟骨粗隆下缘,内踝后面,下肢内侧后缘上腹,傍任脉,由腹达胸(图 7-12)。

涌泉

定位:在蜷足时足底前部凹陷处,约当足 2、3 趾缝纹头端与足跟连线前 1/3 与后 2/3 交点处。

主治:昏迷,休克,癫,狂,痫证,小儿惊风,小便不利,便秘,足心热,头顶痛等病证。为急救穴之一。

操作:直刺 0.5～0.8 寸。可灸。

太溪

定位:在内踝后方,当内踝尖与跟腱之间的凹陷处。

主治:咳喘,胸痛,咯血,头痛,眩晕,耳鸣,牙痛,咽喉痛,失眠,月经不调,遗精,腰痛,足踝痛等病证。

操作:直刺 0.5～0.8 寸。可灸。

照海

定位:内踝正下缘凹陷中。

主治:月经不调,带下,阴挺,尿频,癃闭,便秘,咽干,癫痫,失眠等病证。

操作:直刺 0.3～0.5 寸。

(九)手厥阴心包经穴常用腧穴

经脉体表循行:起于胸部,沿手臂掌侧面的中间,进入手掌中,止于中指尖端。有一条支脉,从手掌中分出走向环指端(图 7-13)。

中冲

定位:中指尖端。

主治:发热,休克,昏迷,心痛,中暑,舌强不语等病证。

操作:毫针浅刺 0.1 寸,或用三棱针点刺出血。

内关

定位:在前臂掌侧,腕横纹上 2 寸,掌长肌腱与桡侧腕屈肌腱之间。

主治:心痛,心悸,胃痛,恶心,呕吐,癫狂,痫证,肘臂挛痛,中风偏瘫等病证。

操作:直刺 0.5～1 寸。可灸。

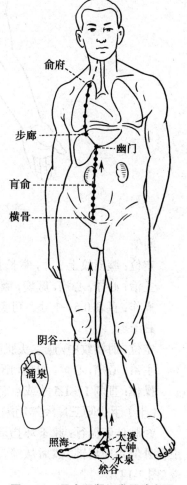

图 7-12　足少阴肾经常用腧穴图

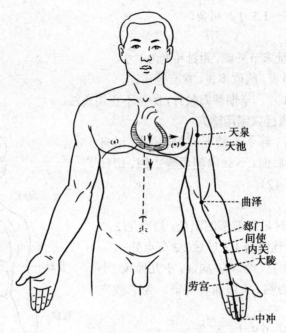

图 7-13 手厥阴心包经常用腧穴图

间使

定位：腕横纹上3寸，掌长肌腱与桡侧腕屈肌腱之间。

主治：心悸，心痛，癫痫，癫狂，胃脘痛，呕吐，肘臂痛等病证。

操作：直刺0.5～1寸。可灸。

曲泽

定位：肘横纹中，肱二头肌腱尺侧。

主治：心痛，心烦，胃痛，呕吐，泄泻，热病，肘臂挛痛等病证。

操作：直刺1～1.5寸或点刺出血。

（十）手少阳三焦经常用腧穴

经脉体表循行：起于环指端，经手背，沿桡、尺两骨之间，向上通过鹰嘴突，再沿上臂外侧走向肩部，然后从锁骨上窝循颈部上行耳后，从耳后绕耳前，止于眉梢的外端（图7-14）。

支沟

定位：在腕背横纹上3寸，桡骨与尺骨之间。

主治：胁痛，黄疸，便秘，耳鸣，耳聋，失音，上肢外侧病证。

操作：直刺0.5～1寸。可灸。

外关

定位：在前臂背侧，腕背横纹上2寸，尺骨与桡骨之间。

主治：发热，偏头痛，目赤肿痛，耳鸣，耳聋，上肢病证，胁肋痛等病证。

操作：直刺0.5～1寸。可灸。

翳风

定位：在耳垂后方，当乳突与下颌骨之间的凹陷处。

主治：耳鸣，耳聋，外耳道肿痛，牙痛，面瘫等病证。

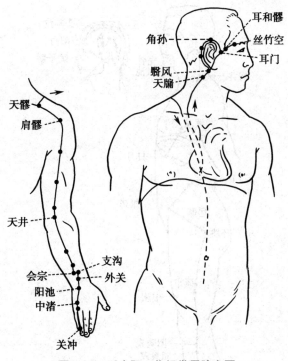

图 7-14　手少阳三焦经常用腧穴图

操作：直刺 0.5～1 寸。可灸。

（十一）足少阳胆经常用腧穴

经脉体表循行：起于目外眦，上达颞部，下行耳后，再折上额角，向后沿颈到达肩部，交会于大椎，进入锁骨上窝。从锁骨上窝下行腋下，经胸胁部到达髋关节，再沿大腿外侧、腓骨前面、外踝前下方到足第四趾端。有一条支脉，从足背分出，到达足大趾外侧（图 7-15）。

风池

定位：在项部枕骨下，胸锁乳突肌与斜方肌上端之间的凹陷处。

主治：颈项强痛，头痛眩晕，目赤肿痛，耳聋耳鸣，外感热病，癫痫，中风口歪等病证。

操作：针尖斜向对侧眼眶内下缘斜刺 0.5～0.8 寸。深部为延髓，必须严格掌握角度与深度。

肩井

定位：在肩上，大椎穴与肩峰连线的中点处。

主治：肩背疼痛，手臂不举，中风瘫痪，落枕，难产，乳汁不下，乳痈等病证。

操作：直刺 0.3～0.5 寸，深部为肺尖，不可深刺。孕妇禁针。可灸。

环跳

定位：在臀部，当股骨大转子最凸点与骶管裂孔连线的外 1/3 与中 1/3 交点处。侧卧屈股取穴。

主治：风湿痹痛，下肢瘫痪，腰胯痛等病证。

操作：直刺 1.5～3 寸。可灸。

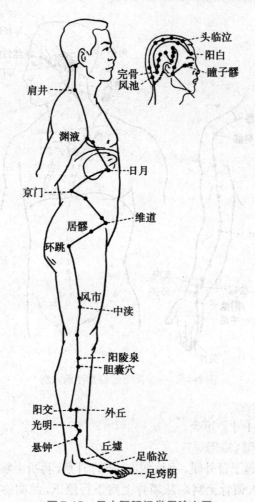

图 7-15 足少阳胆经常用腧穴图

阳陵泉

定位：在小腿外侧，当腓骨小头前下方凹陷处。

主治：肝胆病证，胁肋痛，下肢痿痹，坐骨神经痛等病证。

操作：直刺 1～1.5 寸。可灸。

悬钟

定位：在外踝尖上 3 寸，腓骨前缘处。

主治：颈项强痛，胸胁胀满，咽喉肿痛，半身不遂，下肢痿痹，痔疾，踝痛等病证。

操作：直刺 0.5～1 寸。可灸。

（十二）足厥阴肝经常用腧穴

经脉体表循行：起于足大趾上，从足背经内踝前面，沿胫骨内侧面上行，到内踝上 8 寸处交叉到足太阴经的后面，再沿大腿内侧中间上行，环绕阴部，到达小腹部，斜向上行，分布于胁肋（图 7-16）。

太冲

定位：在足背，当第一、二跖骨结合部前的凹陷处。

主治：头痛，眩晕，目赤肿痛，失眠，健忘，黄疸，癫，狂，痫证，惊风，月经不调，痛经，下肢痿痹等病证。

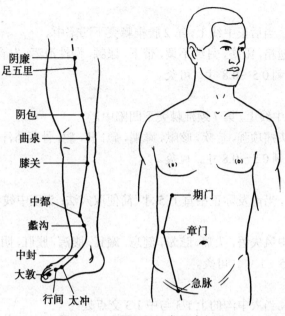

图 7-16　足厥阴肝经常用腧穴图

操作：斜刺 0.5～0.8 寸。可灸。

（十三）督脉常用腧穴

经脉体表循行：从会阴部起始，沿躯体后正中线上行至头顶，再沿前额下行鼻柱至上唇系带处（图 7-17）。

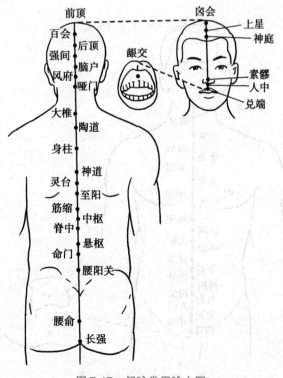

图 7-17　督脉常用腧穴图

命门

定位：在腰部，当后正中线上，第 2 腰椎棘突下凹陷中。

主治：腰痛，遗精，阳痿，月经不调，带下，尿频，慢性泄泻，发育迟缓等病证。

操作：向上斜刺 0.5～0.8 寸。可灸。

大椎

定位：在后正中线上，第 7 颈椎棘突下凹陷中。

主治：发热，头痛项强，疟疾，咳嗽，哮喘，癫，狂，痫，骨蒸盗汗等病证。

操作：向上斜刺 0.5～0.8 寸。可灸。

百会

定位：在巅顶，当前发际正中直上 5 寸（简便取穴法：头正中线与两耳尖连线的交点处）。

主治：昏厥，中风失语，头痛，眩晕，健忘，癫狂，腹泻，脱肛，阴挺等病证。

操作：平刺 0.5～1 寸。可灸。

人中

定位：在鼻下，当人中沟的上 1/3 与中 1/3 交点处。

主治：晕厥，昏迷，癫、狂、痫证，中暑，小儿惊风，口眼歪斜等病证。为急救穴之一。

操作：针尖向上斜刺 0.5 寸，或用指甲掐按。

（十四）任脉常用腧穴

经脉体表循行：从会阴部开始，经过腹部、胸部的正中线上行，经颈部到面部至下唇（图 7-18）。

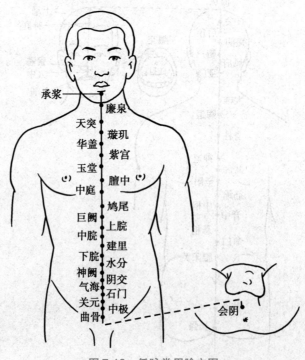

图 7-18　任脉常用腧穴图

中极

定位:在下腹部,前正中线上,当脐下 4 寸。

主治:小便不利,遗精,阳痿,月经不调,痛经,带下等病证。

操作:直刺 0.5～1 寸,针前排空膀胱。可灸。孕妇慎用。

关元

定位:在下腹部,前正中线上,当脐下 3 寸。

主治:腹痛,遗精,阳痿,尿频,遗尿,尿闭,月经不调,痛经,中风虚脱,身体虚弱等病证。为固本强身的保健要穴。

操作:直刺 0.5～1 寸。可灸。孕妇慎用。

神阙

定位:在腹中部,脐中央。

主治:肠鸣,腹胀,腹痛,泄泻,脱肛,水肿,四肢厥冷,中风脱证等病证。

操作:禁针,多用艾条灸或艾炷隔盐灸。

中脘

定位:在上腹部前正中线上,当脐上 4 寸。

主治:胃脘疼痛,恶心呕吐,嗳气吞酸,食少腹胀,肠鸣泄泻等病证。

操作:直刺 1～1.5 寸。可灸。

膻中

定位:在胸部前正中线上,平第 4 肋间,两乳头连线的中点。

主治:咳嗽,哮喘,呕吐,呃逆,乳少,胸闷,胸痛,心悸等病证。

操作:平刺 0.3～0.5 寸,可灸。

廉泉

定位:喉结上方,舌骨上缘凹陷处,仰头取穴。

主治:舌强不语,言语不清,吞咽困难,流涎等病证。

操作:向舌根斜刺 0.5～0.8 寸,不留针。可灸。

(十五) 常用经外奇穴

印堂

定位:在额部,当两眉毛内侧端连线中点。

主治:头额痛,眩晕,鼻渊,面瘫,小儿惊厥等病证。

操作:向下斜刺 0.3～0.5 寸。

太阳

定位:在颞部,当眉梢与目外眦的中点,向后约 1 寸的凹陷处(图 7-19)。

主治:头痛,头晕,目赤肿痛,口眼歪斜,牙痛等病证。

操作:直刺或向下斜刺 0.3～0.5 寸,或三棱针点刺放血。禁灸。

四神聪

定位:在头顶,当百会穴前后左右各旁开 1 寸,共 4 穴(图 7-20)。

主治:头痛,眩晕,健忘,失眠,癫痫等病证。

操作:平刺 0.3～0.5 寸。可灸。

夹脊

定位:从第 1 胸椎至第 4 骶椎棘突下各旁开 0.5 寸,左右共 56 穴(图 7-21)。

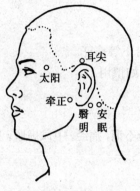

图 7-19 太阳穴图

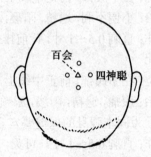

图 7-20 四神聪穴图

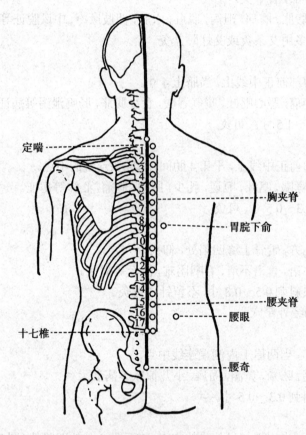

图 7-21 夹脊穴图

主治：强身健体以及胸、腹、腰、背、骶部疾患和相应脏腑病证。

操作：斜刺 0.5～1 寸或用梅花针叩刺。可灸。

十宣

定位：在手十指尖端，距指甲游离缘 0.1 寸（图 7-22）。

主治：中暑，高热，昏迷，癫症，小儿惊厥，指端麻木，咽喉肿痛等病证。本穴为急救穴之一。

操作：浅刺 0.1～0.2 寸或点刺放血。

四缝

定位：在第2～5指掌侧，近端指关节的中央，一侧4穴（图7-22）。

主治：食欲缺乏，小儿疳积，小儿腹泻，形体羸瘦，百日咳等病证。

操作：点刺放血或挤出少许黄白色透明黏液。

落枕

定位：手背第二、三掌骨间，指掌关节后约0.5寸（图7-23）。

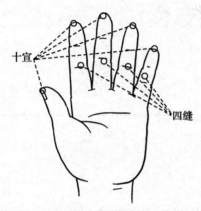

图7-22　十宣、四缝穴图

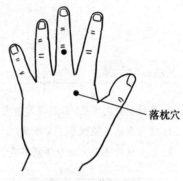

图7-23　落枕穴图

主治：落枕，手臂痛，胃痛等病证。

操作：直刺或斜刺0.5～0.8寸。

（黄　坤　王　文）

复习思考题

1．试述十二经脉的名称和分布以及其表里关系。

2．叙述十二经脉的走向、交接规律。

3．腧穴的定位方法分为哪几种？

4．试述经络的生理功能。

扫一扫
测一测

课件
08章PPT

扫一扫
知重点

第八章

针灸基本技术

学习要点

1. 毫针的针刺方法，针刺异常情况的预防和处理。
2. 常用灸法的操作与注意事项。
3. 拔火罐的操作方法与注意事项。

中医护理技术是在中医理论指导下，进行护理实践的重要手段，主要包括针刺法、灸法、拔罐法、刮痧法、推拿法等。这些技术具有适用范围广泛、疗效可靠、不良反应少、操作方便、费用低廉等优点，充分体现了中医护理的独特之处。本章主要介绍临床常用的针灸基本技术。

第一节 毫针刺法

针刺法是利用金属制成的各种针具，采用一定的手法，刺激人体一定的部位或腧穴，从而激发经络之气，调整脏腑功能，使机体恢复健康，防治疾病的一种方法。临床常用的针刺法有毫针刺法、耳针法、电针法、皮肤针法、皮内针法、水针法等。毫针是临床应用最广泛的一种针具，可刺全身之腧穴，故又称之为"三百六十穴之针"，本节主要介绍毫针刺法。

一、毫针的结构和修藏

（一）毫针的结构

现代所用毫针多为不锈钢制成，其优点是强度高、韧性好、耐高热、防锈、不易腐蚀等，其结构共分 5 个部分：针尖、针身、针根、针柄、针尾（图 8-1）。针尖为针身的尖端部分，是毫针刺入腧穴的关键部位；针身，即针体，是毫针

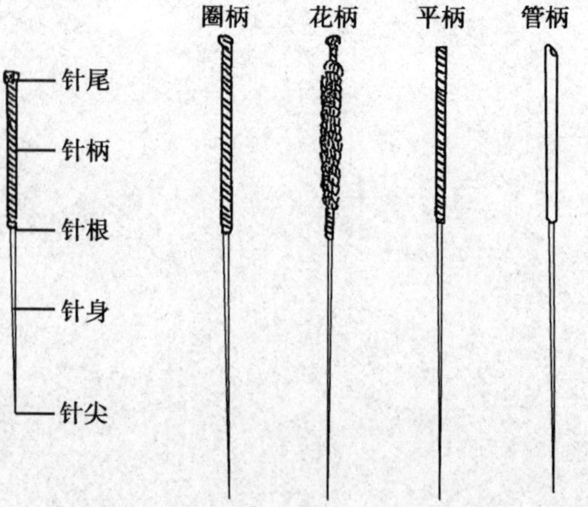

图 8-1 毫针的结构

刺入腧穴内相应深度的主要部分；针根为针身与针柄的连接处，是观察针身刺入腧穴深度的外部标志；针柄为针根到针尾的部分，常用金属丝缠绕成螺旋状，是持针、运针的主要部位；针尾是针柄的末端部分。

毫针的规格，主要以针身的长短（表8-1）和粗细（表8-2）来分。新规格其长短以毫米计算，其粗细以直径的毫米数计算。临床以40~100mm 长度，直径 0.25~0.35mm 粗细的规格最为常用。

表 8-1　毫针长短规格表

旧规格（英寸）	0.5	1	1.5	2	3	4	5	6
新规格（mm）	13	25	40	50	75	100	125	150

表 8-2　毫针粗细规格表

号数	24	26	28	30	32	34	36
直径（mm）	0.45	0.40	0.35	0.30	0.25	0.22	0.20

（二）毫针的修藏

1. 检修　为确保针刺操作顺利、安全，针刺前，应对拟选用的毫针进行严格检查。不合格的针具立即拣出，剔除或修理后再用。

针尖：以针尖正直不偏、尖而不锐、圆而不钝、无钩如松针者为佳。不正、有钩、过钝者不宜使用。可用右手拇、食、中三指执针柄一面捻转，一面用同手无名指端抵抹针尖，如有针尖卷毛钩曲即能觉察出来。已经消毒的毫针，可用左手执酒精棉球，裹住针身下段，右手持针柄，将针尖在棉球中反复旋转退出，如果发觉有不光滑处或退出后针尖上带有棉絮者，即是针尖毛钩。如同时检查多支毫针，可用右手执针柄（可 100~200 枚左右），针柄倒悬在下，针尖在上，于阳光充足处观察，如果发现针尖有白点者，为有毛钩。

针身：应光滑挺直、坚韧而富有弹性，若有剥蚀、锈痕、弯曲者不宜使用。若弯曲少而不显著者，可将毫针针体平放在桌面上，慢慢滚动 360°，针身与桌面始终平贴者表示无弯曲，如发现滚动时某处不能与桌面紧贴，有拱形隆起者，即表示该处有弯曲，其弯曲程度与拱形隆起的高度成正比例，高度越高则弯曲越多。针身的锈斑剥蚀的块点较小者，须细心检查。可用右手执针柄，微慢转动，左手拇、食二指夹执针身，上下四周拉擦针身，如有不平滑者，即是易折裂剥蚀之处。

针根：牢固，不能与针柄之间形成弯折、角度，无剥蚀、松动、毛刺现象。

针柄：金属丝缠绕紧密均匀，不能松动或断丝。

2. 保养存放　除了一次性使用的毫针外，每一患者需反复使用的毫针都应注意保养存放，以防止针尖受损，针身弯曲或锈蚀、污染等。存放毫针的器具有针盒、针管和针夹等。存放时用纱布、干棉球等柔软之物，将毫针与存放器具的四壁分隔开，以防针尖受损。消毒备用，避免受到污染。

二、针刺前的准备

（一）操作者准备

1. 操作前　核对医嘱、护理评估了解患者的年龄、文化程度、当前主要症状、发病部位及相关因素；了解患者的心理状态、对疾病及针刺的认识；患者的身体状况及针刺局部皮肤有无感染等。

2. 消毒　操作者的双手应先用肥皂水洗刷干净，然后用 75% 乙醇棉球擦拭消毒。

（二）用物准备

1. 选择针具并消毒　针具常用消毒方法有高压蒸汽灭菌、煮沸消毒或 75% 乙醇浸泡消毒。有条件时最好使用一次性毫针，以防止交叉感染。

2. 准备用物　治疗盘内放皮肤消毒液（2% 碘酒、75% 乙醇或 0.5% 碘伏）、棉签、无菌毫针盒（内备无菌纱布或干棉球和各种毫针）、镊子及清洁弯盘。

（三）患者准备

1. 体位的选择　选择体位应以医者能正确取穴、操作方便，患者舒适，便于留针为原则。对于体弱或精神过度紧张者，应取卧位，以防患者出现晕针、滞针、弯针甚至折针等意外的发生。一般情况下胸腹部、面部腧穴应取仰卧位；背部穴应取俯卧位；侧身穴位应取侧卧位（图 8-2）。

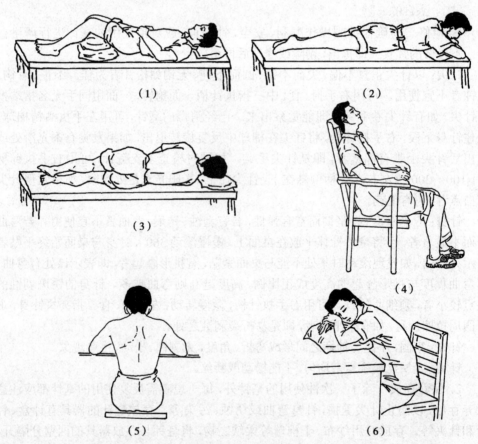

图 8-2　临床常用体位
（1）仰卧位　（2）俯卧位　（3）侧卧位　（4）仰靠坐位　（5）俯伏坐位　（6）侧伏坐位

2. 皮肤消毒　在需要针刺的腧穴部位一般用 75% 乙醇擦拭消毒，也可用 2% 碘酒消毒后用 75% 乙醇脱碘或直接用碘伏消毒。

（四）环境准备

病室或治疗室应清洁、安静、整洁、温湿度适宜，防止对流风，必要时备屏风。

三、针刺方法

（一）进针法

进针法是将毫针刺入腧穴的操作方法。持针手（一般右手）用拇、食、中三指夹持针柄，如持毛笔状，称为"刺手"，另一手按压所刺部位或辅助针身，称为"押手"。

1. 双手进针法

（1）指切进针法：又称为爪切进针法。用左手拇指或食指端按在穴位旁边，右手拇、食、中三指夹持针柄近针根处紧靠左手指甲面将针刺入。此法适宜于短针的进针（图8-3）。

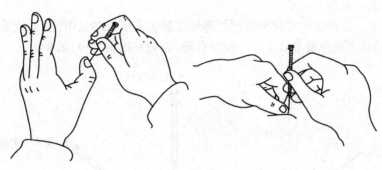

图8-3　指切进针法

（2）夹持进针法：又称骈指进针法。用左手拇、食二指捏消毒干棉球，夹住针身下端，使针尖固定在所刺入腧穴皮肤表面位置，右手捻动针柄，将针刺入腧穴。此法适用于肌肉丰满部位及长针的进针（图8-4）。

（3）提捏进针法：用左手拇、食二指将所刺腧穴部位的皮肤捏起，右手持针，从捏起的皮肤顶端将针刺入。此法主要适用于皮肉浅薄部位的腧穴，如印堂穴（图8-5）。

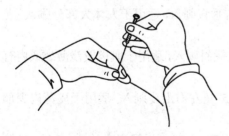
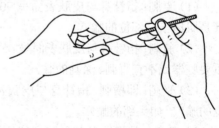

图8-4　夹持进针法　　　　　　图8-5　提捏进针法

（4）舒张进针法：用左手拇、食二指将所刺腧穴部位的皮肤绷紧，右手持针，使针从左手拇、食二指的中间刺入。此法主要适用于皮肤松弛或有皱褶部位的腧穴，如腹部的腧穴（图8-6）。

2. 单手进针法　右手拇、食指夹持针柄，中指指端靠近穴位，指腹抵住针尖及针身下端，当拇、食指向下用力时，中指随之屈曲，紧靠针体，将针刺入。多用于短毫针进针（图8-7）。

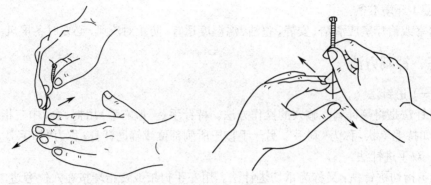

图 8-6 舒张进针法

（二）进针角度和深度

1. 角度 是指进针时针身与所刺部位皮肤表面形成的夹角，主要依腧穴所在部位的解剖特点和治疗要求而定。一般分直刺、斜刺和横刺三种（图 8-8）。

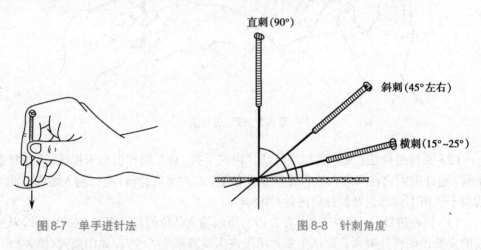

图 8-7 单手进针法　　　　　　图 8-8 针刺角度

（1）直刺：指针身与皮肤表面呈 90° 角左右垂直刺入，适用于人体大部分腧穴，尤其是肌肉丰厚部位的腧穴。

（2）斜刺：指针身与皮肤表面呈 45° 角左右倾斜刺入，适用于肌肉较浅薄处或内有重要脏器或不宜直刺、深刺的腧穴。

（3）平刺：即横刺，指针身与皮肤表面呈 15° 角左右沿皮刺入，适用于皮薄肉少部位的腧穴，如头部的腧穴。

2. 深度 是指针身刺入腧穴部位的深浅程度，一般可根据患者体质、年龄、病情及所刺部位而定，以既有针感又不伤及重要脏器为原则。

（三）行针与得气

行针，又名运针，是指进针后为了使机体产生针刺感应而施行的各种针刺手法。

1. 行针基本手法

（1）提插法：当针刺入腧穴至一定深度后，将针身提至浅层，再由浅层插到深层的上下、进退的操作方法（图 8-9）。

（2）捻转法：当针刺入穴位至一定深度后，将针身进行反复来回捻转的方法（图 8-10）。

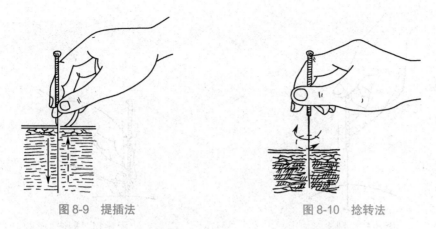

图 8-9 提插法　　　　　　　　　图 8-10 捻转法

2. 行针辅助手法　常用的手法有循、弹、刮、摇、飞、搓、震颤等。

（1）循法：针刺后如无针感，用手在经络上下轻轻循按（图 8-11）。

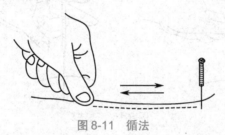

图 8-11 循法

（2）弹法：在留针过程中，用手指轻弹针尾或针柄，使针体微微震动，以加强针感，助气运行（图 8-12）。

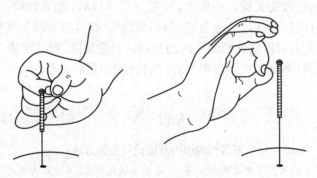

图 8-12 弹法

（3）刮法：针刺达到一定深度后，用指甲刮动针柄的方法（图 8-13）。

（4）摇法：针刺达到一定深度后，以手持针柄将针摇动（图 8-14）。

（5）飞法：先用拇、食指以较大幅度捻转数次（一般 3 次左右），然后放手，拇、食二指张开，如飞鸟展翅之状，一捻一放，反复操作（图 8-15）。

（6）搓法：将针刺入一定深度后，右手持针柄作单向捻转，如搓线状，每搓 3～5 周。此法须与提插法同时配合应用，以免肌纤维缠绕针身。

（7）震颤法（捣）：以右手持针柄，做小幅度、快速提插，使针身发生微微震颤。提插时一般针刺深度不变。若做较大幅度的连续提插，则称为"捣"。此法主要用于增强针感。

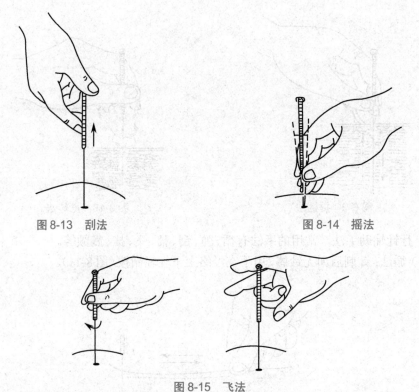

图 8-13 刮法　　　　　　　　　　　　图 8-14 摇法

图 8-15 飞法

3. 得气　古称"气至"，近又称"针感"，是指针刺入腧穴后，针刺部位产生的酸、麻、胀、重等感觉和向远处传导，或操作者针下有沉紧感。得气与否以及气至的迟速，是能否获得针刺疗效的关键。临床上，一般是得气快时，起效较快；得气迟时，起效较慢。正如《金针赋》所载："气速效速，气迟效迟"。得气与否以及气至的迟速不仅直接关系到疗效，而且可以借此窥测疾病的预后。一般来说，得气速者，病情较为轻浅，预后较好；得气慢，甚至久久不能得气者，病情较重，预后欠佳。

知识链接

不得气的原因及促使气至的方法

临床上不得气的原因主要有两个方面：一是医生取穴不准，或针刺的方向、角度、深浅不适当，以及手法不熟练所致；二是患者久病，正气虚弱、经气不足，或局部感觉迟钝所致。此时应采取以下方法促使气至。

1. 催气法　使用提插、捻转及循、弹、刮、摇、飞、搓、震颤等行针辅助手法，激发经气。

2. 候气法　在施以适当手法仍不得气者，可将针留在腧穴内等候气至。

3. 循摄法　在腧穴所属经脉上下，施以循按、爪切等方法促使气至。

4. 补泻手法　针刺补泻就是通过针刺腧穴，采用适当的手法激发经络之气以补益正气、疏泄病邪，从而调节人体脏腑经络功能，促使阴阳平衡。

（1）补法：指进针慢而浅，提插轻，捻转幅度小，留针后不捻转，出针后多按揉针孔。多用于虚证。

（2）泻法：指进针快而较深，提插重，捻转幅度大，留针时间长，并反复捻转，出针时不按揉针孔。多用于实证。

（3）平补平泻法：指进针深浅适中，进针后刺激强度适宜，提插和捻转的幅度中等，进针和出针用力均匀。适用于一般疾病的患者。

（四）留针与出针

1. 留针　指进针后，将针留置在腧穴内，加强针刺持续作用。一般留针时间为10～20分钟，期间可行针1～2次，以加强针感。对于特殊病证可适当延长留针时间，并间歇予以行针，保持一定刺激量，增强疗效。

2. 出针（起针）　出针时，先用左手拇、食指夹持消毒干棉球轻按针孔周围皮肤，右手轻微捻针，缓缓退至皮下，再迅速拔出，切不可强行拔出，否则会造成出血或痛感。如针孔有出血，可用消毒干棉球轻轻按压针孔。出针后嘱患者休息片刻，保持针孔清洁，并核对腧穴和针数，以防毫针遗漏未拔。

四、针刺异常情况的预防和处理

（一）晕针

晕针是指患者在针刺过程中，突然出现精神倦怠，头晕目眩，面色苍白，心慌气短，汗出肢冷，恶心呕吐，重者立即晕厥，口唇青紫，二便失禁，血压下降，脉微欲绝等症。

1. 原因　初次接受针刺治疗的患者，惧怕针刺，精神过度紧张；体质虚弱、过度劳累、饥饿、大病初愈或体位不适；施术者手法过重，刺激过强，患者不能忍受；诊室内闷热，空气不流通等。

2. 护理

（1）立即停止针刺，将针全部迅速起出。

（2）协助患者取头低平卧位，松开衣带，注意保暖。

（3）轻者给患者饮温开水或糖水，静卧片刻，即可恢复；重者在上述处理基础上指掐或针刺急救穴，如人中、合谷、内关、足三里、涌泉等穴，也可灸百会、气海、关元、神阙穴。苏醒后取头低平卧位，休息片刻。若仍不省人事，应及时通知医生进行抢救。

（4）晕针缓解后，仍需适当休息。

3. 预防措施

（1）对初次接受针刺及体质虚弱者，要做好解释工作，消除患者的恐惧心理。尽量为患者取既舒适又能持久的体位。初次针刺者，应尽量采用卧位，针刺腧穴宜少，手法宜轻。对饥饿、疲劳患者应嘱其适量进食、饮水，休息片刻后再行针刺。

（2）针刺过程中应随时注意观察患者的神色、汗出等，询问患者针刺后情况，以便及早发现晕针先兆，及时处理。

（3）注意室内通风，保持空气新鲜，消除过热过冷因素。

（二）血肿

血肿是指针刺部位出现皮下出血继而引起肿痛。出针后，针刺部位肿胀疼痛，继则皮肤呈现青紫色，形成血肿。

1. 原因　针刺时刺破小血管，或针尖弯曲带钩碰伤血管所引起；有出血倾向的患者，针刺后易发生血肿。

2. 护理

（1）微量的皮下出血引起局部小块青紫时，一般不必处理，可自行消退。

（2）局部肿胀疼痛较剧，青紫面积大，且影响活动功能时，可先冷敷止血后，再做热敷；也可在局部轻轻揉按，以促进瘀血消散吸收。

（3）刺伤腹腔内小血管引起腹痛者，一般休息数天即可痊愈，但应严密观察病情及生命体征的变化。若误伤大血管引起严重出血导致的休克，应积极配合医生进行抢救。

3. 预防措施

（1）针刺前仔细检查针具，对不符合要求的针应剔除不用。

（2）熟悉腧穴、经络的解剖位置，避开血管针刺。

（3）出针时立即用消毒干棉球按压针孔。

（三）弯针

弯针是指进针后针身在体内形成弯曲的现象，即针柄改变了原有的刺入角度和方向，捻转或出针困难，患者感到疼痛。

1. 原因　术者进针手法不熟练，用力过猛，使针尖触到坚硬组织将针折弯；针刺或留针时患者移动体位，或针柄受到意外碰撞、压迫等，造成弯针。

2. 护理

（1）出现弯针后，不得再行提插、捻转等手法。

（2）针身轻度弯曲，可将针缓慢退出；若针身弯度较大，应顺着弯曲的方向，将针退出。

（3）如因体位改变引起者，应协助患者恢复原来体位，使局部肌肉放松，再行退针，切忌在放松前强行拔针，以免将针断在患者体内。

3. 预防措施

（1）操作手法要熟练，手法指力须均匀，刺激不宜突然加强。

（2）为患者安置舒适的体位，嘱其留针期间不得随意变动体位。

（3）要注意保护针刺部位和针柄，不得受外物碰撞或压迫。

（四）滞针

滞针是指行针时或留针后，操作者感觉针下有涩滞，不能捻转、提插、出针，进退不得，患者感觉局部疼痛。

1. 原因　患者惧针紧张，或针刺处剧痛致使局部肌肉发生痉挛；行针时捻转角度过大，频率过快和持续单向捻转，导致肌纤维缠绕针身；体位不当，不能持久耐受，留针时局部肌肉强烈收缩。

2. 护理

（1）对惧针者，应先与其进行交谈，以分散注意力，或在滞针腧穴附近，进行循按轻弹针柄，或在附近再刺1～2针，以宣散气血，缓解痉挛，待肌肉松弛后再起针。

（2）因单向捻针而致者，可向相反方向将针捻回，并用刮柄、弹柄法，使缠绕的肌纤维回解，即可消除滞针。切忌强行拔针。

3. 预防措施

（1）对初次接受针刺者或精神过度紧张者，应先做好解释工作，消除顾虑，使其身心处于松弛状态。

（2）行针时，捻针幅度不宜过大，频率不宜过快，避免单向连续捻转。

（3）针刺前应严格检查针具，对不符合要求的针具应及时剔除。

（五）折针

折针又称断针，指行针时或出针后发现针身折断，残端留在患者体内，或部分露出皮肤，或完全陷于体内。

1. 原因　针具质量不佳，针身或针柄有剥蚀、损伤；针刺时将针身全部刺入，行针时强力提插，捻转，致肌肉强烈收缩，致使针具折断；留针时患者体位随意变更，或遇弯针、滞针未及时处理，并强行抽拔致使针具折断等。

2. 护理

（1）发生折针后，应立即处理，嘱患者不要惊慌，保持原有体位，以防断针向深层陷入。

（2）若针身尚有部分露于皮肤之外，可用镊子将其残针拔出。若断端微露于皮肤表面时，可用左手拇、食两指在针孔旁垂直轻压，使残针显露后，用镊子取出。

（3）若残端完全陷入肌肉，应立即通知医师，需在X线下定位，施外科手术取出。

3. 预防措施

（1）针具需定期检查，对不合格者，均应及时弃去。

（2）应根据腧穴不同选择长短适宜的针具，针刺时切勿将针身全部刺入，应留部分在体表（针身一般留出1/4以上）。

（3）行针手法要正确，避免过猛过强的行针，同时嘱患者不要随意更换体位。

（4）一旦发生滞针及弯针时，应及时处理，不得强行硬拔。

（六）气胸

气胸是指针刺时误伤肺脏，空气进入胸腔，发生气胸。轻者突然胸痛、胸闷、咳嗽；重者则出现呼吸困难、气促、紫绀，甚至休克。患侧叩诊过清音，听诊呼吸音明显减弱或消失，心率增快，脉搏细弱，血压下降，处理不当可造成死亡。

1. 原因　凡胸背部或锁骨上窝针刺过深或角度不当，或患者突然咳嗽均可误伤肺脏，造成创伤性气胸。

2. 护理

（1）一旦发现气胸，应立即通知医生，并协助患者绝对卧床休息，取半坐卧位，避免咳嗽。

（2）遵医嘱给予抗感染等对症处理，严密观察病情变化。

（3）轻者卧床休息，抗感染处理，常能自行吸收而痊愈。重症者应及时配合医生进行胸腔穿刺减压、给氧、抗休克等抢救措施。

3. 预防措施

（1）凡对胸背部及锁骨附近部位进行针刺治疗时，应严格掌握角度深度，应采取斜刺、横刺法。

（2）留针时间不宜过长。同时应嘱患者在行针时不可变换体位或突然咳嗽等。

五、针刺的注意事项

1. 物品准备　操作前检查物品是否备齐，对针具做仔细检查，有硬弯、锈蚀、带钩等不符合要求的针具，应剔除不用。并再一次核对医嘱。

2. 评估　针刺前评估患者的机体情况、精神状态，以下情况禁止针刺。

患者疲乏、饥饿或精神高度紧张；皮肤有感染、瘢痕或肿痛的部位；高度水肿及有出血倾向患者；小儿囟门未闭时，头顶腧穴不宜针刺；孕妇的下腹、腰骶部及合谷、三阴交、昆仑、至阴等通经活络的腧穴，禁止施针（图8-16）。

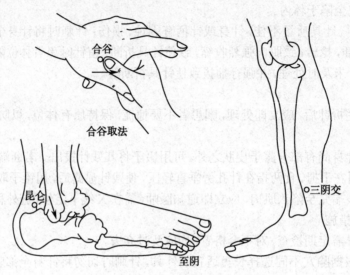

图8-16　合谷、三阴交、昆仑、至阴

3. 心理疏导　要及时向患者做好解释工作，说明针刺过程的感受和注意要点，以消除其紧张恐惧情绪，同时取得患者的配合。

4. 选择体位　根据病情，协助患者选择合适体位，既使患者感觉舒适，又便于操作。并应注意防寒保暖，必要时用屏风遮挡。

5. 操作规范　严格执行操作规程，做到取穴准确，正确运用进针方法，掌握好进针角度和深度，勿将针身全部刺入，应留针身1/4，以防折针。

6. 特殊穴位处理　天突、哑门、风府、缺盆等穴及眼区、胸胁、背部的腧穴，不宜直刺、深刺，以免伤及内脏或引发气胸。

7. 对尿潴留等患者在针刺小腹部的腧穴时，也应掌握适当的针刺方向、角度、深度等，以免误伤膀胱等器官出现意外的事故。

8. 针刺操作过程中应密切观察患者的神情，随时询问患者感觉，若患者出现晕针等反应时，应立即停止针刺，并通知医生行紧急处理。

9. 起针后要核对针刺腧穴及针数，以免针遗留在患者身上。并要协助患者穿好衣服，安排舒适体位。整理床单，并做好记录。

第二节　灸　法

一、灸法的概念、特点及灸用材料

（一）灸法概念

灸，烧灼之意。灸法是指以艾绒为主要燃烧材料，制成艾条或艾炷，烧灼、熏熨体表的一定部位或腧穴的一种治疗方法。

（二）灸法的特点

艾，辛温味苦，气味芳香。艾叶中所含有多种药物成分和挥发物质，易于燃烧，燃烧时热力温和，能窜透皮肤，直达深部。此法利用灸火的热力和药物的功效，通过经络传导，以调和气血、温通经络、消瘀散结、祛湿散寒、扶正祛邪，达到治疗疾病和预防保健的作用，古有"灸治百病"之说。针、灸两法各有特点，常合用，起到相互补充，相辅相成的作用。

（三）灸用的材料

1. 艾绒　在农历的 4～5 月间，采收肥厚新鲜的艾叶，晒干，捣碎，筛去杂梗和泥沙，再晒再捣再筛，如此反复多次，就制成淡黄色洁净细软的艾绒。艾绒以陈久者为佳。把艾绒捏成规格大小不同的圆锥状物称为艾炷（小者如麦粒大，中等如半截枣核大，大者如半截橄榄大）。每燃尽 1 个艾炷，称为 1 壮。用桑皮纸将艾绒卷成圆柱形长条称为艾条，又名艾卷。在艾绒内加进药物，再用纸卷成条状艾卷施灸，名为"雷火神针"和"太乙神针"。

2. 其他灸材　如灯心草、白芥子、细辛、天南星、蒜泥等。

知识链接

现代科学研究发现艾的作用

艾绒可提高局部血流量，升高局部温度，缓解局部痉挛症状；能调整机体的免疫能力、内分泌功能和自主神经功能，恢复失衡机体，增强人体细胞及体液免疫能力；艾灸还可以刺激人体体液发生改变，有增强肾上腺皮质素分泌及胸腺细胞活力的作用。

二、灸法的分类和应用

灸法种类很多，常用灸法如下：

（一）艾炷灸

将艾炷直接或间接放在穴位上点燃施灸称艾炷灸。艾炷灸可分为直接灸和间接灸两类。

1. 直接灸　又称明灸、着肤灸，即将艾炷直接置放在皮肤上施灸的一种方法（图 8-17）。根据灸后对皮肤刺激的程度不同，又分为无瘢痕灸和瘢痕灸两种。

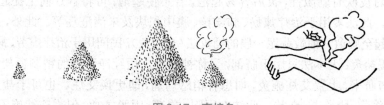

图 8-17　直接灸

（1）无瘢痕灸：又称非化脓灸，临床上多用中、小艾炷。施灸前先在施术部位涂以少量的凡士林，以增加黏附性。然后将艾炷放上，从上端点燃，当燃剩 2/5 左右，患者感到烫时，用镊子将艾炷夹去，换炷再灸，一般灸 3～7 壮，以局部皮肤充血、红晕为度。此法适用于慢性虚寒性疾病,如哮喘、眩晕、慢性腹泻、风寒湿痹和皮肤疣等。

（2）瘢痕灸:又称化脓灸,临床上多用小或中艾炷者。施灸前先在施术部位上涂以少量大蒜汁,以增加黏附性和刺激作用,然后放置艾炷,从上端点燃,烧近皮肤时患者有灼痛感,可用手在穴位四周拍打以减轻疼痛(图8-18)。应用此法一般每壮艾炷须燃尽后,除去灰烬,方可换炷。按前法再灸,可灸7～9壮。灸毕,在施灸穴位上贴敷消炎药膏,大约1周可化脓(脓液色白清稀)形成灸疮。灸疮5～6周愈合,留有瘢痕,故称瘢痕灸。在灸疮化脓期间,需注意局部清洁,每天换膏药1次,以避免继发感染(脓液黄稠)。临床常用于治疗哮喘、慢性胃肠病、瘰疬等顽固性疾病,但对身体过于虚弱,或有糖尿病、皮肤病的患者不宜使用此法。

2. 间接灸　又称隔物灸、间隔灸,即在艾炷与皮肤之间隔垫上某种物品而施灸的一种方法(图8-19)。

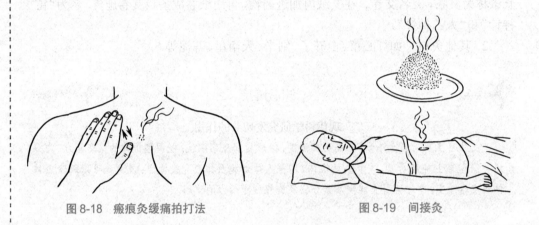

图8-18　瘢痕灸缓痛拍打法　　　　　　　　图8-19　间接灸

（1）隔姜灸:用鲜生姜切成直径大约2～3cm,厚约0.2～0.3cm薄片,中间以针穿刺数孔,上置艾炷放在应灸的部位,然后点燃施灸,当艾炷燃尽后,可易炷再灸。一般5～10壮,以皮肤红晕而不起泡为度。在施灸过程中,若患者感觉灼热不可忍受时,可将姜片向上提起,或缓慢移动姜片。此法应用广泛,多用于因寒而致的呕吐、腹痛、泄泻、风寒湿痹和外感表证等。

（2）隔蒜灸:用鲜大蒜头切成0.2～0.3cm的薄片,中间以针穿刺数孔,上置艾炷放在应灸的腧穴部位或患处,然后点燃施灸,待艾炷燃尽,易炷再灸,一般灸5～7壮。因大蒜液对皮肤有刺激性,灸后容易起泡,若不使起泡,可将蒜片向上提起,或缓慢移动蒜片。此法多用于治疗瘰疬、肺结核、腹中积块及未溃疮疡等。此外,尚有一种自大椎穴起至腰俞穴铺敷蒜泥一层的铺灸法(长蛇灸),民间用于治疗虚劳、顽痹等证。

（3）隔盐灸:因本法只用于脐部,又称神阙灸。用纯净干燥的精制食盐填敷于脐部,使其与脐平,上置艾炷施灸,如患者稍感灼痛,即更换艾炷。也可于盐上放置姜片后再施灸,一般灸5～9壮。此法有回阳、救逆、固脱之功,但需连续施灸,不拘壮数,以待脉起、肢温、证候改善。临床上常用于治疗急性寒性腹痛、吐泻、痢疾、小便不利、中风脱证等。

（4）隔附子饼灸:将附子研成细末,以黄酒调和,制成直径约3cm、厚约0.8cm的附子饼,中间以针穿刺数孔,上置艾炷,放在应灸腧穴或患处,点燃施灸。由于附子辛温大热,有温肾补阳的作用,故多于用治疗命门火衰而致的阳痿、早泄、遗精、宫寒不孕和疮疡久溃不敛的病证。

（二）艾条灸

又称艾卷灸,将艾条一端点燃,对准穴位或患处施灸的一种方法,可分为悬灸、实按灸两种。

1. 悬灸　将艾条的一端点燃,悬于腧穴或患处一定高度之上施灸。按其操作方法又可分为温和灸、雀啄灸、回旋灸等。

（1）温和灸:将艾条的一端点燃,对准应灸的腧穴或患处,约距离皮肤2～3cm处进行熏烤（图8-20）,使患者局部有温热感而无灼痛为宜,一般每穴灸10～15分钟,至皮肤红晕为度,也可以通过术者的手指来测知患者局部受热程度,以便随时调节施灸时间和距离,防止烫伤。

（2）雀啄灸:施灸时,艾条点燃的一端与施灸部位的皮肤并不固定在一定的距离,而是像鸟雀啄食一样,一上一下施灸,以给施灸局部一个变量的刺激（图8-21）。

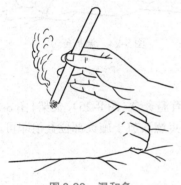
图8-20　温和灸

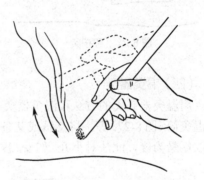
图8-21　雀啄灸

（3）回旋灸:施灸时,艾条点燃的一端与施灸部位的皮肤虽保持一定的距离,但不固定,而是向左右方向移动或反复旋转地施灸（图8-22）。

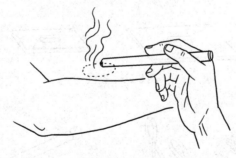
图8-22　回旋灸

以上方法一般病证均可采用,但温和灸、回旋灸多用于治疗慢性病,雀啄灸多用于治疗急性病。

2. 实按灸　先在施灸腧穴部位或患处垫上6～7层布或纸数层,然后将药艾条的一端点燃,立即按在施术部位上,使热力透达深部,若艾火熄灭,再点再按（图8-23）。最常用的为太乙针灸和雷火针灸,适用于风寒湿痹、痿证和虚寒证。

（三）温针灸

是针刺与艾灸相结合的一种方法，适用于既需要针刺留针，又须施灸的疾病。在针刺得气后，将针留在适当的深度，在针柄上穿置一段长约 2cm 的艾条施灸，或在针尾上搓捏少许艾绒点燃施灸，直待燃尽，除去灰烬，每穴每次可施灸 3~5 壮，施灸完毕再将针取出（图 8-24）。应用此法应注意防止灰火脱落烧伤皮肤。

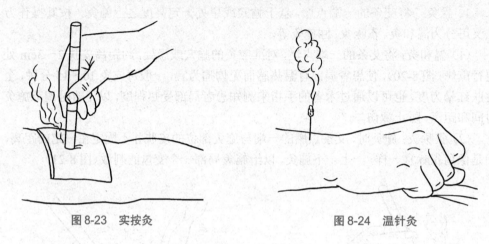

图 8-23　实按灸　　　　　　　　图 8-24　温针灸

（四）温灸器灸

用温灸器施灸的方法称温灸器灸，临床常用的有温灸盒（图 8-25）、灸架（图 8-26）和温灸筒（图 8-27）等。将艾绒或艾条置于温灸器，点燃后放于施灸部位灸治即可，以皮肤红晕为度。此法对小儿、妇女、畏灸者尤为适宜。

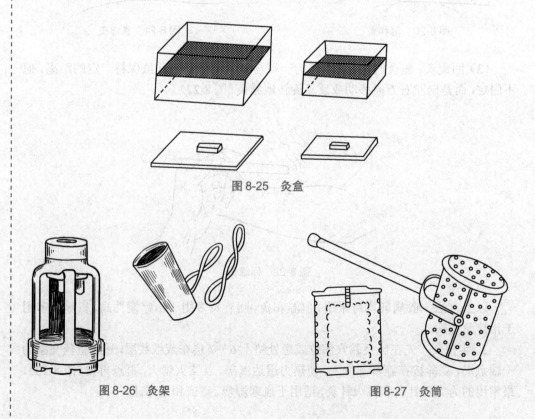

图 8-25　灸盒

图 8-26　灸架　　　　　　　　图 8-27　灸筒

（五）非艾灸法

1. 灯火灸　又称灯草灸、灯草焠、打灯火、油捻灸，是民间沿用已久的简便灸法。即取 10～15cm 长的灯心草或纸绳，蘸麻油或其他植物油，浸渍长约 3～4cm，点燃起火后用快速动作对准穴位，猛一接触听到"叭"的一声迅速离开，如无爆焠之声可重复 1 次。灸后皮肤有一点发黄，偶尔也会起小疱。此法主要用于小儿疰腮、喉蛾、吐泻、麻疹、惊风等病证。

2. 天灸　又称药物灸、发泡灸。它是将一些具有刺激性的药物涂敷于穴位或患处，促使局部皮肤起泡的方法。常用的有白芥子灸、细辛灸、天南星灸、蒜泥灸等数十种。

（1）白芥子灸：将白芥子适量，研成细末，用水调和成糊状，敷贴于腧穴或患处，以麝香膏固定。敷贴 1～3 小时，以局部皮肤灼热疼痛为度。一般可用于治疗咳喘、关节痹痛、口眼㖞斜等病证。

（2）细辛灸：取细辛适量，研为细末，加醋少许调和成糊状，敷于穴位上，以麝香膏固定。敷贴 1～3 小时，以局部皮肤灼热疼痛为度。如敷涌泉或神阙穴治小儿口腔炎等。

（3）天南星灸：取天南星适量，研为细末，用生姜汁调和成糊状，敷于穴位上，以麝香膏固定。敷贴 1～3 小时，以局部皮肤灼热疼痛为度。如敷于颊车、颧髎穴治疗面神经麻痹等。

（4）蒜泥灸：将大蒜捣烂如泥，取 3～5g 贴敷于穴位上，以麝香膏固定，每次敷贴 1～3 小时，以局部皮肤灼热疼痛为度。如敷涌泉穴治疗咯血、衄血，敷合谷穴治疗扁桃体炎，敷鱼际穴治疗喉痹等。

三、灸法的作用和适用范围及注意事项

（一）灸法的作用及适用范围

1. 防病保健　灸法可以激发人体正气，增强抗病能力。《扁鹊心书》记载："人于无病时，常灸关元、气海、命门、中脘，虽未得长生，亦可保百余年寿矣"。

2. 温经散寒　灸火的温和热力具有直接的温通经络，驱散寒邪功用。临床上可用于治疗风寒湿痹和寒邪为患之胃脘痛、腹痛、泄泻、痢疾等病证。

3. 扶阳固脱　灸火的热力具有扶助阳气，举陷固脱的功能。阳衰则阴盛，阴盛则为寒、为厥，甚则欲脱，此时，就可用艾灸来温补，以扶助虚脱之阳气。临床上，各种虚寒证、寒厥证、虚脱证和中气不足、阳气下陷而引起的遗尿、脱肛、阴挺、崩漏、带下等病证皆可用灸法治疗。

4. 消瘀散结　艾灸具有行气活血、消瘀散结的作用。灸能使气机通调，营卫和畅，故瘀结自散。所以，临床常用于气血凝滞之乳痈初起、瘰疬、瘿瘤等病证。

5. 引热外行　艾火的温热能使皮肤腠理开放，毛窍通畅，热有去路，从而引热外行。故灸法同样可用于某些热性病，如疖肿、带状疱疹、丹毒、甲沟炎等。对阴虚发热，也可使用灸法，可选用膏肓、四花穴等治疗骨蒸潮热、虚痨咳喘。

（二）施灸的注意事项

1. 施灸的先后顺序　一般而言，施灸时，应先灸阳经，后灸阴经；先灸上部，再灸下部；就壮数而言，先灸少而后灸多；就大小而言，先灸艾炷小者而后灸大者。但临床上需结合病情，灵活应用。

2．施灸的禁忌

（1）面部穴位、乳头、大血管等处均不宜使用直接灸，以免烫伤形成瘢痕。关节活动部位亦不适宜用化脓灸，以免化脓溃破，不易愈合，甚至影响功能活动。

（2）一般空腹、过饱、极度疲劳和对灸法恐惧者，应慎施灸。对于体弱患者，灸治时艾炷不宜过大，刺激量不可过强，以防晕灸。一旦发生晕灸，应立即停止施灸，并作出及时处理，其方法同晕针。

（3）孕妇的腹部和腰骶部不宜施灸。

（4）施灸应注意在通风环境中进行。施灸过程应及时将艾灰弹入弯盘或小口瓶内，防止烧伤皮肤和衣物。

3．灸后的处理　施灸过量，时间过长，局部出现水疱，只要不擦破，可任其自行吸收，如水疱较大，可用消毒毫针刺破水疱，放出液体，覆盖无菌纱布，保持局部清洁，干燥，防止感染。瘢痕灸者，在灸疮化脓期间，疮面局部勿用手搔，以保护痂皮，并保持清洁，防止感染。

第三节　拔　罐　法

一、拔罐法的概念

拔罐法是以罐为工具，利用燃烧热力、水煮或抽气，形成罐内负压，使之吸附于体表一定部位，造成局部充血、瘀血，以防治疾病的一种治疗方法。此法在我国民间流传已久，又称吸筒法、角法，具有疏通经络，调和气血，温中散寒，祛风除湿，消肿止痛，吸毒排脓等作用。

二、罐的种类

拔罐时所使用的罐疗器可分为竹罐（竹筒）、玻璃罐、陶瓷罐、真空抽气罐等，较为常用的有竹罐（竹筒）和玻璃罐（图8-28）。

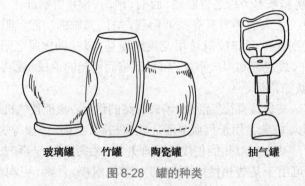

玻璃罐　　竹罐　　陶瓷罐　　　　抽气罐

图8-28　罐的种类

（一）玻璃罐

临床较为常用。玻璃罐口与底略小，肚大，罐口边缘微厚，外翻，如球状。玻璃罐优点是因透明，拔罐后可随时观察到罐内皮肤的变化。缺点是容易破损和过热炸裂。可浸泡消毒或煮沸消毒。

（二）竹罐

竹罐是用直径为 3～5cm 坚固无损的竹子，截成长约 6～10cm 长的竹筒，一端留节作底，另一端做罐口，经锉底、磨口等工艺制成中间呈腰鼓型的竹罐。竹罐的优点是取材方便，经济轻巧，不易破碎。缺点是容易燥裂、漏气、吸附力不大，不易直接观察罐内皮肤的变化。可煮沸消毒。

（三）陶罐

是用陶土烧制而成，口小肚大而圆。优点：吸附力强。缺点：质地重，易摔碎，不易直接观察罐内皮肤的变化。可浸泡消毒或煮沸消毒。

（四）抽气罐

目前多用透明塑料制成，上面加置活塞，便于抽气，排出罐内空气，产生负压，吸附于皮肤上。优点：操作简单，使用安全，避免烫伤，一般不易破碎。缺点：没有火罐的温热刺激。浸泡消毒或熏蒸消毒。

三、拔罐的方法

（一）火罐法

1. 闪火法　施术者一手持止血钳或长镊子，夹住 95% 的乙醇棉球，将其点燃，另一手持罐，罐口向下倾斜约 45°，将点燃的乙醇棉球在罐内中段绕一周后退出，迅速将罐扣在选定的部位（图 8-29）。此法比较安全，是最常用的拔罐方法。

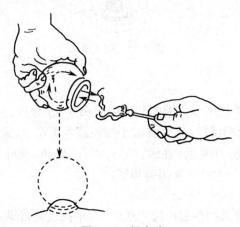

图 8-29　闪火法

课堂互动

吸罐时，动作轻柔还是用力将罐口碰撞患者皮肤？

2. 投火法　用 95% 乙醇棉球或纸片，点燃投入罐内，随即吸附在应拔部位上（图 8-30）。此法适用于侧面横拔，以免烫伤皮肤。

3. 贴棉法　用 95% 乙醇棉球贴在罐内壁中段，点燃后将罐吸附在应拔部位上。此法易于掌握，适用于初学者，但应注意蘸乙醇不可太多，棉球不可太大，以免烫伤皮肤。

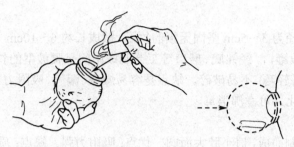

图 8-30 投火法

4. 架火法 用不易燃烧和导热的物质,如小酒盅、瓶塞、硬质橡皮等,放于施术部位,再将一个 95% 乙醇棉球放在上面,点燃后立即扣上火罐,火罐会牢牢地吸附在皮肤上,火则自行熄灭(图 8-31)。

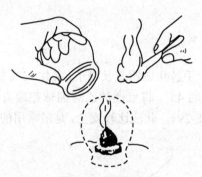

图 8-31 架火法

(二)水罐法

将竹罐投入已沸腾的水或药液的蒸锅中煮沸 3~5 分钟,然后用长镊子夹出,罐口朝下,用湿冷毛巾紧扣罐口,迅速将罐子扣在施术部位上,即能吸附。若在水中放入适量祛风活血的药物,如羌活、独活、当归、红花、麻黄、艾叶、川椒、木瓜、川乌、草乌等,即称药罐。多用于治疗风寒湿痹等证。

(三)抽气法

先将备好的抽气罐紧扣在需拔罐的部位上,用抽气筒将罐内的空气抽出,使之产生所需负压,即能吸住,此法适用于任何部位拔罐。

四、拔罐法的应用

(一)留罐

又称"坐罐",是指罐吸附到皮肤上后要留置一段时间,一般留置 10~15 分钟,待拔罐部位皮肤充血、瘀血时,将罐取下。若罐形大,吸附力强,可适当减少留罐时间。此法多用于急慢性软组织损伤、风寒湿痹证等。

(二)走罐

又称推罐。一般选用中号或大号的玻璃罐,注意罐口一定要平滑。先在施术部位的皮肤或罐口上涂上医用凡士林等润滑剂,当罐吸附到皮肤上后,施术者用双手握住罐体,在皮肤表面上下或左右来回推动数次,直至皮肤红润、充血后将罐取下

（图 8-32）。此法适用于面积较大、肌肉丰厚的部位，如脊背、大腿等部的麻木、酸痛、风湿痹痛等。

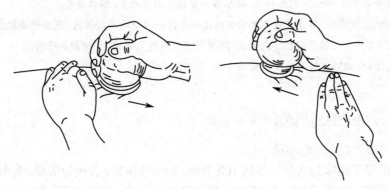

图 8-32　走罐

（三）闪罐

将罐吸附到皮肤上后，立即取下，再吸附、再取下。如此反复吸拔多次，直至皮肤红润、充血为止。此法适用于局部麻木或感觉迟钝的病证，如面神经麻痹，末梢神经炎等。

（四）刺络拔罐

用 75% 的乙醇棉球将施术部位及针具消毒，然后用三棱针、粗毫针、皮肤针等，在施术部位按刺血法的操作方法刺破小血管，然后拔上火罐，使之出血，起罐后用无菌纱布或棉球擦净血迹。一般留罐 10～15 分钟。此法可加强刺血疗法的作用，适用于各种急慢性软组织损伤，丹毒，神经性皮炎，神经衰弱等病证。

（五）针罐

针罐是将针刺和拔罐相结合的一种疗法。先在施术部位针刺，当达到所需的刺激量后，将针留在原处，得气后，将罐拔在以针为中心的部位上。一般留 5～10 分钟后，将罐与针分别取出（图 8-33）。适用于风湿痹痛。

（六）起罐方法

起罐时，先用一手扶住罐体，并将其向一边略倾斜，用另一手的食指或拇指在罐口边缘的皮肤上按压一下，使空气进入罐内，即可将罐子取下（图 8-34）。

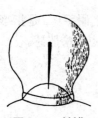

图 8-33　针罐

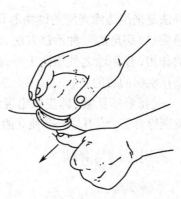

图 8-34　起罐方法

技能要点

1. 施术者夹住 95% 的乙醇棉球,将棉球多余的乙醇挤出去,确保安全。

2. 闪火法拔罐时,将点燃的乙醇棉球在罐内中段快速绕一周后退出,迅速将罐扣在选定的部位。闪火与选定拔罐的部位距离宜近,以免过多空气进入罐内,影响罐的吸附。

3. 起罐时,切不可强行拉扯或旋转罐体,以免损伤皮肤。

五、拔罐法的适用范围及注意事项

(一)拔罐法的适用范围

目前常用于临床的病种已多达 100 多种,如外感风寒,表现为头痛、头晕、咳嗽及其他肺部疾患;胃痛、腹痛、腹泻;急、慢性软组织损伤;落枕、风湿痹痛、关节疼痛、腰背酸痛、四肢麻木等;痛经、闭经;痤疮、毒蛇咬伤、荨麻疹;高血压;面瘫;肥胖症等内、外、妇、儿、皮肤、五官等各科病证。

(二)拔罐的注意事项

1. 罐具准备　拔罐前检查罐具主要检查罐口周围是否光滑、整齐,罐体有无裂痕。真空抽气罐内橡胶托应与罐体保持牢固,如有松动要重新拧紧。拔罐前后均应消毒,以防交叉感染。

2. 拔罐　首先要选择适当体位,做到舒适、持久,便于操作。还要根据所拔部位的面积大小而选择大小适宜的罐,操作时必须迅速,才能使罐吸附有力。在多罐同时使用时,罐与罐之间不宜排列过于紧密,以免造成疼痛或脱罐。

3. 水疱的处理　用火罐时应注意勿灼伤或烫伤皮肤若烫伤或留罐时间太长而皮肤起水疱时,小疱较小者无需处理,仅敷以消毒纱布,防止擦破即可。水疱较大时,用消毒针将水放出,涂以龙胆紫药水,或用消毒纱布包敷,以防感染。

4. 禁忌　皮肤过敏、溃疡、水肿的部位,大血管处、骨骼突起处、毛发及官窍部位,不宜拔罐。高热、抽搐、昏迷、凝血功能障碍、严重心脏病患者和孕妇的腹部、腰骶部位,亦不宜拔罐。

第四节　刮痧法与护理

刮痧法是采用边缘光滑的硬物器具,在体表一定部位刮动,使局部皮下出现红色或紫红色瘀点、瘀斑的一种治疗方法。此法广泛流传于我国民间,具有疏通腠理、开泄毛窍的作用,使秽浊之气通达于外,解表祛邪、清热解毒、调畅气血、扶助正气,从而达到治疗疾病的目的。

痧,一是指痧疹征象,即皮肤出现红点,状如粟粒,摸之碍手;二是指痧证,是一种毒性反应综合征,而不是一个独立的疾病,主要症状为痧点和酸胀感。

一、常用器具与介质

(一)刮痧器具

专业刮痧用具多为水牛角制成的刮痧板(图 8-35)具有清热解毒的作用,一般来说，治病用刮板的薄面，保健则用刮板的厚面，刮关节附近或点穴多用刮板的棱角；日常可用边缘钝圆光滑的瓷汤勺、纽扣、铜钱、硬币、木梳背、茶杯、陶瓷酒盅、小贝壳等。若给婴幼儿刮痧，最好用刺激性较小的棉纱线、麻团或头发。

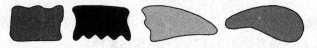

图 8-35　刮痧板

（二）刮痧介质

为了减少刮痧时的摩擦，保护皮肤和增强疗效，在刮痧时所蘸的润滑剂，称为刮痧介质。临床常用的刮痧介质有凉开水，发热者可用温水或白酒；刮痧油、正红花油、植物油（麻油、菜籽油、豆油等）；药物润滑剂：用天然中草药（红花、白芷、麝香、穿山甲、血竭）提炼浓缩调配而成。

二、刮痧的操作方法

1. 备齐用物　检查刮具的边缘是否光滑并消毒。治疗盘、刮具、刮痧介质、治疗碗、皮肤消毒液、毛巾或擦纸，必要时备浴巾、屏风。

2. 选择刮痧部位　根据病证选取刮痧部位，刮痧常用部位如下。

（1）头颈部：印堂穴、太阳穴、百会穴、颈项部及喉头两侧。

（2）肩背部：两肩部、背部脊柱正中线及脊柱两旁的"华佗夹脊穴"（第 1 颈椎至第 4 骶椎，各脊椎棘突下旁开 0.5 寸，表 8-3）。

表 8-3　夹脊穴主治表

夹脊穴	主治病位
颈椎 1～4	头面部疾患
颈椎 1～7	颈部疾患
胸椎 1～7	胸部疾患
颈椎 3～胸椎 7	上肢疾患
胸椎 8～骶椎 4	腹部疾患
胸椎 10～腰椎 5	腰部疾患
腰椎 2～骶椎 2	下肢疾患

（3）胸部：肋间隙，锁骨中线、胸骨中线。

（4）四肢：双侧腋窝、肘窝、双下肢屈侧面、委中穴、跟腱。

3. 确定刮痧顺序　一般先刮头颈部，再刮背部和胸腹部，最后刮四肢关节。

4. 操作技巧　清洗、暴露刮痧部位，选择合适的体位，冬季要注意保暖，施术者手持刮痧用具，蘸取刮痧介质，在施术部位将刮痧用具与患者皮肤之间成 45°角，避免推、削等错误刮痧姿势。

5. 刮拭从上至下，由内到外，向单一方向刮动，不要来回刮，边刮边蘸取刮痧介质，以皮肤出现紫红或黑紫色痧点、痧块为度。一般每个部位刮 20 次左右，以患者耐受或出痧为度，每次刮痧以 20～25 分钟为宜，3～5 次为一个疗程。

课堂互动

刮痧时为什么向单一方向刮动,不能来回刮?

6. 刮痧结束,清洁皮肤,协助患者穿衣裤,整理床单位,安置舒适卧位,嘱患者休息20～30分钟,指导患者饮250ml左右热水或热果汁。

7. 清理用物,清洁消毒后备用。

知识链接

刮痧的补泻手法

刮痧疗法的补泻作用是由刮动的速度、刺激的时间和刺激的强度等诸多因素决定的。

1. 补法 凡是力量小、速度慢、刺激强度小、进行较长时间刮动,使正气得到补助或对组织器官起兴奋作用的手法,即为补法。补法适用于病情轻、病灶浅,体质差的患者及老人、儿童、精神高度紧张、害怕疼痛的患者。

2. 泻法 凡是力量大、速度快、刺激强度大、进行较短时间刮动,使邪气得以祛除或对组织器官起抑制作用的手法,即为泻法。泻法适用于病情重、病灶深,但体质强壮的患者及疼痛的患者。这类患者也可用平补平泻的手法。

3. 平补平泻 是介于是补法和泻法之间的一种手法,其操作力量小而速度快,或力量大而速度慢。

三、刮痧的适应证和禁忌证、注意事项

(一) 适应证

1. **外感疾病** 痧证,中暑,伤风感冒等,症见高热、头痛、恶心呕吐、腹痛腹泻等。

2. **内科疾病** 胃痛,腹痛,腹泻,便秘,失眠,头痛,眩晕,风湿痹痛,痿证等。

3. **外科疾病** 颈椎病,肩周炎,腰腿痛,急慢性扭伤等。

4. **妇科疾病** 月经不调,痛经,带下病,产后腹痛,绝经前后诸证等。

5. **儿科疾病** 小儿惊风,泄泻,伤食,发热,营养不良,疳积等。

6. **五官科疾病** 目赤肿痛,眼睑下垂,近视,咽喉肿痛,牙痛。

7. **美容保健** 减轻皱纹及妊娠纹,细致皮肤,减肥,提高免疫力等。

(二) 禁忌证

体质过于消瘦、有出血倾向者、孕妇的腹部、腰骶部、皮肤病变处不宜刮痧;患者过饥、过饱、过度紧张时禁止刮痧。

(三) 注意事项

1. 室内空气流通,忌对流风,防止外感风寒,加重病情。室温过低时应采取保温措施。

2. 操作前要再次核对医嘱,做好解释,以取得患者的配合。并协助患者取适宜的体位,暴露刮痧部位。

3. 操作中用力要均匀,及时蘸刮痧介质,保持肌肤润滑,不能干刮,以免损伤皮肤。

4. 刮痧过程中要随时观察局部皮肤颜色变化，及时调整力度。如患者面色苍白、出冷汗、皮肤损伤等，应立即停刮，并通知医师及配合处理。

5. 初次刮痧不可强求出痧，再次刮痧应间隔 3～6 日，以痧痕完全消退，患处无痛感为准。

6. 刮痧后毛窍开泄，易感风寒，不可立即洗浴。刮痧治疗期间饮食宜清淡，禁忌生冷油腻之食品，并避免动怒急躁或忧思郁结。

知识链接

撮痧、挑痧、放痧法

1. 撮痧法　又称抓痧法、捏痧法。是施术者先用手指蘸取刮痧介质，再撮、捏、拧、提患者体表一定部位，用以治疗疾病的方法。根据手法的不同，可分为夹痧法（图 8-36）、挤痧法（图 8-37）、扯痧法（图 8-38）。

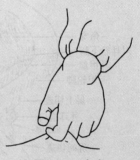

图 8-36　夹痧

2. 挑痧法　挑痧法（图 8-39）适用于暗痧、宿痧、郁痧等病证。操作时，先用 75% 乙醇棉球消毒局部皮肤和施术者的手指，然后选定挑刺部位，一手拇、食指捏起皮肉，另一手持经消毒处理过的三棱针，轻快地刺入并向外挑，每个部位挑 2～3 次，用手挤出紫暗色的瘀血，然后用 75% 乙醇棉球擦净即可。

3. 放痧法　又称刺络疗法（图 8-40）。此法的刺激性比挑痧法更强，多用于急症、重症。操作时，施术者用消毒好的三棱针快速点刺穴位或经络，然后挤出少量瘀血，以达治疗疾病的目的。

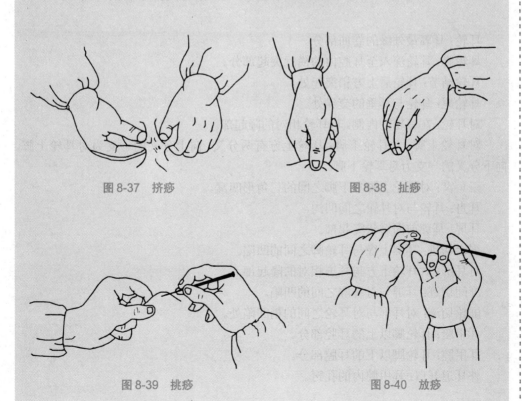

图 8-37　挤痧　　　　　　　图 8-38　扯痧

图 8-39　挑痧　　　　　　　图 8-40　放痧

第五节　耳　针

耳针法是采用短毫针针刺或其他物品刺激耳郭上的腧穴或反应点，通过经络传导，达到防治疾病的一种治疗方法。常选用短毫针、菜籽、药丸、磁石等。

一、耳郭表面解剖

耳郭表面解剖名称如图 8-41 所示。

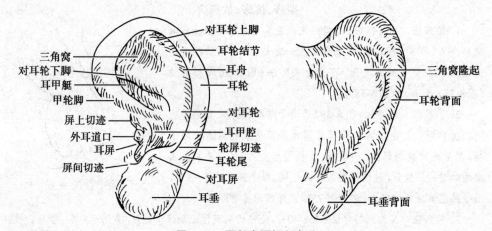

图 8-41　耳郭表面解剖名称

耳轮：耳郭最外缘的卷曲部分。

耳轮脚：耳轮深入至耳腔内的横行突起部分。

耳轮结节：耳轮后上方稍突起处。

耳轮尾：耳轮与耳垂的交界处。

对耳轮：在耳轮的内侧，与耳轮相对的隆起部。

对耳轮上脚、对耳轮下脚：耳轮上方有两分叉，向上分叉的一支为对耳轮上脚，向下分叉的一支为对耳轮下脚。

三角窝：对耳轮上脚和下脚之间的三角形凹窝。

耳舟：耳轮与对耳轮之间凹沟。

耳屏：耳郭前面瓣状突起部。

屏上切迹：耳屏上缘与耳轮脚之间的凹陷。

对耳屏：对耳轮下方与耳屏相对的隆起部。

屏间切迹：耳屏与对耳屏之间的凹陷。

屏轮切迹：对耳屏与对耳轮之间的稍凹陷处。

耳甲艇：耳轮脚以上的耳腔部分。

耳甲腔：耳轮脚以下的耳腔部分。

外耳道开口：耳甲腔内的孔窍。

二、耳穴的分布、定位与主治

耳穴在耳郭的分布有一定的规律,一般来说,耳穴在耳郭的分布像一个倒置的胎儿,头部朝下,臀部朝上。其分布规律是:与头面部相应的穴位在耳垂及其相邻处;与上肢相应的穴位在耳舟;与躯干和下肢相应的穴位在对耳轮和对耳轮上、下脚;与内脏相应的穴位多集中在耳甲艇和耳甲腔;消化道在耳轮脚周围环形排列(图8-42)。常用耳穴的定位与主治见表8-4、图8-43。

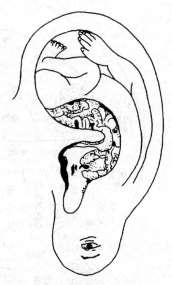

图 8-42　耳穴形象分布示意图

表 8-4　常用耳穴的定位与主治

穴名	部位	主治作用
耳尖	将耳轮向耳屏对折时,耳郭上尖端处	发热、高血压、急性结膜炎、睑腺炎
交感	对耳轮下脚端与耳轮内侧交界处	胃肠痉挛、心绞痛、胆绞痛、自主神经功能紊乱
神门	在三角窝的外 1/3 处,对耳轮上脚的下、中 1/3 交界处	失眠、高血压、神经衰弱、癫痫、痛证、戒断综合征
屏尖	耳屏上部外侧缘	发热、牙痛、斜视
肾上腺	耳屏下部外侧缘	低血压、风湿、眩晕、腮腺炎、哮喘、感冒、休克
皮质下	在对耳屏的内侧面	失眠、痛证、神经衰弱、假性近视
内分泌	在耳屏切迹内耳甲腔底部	痛经、月经不调、更年期综合征、痤疮、甲状腺疾病
心	在耳甲腔中心最凹陷处	心血管系统疾病、中暑、急惊风、神经衰弱
肾	在对耳轮下脚的下缘	泌尿、生殖系疾病、腰痛、耳鸣、哮喘
肝	在耳甲艇的后下部	急慢性肝炎、眼病、月经病、情志病
脾	在肝穴下方,耳甲腔的后上部	消化系统疾病、口腔炎、血液病、崩漏
肺	在心、气管区周围处	呼吸系统疾病、皮肤病
三焦	耳甲腔底部,内分泌穴上方	便秘、水肿、腹胀、耳鸣、上肢外侧痛
牙痛点 1	在耳垂 1 区的外下角	拔牙、牙痛
牙痛点 2	在耳垂 4 区的中央	拔牙、牙痛
目 1	在屏间切迹前下方	近视
目 2	在屏间切迹后下方	近视
降压沟	在耳郭背面,由内上方斜向外下方行走的凹沟处	高血压、荨麻疹

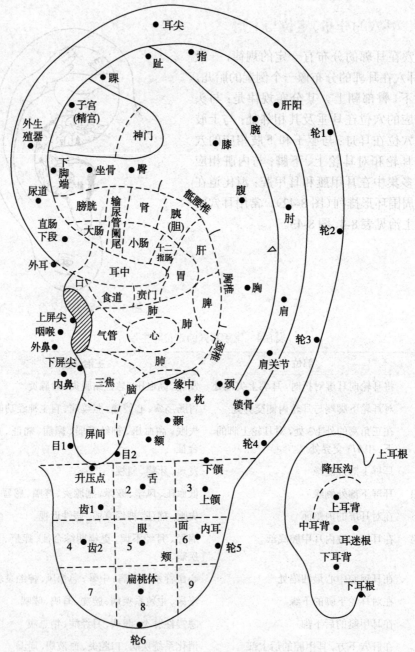

图 8-43　常用耳穴示意图

三、耳穴的探查

耳穴的探查分观察法、按压法、电阻测定法三种。

1. 观察法　在自然光线下，在耳郭上，寻找有无变形、变色、丘疹、脱屑、结节、充血、凹陷、水疱等阳性反应。

2. 按压法　在病变的相应耳穴用探针、毫针柄或火柴梗等物，轻巧缓慢、用力均匀地按压寻找压痛点。压痛最明显处即为耳针治疗点。

3. 电阻测定法 用耳穴电子测定仪对耳穴皮肤电阻进行测定。当有疾病时,多数患者相应耳穴的电阻下降,皮肤导电量增高的这一点,即为针刺的部位。

四、耳针的临床应用

（一）适应证

耳针治病有广、廉、简、验、无副作用等特点,临床常用于:

1. 疼痛性疾病 如各种扭挫伤、头痛和神经性疼痛等。

2. 炎性疾病及传染病 如急慢性结肠炎、牙周炎、咽喉炎、扁桃体炎、胆囊炎、流感、百日咳、菌痢、腮腺炎等。

3. 功能紊乱和变态反应性疾病 如眩晕综合征、高血压、心律不齐、神经衰弱、荨麻疹、哮喘、鼻炎、紫癜等。

4. 内分泌紊乱性疾病 如甲状腺功能亢进或低下、糖尿病、肥胖症、更年期综合征等。

5. 其他 有催乳、催产,预防和治疗输液、输血反应,同时还有美容、戒烟、戒毒、延缓衰老、防病保健等作用。

（二）耳针的禁忌证

耳部有炎症、冻伤的部位或有习惯性流产史的孕妇禁用。

（三）操作方法

1. 备齐用物 毫针或菜籽、消毒液、棉球、镊子、探棒、胶布、弯盘。携至床旁,做好解释,取合理体位。

2. 探查耳穴,局部常规消毒 用 75% 的酒精或先用 2% 碘酒,然后以 75% 酒精脱碘。

3. 方法

（1）毫针法:是指用毫针刺激耳穴的方法,此法在耳针法中最常用。先准确选取耳穴,消毒耳穴部皮肤,持短毫针刺入,以不穿透软骨为度,留针 15~30 分钟,间歇捻针,使之产生热胀、麻痛感。出针后用消毒干棉球按压针孔片刻,防止出血。急性病:每天 1~2 次。慢性病:每日或隔日 1 次。8~12 次为一个疗程,间隔 5~7 天。

（2）埋针法:用镊子夹住皮内针柄,对准已消毒的耳穴轻轻刺入,使针柄平整的留在耳穴上,再用胶布固定。

（3）压丸法:用菜籽、王不留行籽,粘在小方块胶布中央,然后贴敷于耳穴上,每天患者可自行按压数次,每次 1~2 分钟,每日按压 2~3 次以加强疗效。冬季留置 7~10 天,夏季可留置 1~3 天。

（4）刺血法:用三棱针在耳穴处点刺出血。

五、护理及注意事项

1. 严格执行无菌技术操作,预防感染。耳部有炎症、冻伤的部位或有习惯性流产的孕妇禁用耳针法。

2. 起针后如针孔发红,应及时用 2% 碘酒涂擦或遵医嘱给予口服消炎药,谨防引起耳郭软骨膜炎。

3. 老年体弱及高血压患者,针刺前后应适当休息,谨防发生晕针。

4. 对采用埋针法及压丸法的患者,应指导其每日自行按压耳穴 3~5 次,以加强刺激,提高疗效。

5. 对扭伤及肢体活动障碍的患者实施耳针时,进针后待耳郭充血发热时,应鼓励患者适当活动患部。为了加强疗效,可对患部实施按摩、艾条灸等。

(孙　丹　孙洪波)

复习思考题

1. 得气的表现是什么?得气的临床意义是什么?

2. 晕针的表现是什么?一旦发生晕针如何护理?

3. 试述艾条灸的操作方法及注意事项。

4. 拔罐与留罐时如何注意避免烫伤患者的皮肤?

5. 刮痧中如何避免损伤患者的皮肤?

6. 简述耳穴的探查和耳针的临床应用。

第九章

设备仪器使用

学习要点

1. 各设备仪器的操作方法。
2. 各设备仪器的概述、适应证和禁忌证。
3. 设备仪器的使用注意事项。

一、电针

（一）概述

电针是在针刺得气后，在针上再通以接近人体生物电的微量脉冲电流，利用针和电两种刺激，激发调整经络之气，以防治疾病的一种方法。其优点是省时省力，控制刺激量，提高疗效。具有调整人体生理功能、镇静止痛、促进循环、调整肌张力等作用。

电针的适用范围和毫针刺法基本相同，临床常用于治疗各种痛证、痹证、内脏功能失调，以及癫狂和神经、肌肉、韧带、关节的损伤性疾病，也可用于针麻。

（二）操作方法

1. 备齐用物　治疗盘、电针仪、毫针盒、无菌持物镊、棉签、棉球、皮肤消毒液、弯盘、浴巾、屏风。

2. 电针选穴　电针法的处方配穴与毫针法相同。一般选用同侧肢体的1～3对穴位为宜。

3. 选好穴位后，皮肤消毒，按毫针刺法进针，使患者有得气感。

4. 先将电针仪（多为6805型）输出电位器调至"0"，再将电针仪的两根导线分别连接在两根针柄上。打开电源开关，选择适当波型，慢慢调至所需电流量（有酸麻感，局部肌肉抽动），以患者能够承受为宜，通电时间一般为15～20分钟。

5. 需强刺激时，应由小到大调节电流量，切勿突然增强。行针过程中应注意观察病人的反应，以防发生意外。

6. 电针完毕，将电位器拨至"0"位，关闭电源，拆除输出导线，按毫针起针方法取针。电针刺激参数见表9-1。

135

表 9-1　电针刺激参数的选择

名称	频率、波形	特点	主治及功用
密波	同频 50～100 次/秒	能降低神经应激功能	止痛、镇静、缓解痉挛、针麻
疏波	低频 2～5 次/秒	引起肌肉收缩,提高肌肉韧带张力	痿证,肌肉关节韧带损伤
疏密波	疏、密波交替,持续时间各约 1.5 秒	能促进代谢,气血循环,改善组织营养,消除炎性水种	止痛,扭挫伤,关节炎,面瘫,肌无力,冻伤等
断续波	断时,1.5 秒内无电流;续时,1.5 秒密波	能提高肌肉组织的兴奋性	痿证、瘫痪
锯齿波	6～20 次/分,锯齿形波	提高神经肌肉兴奋性,改善血循	刺激膈神经,做人工电呼吸,抢救呼吸衰弱

（三）适应证和禁忌证

1. 适应证　电针的适用范围和毫针刺法基本相同,临床常用于治疗各种痛证、痹证、内脏功能失调,以及癫狂和神经、肌肉、韧带、关节的损伤性疾病及各科多种疾病,也可用于针麻。

2. 禁忌证　在心脏附近禁用电针,特别是患有严重心脏病者;胸背部慎用电针,以防通电后针刺深度变化而伤及内脏;避免横跨脊髓通电,以防损伤脊髓甚至发生脊髓休克。

（四）注意事项

1. 电针仪使用前必须检查其性能是否良好,输出值是否正常。

2. 调节电针电流时,应逐渐从小到大,不可突然增强,以防止引起肌肉强烈收缩,造成弯针、折针或晕针等。

3. 避免电针电流回路经过心脏。安装心脏起搏器者,应禁止应用电针;孕妇当慎用电针。

4. 年老体弱、精神紧张者,刺激量不宜过大,以防晕针。

5. 经温针之后的针柄,因表面氧化导电性下降,容易引发事故,不宜使用。

6. 输出电压在 40V 以上者,最大输出电流应限制在 1mA 以内,颈项、脊柱两侧使用电针时,电流输出量宜小,以免发生意外。

二、穴位红外线照射法

（一）概述

红外线穴位照射法,是指利用红外线的辐射能照射体表或穴位,产生温热效应的治病方法。其温热效应能改善血液循环,促进炎性物质吸收,类似艾灸一样具有温经散寒、疏经通络、行气活血、化瘀止痛等作用。

（二）操作方法

暴露施术部位,用白布遮住其他部位,将预热后的外线发生器（神灯）对准所选体表或穴位进行照射,以病人有舒适的温热感和皮肤出现淡红色为度。一般每日一次,每次 30 分钟。

如果是穴位照射,即单独照射某一穴位,在反射罩前加用锥形管,以利于红外线集中照射。锥形管前端距照射部位为 5～10cm。如果是体表或穴区照射，即以某一腧穴为中心，包括邻近腧穴在内的某一局部，反射罩与照射部位距离 40～60cm。

（三）适应证和禁忌证

1. 适应证 可用于多种急慢性炎性疾病、虚寒性疾病、损伤性疾病、肌肉痉挛性疾病及痛证。如哮喘，慢性支气管炎，风湿性关节炎，腱鞘炎，产后缺乳等病证。

2. 禁忌证 凡高热、恶性肿瘤、活动性肺结核、心功能不全、局部温觉障碍、重度动脉硬化、脉管炎、肢体血液循环障碍、有出血倾向或出血性疾病者当禁用本法治疗。

（四）注意事项

1. 严格掌握禁忌证，以免病情恶化。

2. 照射眼部须罩眼，以免灼伤眼睛。

3. 若出现头晕、恶心欲吐、倦怠乏力等情况，应立即停止治疗并给予对症处理。

4. 防止烫伤。

三、穴位磁疗法

（一）概述

穴位磁疗法亦称磁穴疗法。是指通过磁场对人体的经络腧穴进行刺激而达到防治病证的方法。穴位磁疗具有镇痛、镇静、消炎、消肿、降压、调节经络平衡的作用。且无创伤、无痛苦、副作用少等优点。

（二）操作方法

1. 静磁法 分为直接贴敷法、间接贴敷法、磁电法、磁针法四种。

（1）直接贴敷法：指将磁片或磁珠直贴敷于腧穴进行穴位刺激的一种方法。是临床穴位磁疗法中最常用和最基本的一种方法。若用 200～500 高斯之磁珠贴敷于耳穴的直接贴敷法，称耳穴贴磁法、耳穴贴敷磁珠法、耳磁法、磁珠法。一般只贴一侧耳，贴时注意磁珠间保持一定距离，选穴不宜太多，以免磁场相互干扰。

其操作方法为：先以 75% 酒精消毒所选穴区，待干燥后置上磁片或磁珠，上盖一大于其表面积之胶布予以固定，每周换贴 2 次。直接敷贴法又有单块贴敷法、双块并贴法、双块对贴法、多块并贴法等几种。

（2）间接贴敷法：它是指将磁体磁片缝入衣服、或放入布袋、皮带、塑料膜内而制成的磁衣、磁带、磁帽、护膝、护腕等进行治疗的一种方法。在穿戴上述物品时，注意使磁片对准穴位或病所。间接敷贴适于下列情况：对胶布过敏或不便粘贴的部位；磁片体积较大，不易用胶布固定；需长期治疗之慢性病症。间接贴敷法，可长期佩带。

（3）磁电法：将 1500 高斯以上的磁片 2 片，固定于所选穴位上为电极片，再将电针仪之输出导线与磁片相连，通以脉冲电流。电流强度由小逐渐增大，以病人可耐受为度。每次治疗 20～30 分钟，每日或隔日治 1 次。波形可用连续波或疏密波。

（4）磁针法：磁针法是磁疗与传统的毫针刺相结合的一种方法，集两者之长，近年来在临床上越来越得以推广。常用的有以下几种方法：

1）单纯磁针法：为较简便、较原始的方法。又可分两法，一法为用皮内针刺入体穴或耳穴后，在针柄部位贴敷不同磁场强度的磁片，并用胶布固定。另一法为将针具先放入强磁场内充分磁化以后，再按常规方法选穴针刺。

2）电磁热针法：先将普通毫针刺入穴位，得气后，套上电磁热针仪之磁头，用胶布予以固定。与上法相比，它可调节磁场强度，并有温热刺激的作用。

3）电磁针法：目前多使用的为 DC2- 电磁针灸仪。亦为针刺得气后进行充磁。其优点是：磁针之磁场强度不仅可调节，且磁场剂量集中在针尖处。

2. 动磁法

（1）旋磁法：亦称旋转法。具体操作时，病人取坐位或卧位，充分暴露治疗部位，将电动旋磁机的机头靠近皮肤，直接对准穴位患区，使磁力线穿越治疗部位的方法。一般每个穴位或部位治疗 5～15 分钟，每次治疗时间 30 分钟左右。

（2）电磁法

1）低频交变磁疗法：具体操作时，病人取舒适体位，暴露治疗部位，将磁头导线插入插孔内，选择合适的磁头置于治疗部位，使磁头与穴区皮肤密切接触。然后接通电源，指示灯亮，电压表指针上升，扭动磁强开关，视具体情况选用弱、中、强三档，利用电磁疗机产生的低频交变磁场使局部有震动感和温热感。治疗时要防止烫伤。每次治疗 15～30 分钟，每日 1 次，10～15 次为一个疗程。

2）脉动磁疗法：临床上 CS401 型立地式磁疗机较为常用，具体操作时，嘱病人取卧位，暴露治疗部位，并使之处于两磁头之间，以便磁力线垂直穿过治疗部位。然后转动电流调节钮，逐步增加电流强度，直至病人感受到一定程度的磁场作用。治疗时间酌情而定，20 分钟至 1 小时不等。

（3）电磁按摩法：又称电动磁按摩法。病人取坐位或卧位，暴露穴区部位。将震动磁疗器或摩擦磁疗器置于其上，进行来回移动或局部震动刺激，每次治疗时间为 20～30 分钟。

（三）适应证和禁忌证

1. 适应证

（1）内科病证：高血压、风湿性关节炎、类风湿关节炎、头痛、神经衰弱、冠心病、急慢性肠炎、慢性支气管炎、三叉神经痛、面肌痉挛、神经性皮炎、荨麻疹等。

（2）外科病证：急性扭挫伤、颈椎病、肌纤维组织炎、痔、肛裂、直肠脱垂、腱鞘囊肿、肩关节周围炎、术后疼痛、乳腺病、静脉曲张、前列腺炎、尿石病、胆石症、肋软骨炎等。

（3）妇儿科病证：附件炎、痛经、外阴病、遗尿、小儿腹泻及小儿支气管炎等。

（4）五官科病证：外耳道疖肿、神经性耳鸣、鼻炎、牙痛、近视、角膜炎、泪道阻塞等。

2. 禁忌证

（1）凡体内存在金属异物，如体内植有金属钉、金属片，特别是眼内、颅内有铁质异物等必须禁用。

（2）严重的心、肝、肺、肾及血液病患者；体质极度虚弱或急性传染病、高烧患者，新生儿及孕妇等，均宜慎用。

（四）注意事项

1. 在磁疗中应定期复查血象，作贴磁疗法时必须 2 天内复查，因为副作用大部分在 2 天内出现，表现为头晕、一时性呼吸困难、低热、恶心呕吐、心跳心慌、失眠、嗜睡、乏力、兴奋等，个别患者尚可出现白细胞一时减少或血压下降。局部尚可发生水疱、瘀斑、疼痛或烧灼感等。副作用较轻微者，不需特殊处理；副作用较明显者，应停止治疗，其副作用会很快消失，无任何后遗症。

2. 一般而言，躯体穴位患处较大者，磁强度要大；四肢穴位，磁场强度要小；头面及心脏附近部位要更小。在治疗时先用弱磁场,无副作用后改用强磁场。耳穴多用200～380高斯,体穴以800～2000高斯最常用。3000高斯以上的磁体多在磁疗机上使用。

3. 磁片一般较脆硬,不宜用力碰击或火烧、高温消毒等,以免碎裂或退磁。用后冲洗干净用酒精浸泡消毒即可。磁片保存时宜干燥,以免生锈。电动磁疗器具,应间歇使用,持续时间以15～20分钟,停5～10分钟再用,要经常检查有否漏电、短路等。

4. 并列贴敷时,以同名极并列,防止磁力线短路,以增强疗效。

5. 夏季贴敷磁片时,可在贴片和皮肤之间放一层隔垫物,以免汗液浸渍使磁片生锈。

四、中药离子导入法

(一)概述

中药离子导入法是指利用直流电的作用,使药物离子经过皮肤或黏膜导入人体,从而达到治疗疾病目的的一种治疗方法,又称为直流电离子导入法。具有操作简单、病人易接受、无创伤、无痛苦、副作用少等优点。能达到舒筋通络、活血化瘀、软坚散结、行气止痛等作用。

(二)操作方法

1. 备齐用物,HY-D型离子导入机、治疗盘、衬垫、纱布、绷带、沙包、塑料薄膜、镊子、中药制剂(已制备)。

2. 选择合适的体位,将衬垫浸湿药液,拧至不滴水,紧贴患处皮肤,根据药物选择电极,将带负电的药物衬垫放在负极板下(黑色导线),带正电的药物衬垫放在正极板下(红色导线)。连接好以后把塑料薄膜盖在电极板上,用沙包和绷带固定。

3. 先将直流感应电疗机电位器输出端调节到"0"位,再接通电源,缓慢增至预定的电流强度,电流强度以患者能够耐受为限度。每天一次,每次15～20分钟,小儿:10～15分钟;10～15次为一个疗程。

4. 治疗结束时,先将电位器输出端调至"0"位,再关闭电源开关,以免病人受到突然断电的电击感而感到不适。

5. 拆去绷带、沙包、薄膜和衬垫,擦净局部皮肤。

(三)适应证和禁忌证

1. 适应证

(1)风湿性关节炎、类风湿关节炎、痛风、关节肿痛、骨质增生、软组织损伤。

(2)颈椎病、肩周炎、网球肘、腰椎间盘突出、腰肌劳损、强直性脊柱炎。

(3)神经痛、神经炎、自主神经功能紊乱、坐骨神经痛、慢性溃疡、血栓性静脉炎。

(4)痛经、闭经、盆腔炎、不孕不育、乳腺增生、性冷淡、阳痿等。

2. 禁忌证　高热、恶病质、湿疹、出血倾向或出血性疾患、活动性肺结核、破伤风、肿瘤、妊娠、精神病及心力衰竭、治疗部位有金属异物、装有心脏起搏器及不适应电刺激治疗的患者均禁止使用,心脏及心脏投影区,太阳穴及孕妇下腹部均不得作为治疗部位。

(四)注意事项

1. 操作前做好解释工作,检查设备运行是否正常。

2. 检查治疗部位皮肤感觉有无异常、破损;如有破损,可加盖小块塑料薄膜。

3．电极板一般放置在穴位点、疼痛点、阿是穴、经络或肌肉两端。

4．治疗过程中，注意观察病人的反应和机器的运行情况，及时调节电流量以免灼伤。如有电灼伤，可按烧伤处理，预防感染。

5．一个衬垫只供一种药物使用，用后以清水洗净，也可使用一次性衬垫。

6．个别患者若治疗部位出现瘙痒、脱屑、皮疹、皲裂或棕色斑丘疹等症状属正常现象，可间歇两天或在患部涂抹青黛膏或皮炎平膏，禁止搔抓。

五、中药保留灌肠法

（一）概述

中药保留灌肠法是将中药汤剂，自肛门灌入直肠至结肠，使药液保留在肠道内，通过肠黏膜吸收，达到治疗多种疾病目的的一种方法。具有起效快，疗效好，弥补了口服给药的不足，减轻了药物对肝肾的损害等优点，解决了一部分患者吃药难，打针输液痛苦的难题。具有通腑泻热，润肠通便，使邪毒排出体外，可以起到帮助诊断和治疗的双重作用。常用的方法有直肠注入法和直肠滴注法。

（二）操作方法

1．直肠注入法

（1）备齐用物，治疗盘、量杯、50ml 注射器、弯盘内放消毒肛管（14～16 号）、温开水、水温计、石蜡油、橡胶单、治疗巾、棉签、卫生纸、便盆、止血钳。按医嘱准备中药汤剂。

（2）嘱病人排空大便。测量药液温度，39～41℃，用注射器抽取药液备用。

（3）根据病变部位取左侧或右侧卧位，臀下垫胶单和治疗巾，并用小枕抬高臀部 10cm 左右，暴露肛门，注意保暖。

（4）用石腊油润滑肛管前端，与注射器连接，排气后夹紧肛管，嘱患者深慢呼吸，轻轻插入肛门约 10～15cm，松开止血钳缓缓推注药液，药液注完后在注入温开水 5～10ml，用止血钳夹住肛管，轻轻拔出，放于弯盘中。

（5）用卫生纸轻轻揉擦肛门，嘱病人尽量忍耐，保留药液 1 小时以上，协助取舒适卧位。

2．直肠滴注法

（1）备齐用物，治疗盘：灌肠筒或输液器一套、弯盘内放消毒肛管（14～16 号）、温开水、水温计、石蜡油、橡胶单、治疗巾、棉签、卫生纸、便盆、止血钳、输液架等。按医嘱准备中药汤剂。

（2）嘱病人排空大便。测量药液温度，39～41℃，倒入灌肠筒或输液瓶内，挂在输液架上，液面距肛门约 30～40cm。

（3）根据病变部位取左侧或右侧卧位，臀下垫胶单和治疗巾，并用小枕抬高臀部 10cm 左右，暴露肛门，注意保暖。

（4）用石腊油润滑肛管前端，与输液器连接，排气后夹紧输液管，嘱患者深慢呼吸，轻轻插入肛门约 10～15cm，用胶布固定，松开止血钳，调节滴速，每分钟 60～80 滴。

（5）待药液滴完时夹紧输液管或灌肠筒的连管，拔出肛管放入弯盘。

（6）用卫生纸轻揉肛门部。嘱咐病人尽量忍耐，保留药液 1 小时以上，协助病人取舒适卧位。

（三）适应证和禁忌证

1. 适应证 高热、慢性结肠炎、慢性痢疾、慢性盆腔炎、盆腔包块、带下病等。

2. 禁忌证 妊娠、不明原因的急腹症、消化道出血、肠癌、严重心血管疾病者禁用。

（四）注意事项

1. 向病人作好解释，了解病变的部位，确定体位和肛管插入的深度，灌肠前让病人排空大便，必要时可先行清洁灌肠。

2. 插管前要认真检查有无痔疮、肛裂等，插管动作要轻柔，以免损伤肠黏膜，增加病人痛苦。

3. 药液温度应保持在39～41℃，过低可使肠蠕动加强，腹痛加剧，过高则引起肠黏膜烫伤或肠管扩张，产生强烈便意，致使药液在肠道内停留时间短、吸收少、效果差。

4. 嘱咐病人尽量忍耐，保留药液1～2小时，药液在肠内保留时间越长，疗效越好。

5. 对刺激性强的药物病人可选用较粗的导尿管，并且药液一次不应超过200ml，可在晚间睡前灌肠，灌肠后不再下床活动，以提高疗效。

6. 若患者感到腹胀，或有便意，可告知患者是正常现象。

六、中药熏蒸法

（一）概述

中药熏蒸疗法又叫蒸汽疗法、汽浴疗法、中药雾化疗法，是以中医理论为指导，利用药物煮沸后产生的蒸汽来熏蒸肌体，以达到治疗疾病、养生保健目的的一种中医外治疗法。它具有内病外治、作用直接，疗效显著，操作简单、病人易接受、适用范围广、发汗而不伤营卫、无毒副作用等优点。具有发汗解表、疏通经络、调气和血、清热解毒、活血化瘀、拔毒避秽、杀虫止痒、预防保健、健脾和胃、益肾壮腰、养容生肌、延年益寿等多种作用。

（二）操作方法

1. 全身熏蒸 熏蒸设备有熏蒸舱、全身熏蒸桶、熏蒸室、熏蒸房等。

操作方法：将中药装入纱布袋中，放入药箱煎煮，调节蒸汽温度到37～42℃，以病人感觉温热，不烫伤皮肤为度。利用药物的蒸汽对全身进行气雾沐浴，适用于全身性疾病，也可作为一种保健方法。每次熏蒸15～20分钟，每天1次，10次为一个疗程。

2. 局部熏蒸 熏蒸设备有各种熏蒸床，熏足桶，熏蒸机、盆、瓷杯等。

操作方法：将中药装入纱布袋中，放入药箱煎煮，调节蒸汽温度到50～55℃，以病人感觉温热，不烫伤皮肤为度。利用药物蒸汽对病变患处进行熏蒸，适用于病变较局限的疾病或某些特定部位的病证。每次熏蒸20～30分钟，每天1次，10次为一个疗程。

（三）适应证和禁忌证

1. 适应证 中药熏蒸疗法的适应证涉及内妇儿外骨伤等临床各科，可治疾病达200余种。

（1）各种急慢性软组织损伤和亚健康：如踝关节扭挫伤、腰肌劳损、身体疲惫、精神抑郁、记忆减退、手足不温发麻、噩梦多、后背发凉、视物模糊等。

（2）风湿骨病：风湿性关节炎、类风湿关节炎、痛风、肩周炎、颈椎病、强直性脊柱炎、腰椎病、腰椎间盘突出、腰腿疼痛、手足关节肿大、骨刺等。

（3）美容科：皮肤暗沉、皮肤色斑、皮肤干缩、皮肤粗糙、肥胖。

（4）妇科病：痛经、闭经、盆腔炎、附件炎、外阴炎、外阴白斑或瘙痒、异味等。

（5）男科病：慢性前列腺炎、附睾炎、阴囊湿疹、早泄等。

（6）皮肤病：湿疹、银屑病、痤疮、癣、疥、皮炎、皮肤瘙痒或皲裂、硬皮病等。

（7）内科病：胃肠疾病、感冒、咳嗽、肾病综合征、中风后遗症、失眠、神经衰弱等。

（8）肛肠病：内外痔疮、肛门瘙痒、脱肛、肛瘘等。

2．禁忌证

（1）心功能衰竭，肾衰竭、严重肝肾疾病、重症贫血、大出血、重症高血压宜禁用。

（2）皮肤破损、温热感觉障碍、高热、精神病、结核病、肿瘤、孕妇及经期者宜禁用。

（3）骨质疏松及高龄者、体质虚弱者、有心脑血管疾病病史者宜慎用。

（四）注意事项

1．防止烫伤和意外。全身熏蒸时室温不宜过高，蒸汽温度控制在 37～42℃，以防汗出过多，造成窒息、昏厥、虚脱跌倒，尤其年老体虚者。局部熏蒸要注意温度，不可过烫，蒸汽温度控制在 50～55℃，以防烫伤皮肤。

2．熏蒸浴具要牢固稳妥，注意清洁、消毒。

3．治疗期间适当控制生冷、辛辣、油腻等食物的摄入。

4．严寒季节要注意保暖，尤其是局部熏蒸者，宜在患处盖上毛巾，防止受凉感冒。

5．小儿及智能低下，年老体弱者熏蒸时间不宜过长需家属陪同。

6．熏蒸结束后要适当休息，适当喝 300～500ml 的白开水，等恢复后再离开治疗室。

七、药浴疗法

（一）概述

1．概念　药浴疗法是将药液盛于器皿内，浸泡身体的某些部位或全身，利用热力和药物对皮肤、经络、穴位的双重作用，达到治疗疾病、养生保健目的的一种方法。本法具有疗效显著、毒副作用少、适用范围广、简单易行、作用快速、安全可靠等特点，其原理主要是利用热力和水作为媒介，使药物直接作用于患部，从而发挥清热解毒，消肿止痛、祛风除湿，杀虫止痒，温经通络，行气活血，嫩肤美肤、软化角质，收敛固涩、祛腐生肌等多种作用。故《理瀹骈文》说"外治之理即内治之理，外治之药即内治之药，所异者法耳"。

2．药浴液的制备方法

（1）将药物加水适量，煎煮为液，滤渣而成。

（2）将药物放入溶液中浸泡数日而成浴液。

（3）将药物研细过筛，制成散剂或丸剂保存，用时加热水溶解而成浴液。

（4）将药液进行有效成分提取，加入皮肤吸收促进剂，调制而成浴液。

（二）操作方法

1．全身药浴　俗称"药水澡"。是将药物煎汤滤去药渣，倒入清洁消毒后的浴盆或浴缸里，先趁热进行全身先熏蒸，待药液温度适宜时再泡浴的一种方法。适用于泛发性皮肤病、风湿、类风湿、全身关节酸痛、肢体麻木、强直性脊柱炎、腰椎间盘突出症、骨性关节炎、肩周炎等多种疾病的治疗。但高热大汗、高血压、主动脉瘤、冠心病、心功能不全及有出血倾向等患者不宜使用。

（1）备齐用物，药液、水温计、坐架、罩单、浴巾、软毛巾、拖鞋、衣裤。

（2）将药液倒入浴盆，稳妥坐架，调好水温在39～45℃。

（3）在浴室患者脱去衣裤，扶患者坐在浴盆坐架上，用罩单围住全身，仅露出头面，使药液蒸汽熏蒸全身。

（4）待药液温度适宜时，将四肢及躯体浸泡于药液中，用软毛巾擦洗。

（5）密切观察患者的面色、呼吸、脉搏，询问病人有无不适感，及时调节药液温度，浸泡时间一般为20～40分钟。

（6）浴毕用温水清洗，擦干，患者穿好衣服，送回病床休息。

2．局部药浴

（1）坐浴：是用中草药煎汤滤去药渣后倒入浴盆中，让病人先趁热熏蒸，待温度适宜时，再坐入浴盆中泡洗，使药液直接浸入肛门或阴部，以治疗某些疾病的方法。适用于肛肠和妇科疾病，对肛周脓肿已化脓者，则应先手术后再坐浴。月经期及妊娠期禁用。

1）备齐用物：小毛巾、药液、水温计、坐浴盆、坐浴椅、有孔木盖。

2）将去渣药液倒入浴盆中，调好水温在40～50℃，盖上有孔木盖。

3）患者将裤脱至膝盖，露出臀部，坐在木盖上进行熏蒸，待药液变温时拿去木盖，坐入浴盆中泡洗，时间约20～30分钟。

4）坐浴完毕，用小毛巾擦干臀部，如有伤口按常规更换敷料。

5）清洁消毒浴盆、浴椅、木盖，整理用物。

（2）手浴及头面浴：是指将中药浴液倒入清洁消毒的脸盆中，待浴液温度适宜，进行浴手或沐发，洗头，洗面的方法。适用于头，面部疾病，美容及护发美发。面部急性炎症性渗出明显的皮肤病应该慎用。

1）备齐用物，脸盆、药液、水温计、软毛巾。

2）将药液倒入脸盆，调好水温在36～43℃。

3）用消毒的毛巾或沙布洗浴头面部20～30分钟。

4）浴毕用温水清洗，擦干。

（3）目浴：将煎剂滤清后倒入清洁消毒的器皿中，调试浴液温度适宜时，再用消毒纱布或棉球渍药水淋洗患眼的方法。适用于多种眼疾。眼部有新鲜出血或患有恶疮者，忌用本法。

1）备齐用物，眼杯、药液、水温计、软毛巾、消毒的沙布或棉球。

2）将过滤后的药液倒入眼杯，调好水温在36～40℃。

3）毒纱布或棉球渍药水淋洗患眼15～20分钟。

4）也可先熏后洗：用消毒眼杯盛药液半杯，先俯首，使眼杯与眼窝缘紧紧靠贴，然后仰首，并频频瞬目，进行眼浴，每日2～3次，每次15～20分钟。

5）浴毕用温水清洗，擦干。

（4）足浴：是指用中药煎剂泡浴足部的方法。适用于护肤保健或皮肤病，软组织损伤等。

1）备齐用物，足浴桶、药液、水温计、罩单、软毛巾、拖鞋。

2）将药液倒入浴盆，调好水温在40～50℃。

3）将手或足浸泡于药液中，用软毛巾擦洗20～30分钟。

4）浴毕用温水清洗，擦干。

（三）注意事项

1. 煎液要过滤，尤其浴目液，必须过滤，以免药渣进入眼内。

2. 浴室空气要流通，室温、水温均应适宜，以免烫伤或受凉。

3. 对老年、儿童、体弱者，应协助洗浴，洗浴的时间不宜过长。

4. 洗浴时要密切观察，如患者有不适感，应马上出浴，卧床休息或进行对症处理。

5. 沐浴时要注意保暖，浴毕拭干，宜避风寒；若感觉口渴，应适当补充水分。

6. 所用物品要清洁消毒，每人一份，避免交叉感染。

7. 饥饿或饭前饭后 30 分钟内不宜洗浴。

8. 洗浴一般先熏蒸后泡浴，也可直接泡浴。

9. 癣类皮肤病，可将药物浸泡在醋液中，或煎汤后加醋，制成药溶液进行洗浴。

（四）良性反应

1. 部分肥胖者，浴后皮肤出现轻微刺痛感或小丘疹，均属排毒现象，可继续使用。

2. 部分体虚者，在浸泡过程中会出现：头晕、心跳加快、恶心、全身酸软无力等症状，属于正常现象，随着泡浴对体质的调整会逐渐消失。

3. 感受风寒或湿气较重者，在泡浴后出现风疹、湿疹、关节疼痛、并伴有瘙痒等症状，一般在 2 小时以后逐渐消失，属好转反应。

八、蜡疗法

（一）概述

利用加热熔化的医用蜡涂抹贴敷于人体体表以治疗疾病的方法，称蜡疗法。蜡疗具有温经散寒、消肿定痛、疏经通络、行气活血、祛寒湿、散瘀血、改善运动功能、促进组织愈合之功效。此法操作易行，设备简单，取材容易，效果明显，治疗时间持久，是一种常用的温热疗法。

（二）操作方法

1. 选择病人舒适持久的体位，按医嘱选择蜡疗的种类和方法，作好用物准备。

2. 黄蜡疗法 一般要准备蜡末或蜡饼、白面粉、水、消毒湿毛巾、铜勺、炭及炭炉或艾绒、火源等。

（1）炭蜡法：暴露患处，用白面和水揉成面泥，搓成直径为 1cm 左右的细条状，围放在患部四周，面圈内撒上黄蜡末或贴敷黄蜡饼约 1cm 厚，面圈外皮肤以物覆盖，以防灼伤健康皮肤。然后用铜勺盛炭火，置蜡上烘烤，随化随添蜡末，直至蜡与所围面圈高度平满为止，蜡冷后去掉，隔日 1 次。

（2）艾蜡法：操作方法基本同"炭蜡法"。只是在熔化黄蜡时，蜡末上铺撒艾绒，以点燃的艾绒使蜡溶化。

3. 石蜡疗法 一般要准备热蜡液、无菌纱布、无菌小刷、无菌钳、镊各 1 把、小棉被或大毛巾、橡皮袋或瓷盘、小刀、绷带和大棉垫、温度计、小面盆等。

（1）蜡布贴敷法：用无菌纱布垫浸蘸热蜡液，待冷却至患者能耐受之温度，贴敷于治疗部位上，然后用另一块较小的，温度在 60~65℃ 的高温热蜡布，盖在第一块蜡布上，用棉被、大毛巾等物品覆盖保温。每日或隔日 1 次，每次治疗 30 分钟，15 次为一个疗程。

（2）蜡饼贴敷法：将适量石蜡加热熔化，倒入一盘底内铺有一层胶布的瓷盘中，厚度约 2～3cm，但蜡层表面温度降至 50℃左右时，连同胶布一同起出，贴敷于患处，也可不在瓷盘中放胶布，直接倾蜡入盘，待盘中石蜡冷却成饼后，用刀分离切成适当块状置放患处，保温包扎。每次治疗 30 分钟，15 次为一个疗程。

（3）蜡袋贴敷法：将石蜡熔化后装入橡皮袋内，或将石蜡装入袋内再行熔化，蜡液应占袋装容积的 1/3 左右，待蜡袋表面温度达治疗所需之时，即可贴敷于患处。

（4）蜡液涂贴法：将石蜡加热到 100℃，经 15 分钟消毒后，冷却到 50～60℃，用无菌毛刷向患处涂抹。在涂抹第一层蜡液时，要尽量做到厚薄均匀，面积大些，以形成保护膜。此后可涂抹温度稍高一些的石蜡液，但不致烫伤皮肤，各层尽快涂抹，厚度达 1cm 为止，最后以保温物品（如棉垫）包裹。

（5）蜡液浸泡法：将医用石蜡间接熔化，放入保温器皿中，温度控制在 55.5～57.5℃为宜，将患部浸入蜡液之中（形成较厚蜡层时开始计算浸入蜡液的时间），15 分钟后抽出。脱去蜡层，每日 1～2 次，15 次为一个疗程。本法以四肢疾患为宜。

4．地蜡疗法　地蜡的熔点为 52～55℃，其性质和作用于石蜡相似，使用方法与石蜡大致相同。

5．操作过程，随时观察病人的局部和全身情况。

6．操作完毕，置病人舒适体位，嘱病人休息 30 分钟。

（三）适应证和禁忌证

1．适应证

（1）各种损伤及劳损：如挫伤、扭伤、肌肉劳损等。

（2）关节症变：如关节强直、挛缩、慢性非特异性关节炎、肩周炎、腱鞘炎、滑囊炎等。

（3）外伤或手术后遗症：瘢痕、粘连、浸润等；愈合不良的伤口或慢性溃疡等。

（4）神经及皮肤病：神经炎、周围性面神经麻痹、神经痛、神经性皮炎、皮肤硬化症、湿疹、疥疮、肌炎、骨髓炎等。

（5）内脏疾病：腕痛、腹痛、虚寒泄泻、胃肠神经官能症、胃炎、胆囊炎等。

（6）慢性盆腔炎、不孕症等。

2．禁忌证　感觉障碍、心肾功能衰竭、恶性肿瘤、有出血倾向、结核、化脓性感染、伤面渗出未停止者及婴幼儿禁用此法。

（四）注意事项

1．蜡疗过敏者要停止蜡疗。

2．操作加热医用蜡时，要采用隔水加热法，以防烧焦或燃烧。

3．用过的蜡，其性能降低，重复使用时，每次要加入 15%～25% 新蜡。

4．用于创面或体腔部位的蜡，不能再做蜡疗。

5．掌握安全的温度，即防温度过低而影响疗效，又防温度过高而烫伤皮肤。

（王　文　黄　坤）

复习思考题

1．简述电针的使用方法和注意事项。

2．中药熏蒸法的使用注意事项有哪些？

3．何谓蜡疗法？怎样正确使用蜡疗法？

课件
10章PPT

扫一扫
知重点

第十章

推拿基本技术

推拿法,又称按摩,是中医学的一个重要组成部分,属中医外治法范畴。它是以中医基础理论为指导,在人体体表特定部位或穴位上,运用各种手法以及某些特定的肢体活动,以调节机体生理、病理状态,达到防治疾病的一种方法。推拿疗法具有疏通经络,滑利关节,活血化瘀,祛风散寒,调整脏腑气血功能及增强人体抗病能力等作用。

知识链接

推拿与普通按摩

推拿古称按摩、按跷、抚案。推拿有别于普通按摩,推拿是以中医基础理论为指导,研究推拿的理论与手法,用于防治疾病的一门学科,属于医疗行为。推拿有镇痛、增强血液循环、纠正解剖位置、提高组织温度、改变有关的系统功能等作用。普通按摩手法较为简单、粗糙,只能起到一些简单的放松、消除疲劳的作用。

第一节　推拿的基本手法

手法是推拿治病的主要手段,其效果主要取决于手法的种类、手法的刺激量和施术部位或穴位的特异性,基本要求是持久、有力、均匀、柔和。根据手法的动作形态,推拿手法有如下几类。

一、摆动类手法

1. 一指禅推法　用拇指的指腹或指端着力于体表上,以肘为支点,用前臂的来回摆动,带动腕部摆动和拇指关节做屈伸活动的手法,称为一指禅推法(图10-1)。

(1)动作要领:腕部放松,沉肩、垂肘、悬腕,指实掌虚,手法频率每分钟120~160次。

(2)临床应用:本法接触面积较小,但深透度大,可适用于全身各部穴位。临床常用于头面、胸腹及四肢等处,适用于头痛、胃痛、腹痛及关节筋骨酸痛等病证。

2. 摖法 通过前臂的旋转摆动和腕关节的屈伸活动,带动小指掌指关节背侧及部分小鱼际或小指、环指、中指的掌指关节部分,在体表一定部位反复往返滚动的一种手法(图10-2)。

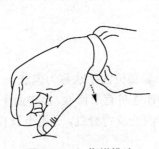
图 10-1 一指禅推法

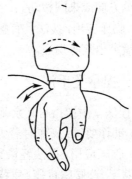
图 10-2 摖法

(1)动作要领:摖动时要紧贴体表,不可跳跃或摩擦,肩、肘、腕充分放松,前臂的内、外旋及腕关节的伸屈运动要协调,压力、频率、腕臂摆动幅度要均匀,每分钟来回摆动120~160次。

(2)临床应用:摖法刺激平和,作用面积广,常用在肩背、腰臀及四肢肌肉较丰厚的部位。适用于风湿痹痛、肢体麻木、中风瘫痪等病证。

二、按压类手法

1. 按法 以指、掌在一定部位或穴位上逐渐用力下压、按而留之的手法称为按法。分指按法和掌按法两种(图10-3)。

(1)动作要领:操作时着力部位要紧贴体表,不可移动,用力要由轻而重,不可用暴力。

(2)临床应用:按法在临床上常与揉法组合成"按揉"复合手法。指按法适用于全身各部穴位;掌按法常用于腰背和腹部。适用于胃脘痛,头痛,肢体疼痛麻木等病证。

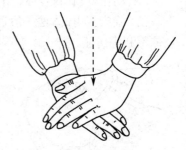
图 10-3 按法

2. 点法 本法是用指端或屈指骨突部或肘尖着力于受术部位或人体穴位用力按压的一种手法。屈指用骨突部点称屈指法;用指端点称指点法;用肘尖部点称肘点法(图10-4)。

(1)动作要领:点取部位和穴位要准确,压力方向尽可能垂直于体表;用力应平稳、持久,不可偏歪、移动;发力、撤力都应缓慢进行;力度的大小一般以局部有得气感为度,并根据病情维持最大力度1~3分

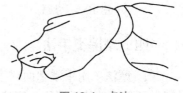
图 10-4 点法

钟；手法的刺激量和时间应根据受术者的体质、病情、耐受力等情况灵活掌握。

（2）临床应用：浅表穴位用指点法，较深的穴位用屈指法，肌肉丰厚的部位用肘点法。点法作用面积小，刺激量大，适用于全身各部的经络穴位。常治疗脘腹挛痛、腰腿疼痛麻木等病证。

3. 拨法　用拇指着力于施术部位用力深压，进行单方向或往返的拨动，称为拨法。

（1）动作要点：拇指伸直或微屈，以指端着力于施术部位上，余四指置于相应位置以助力，拇指在所需拨动处按压到有酸胀感时，再做与肌纤维、肌腱或韧带成垂直方向的单方向或来回拨动。

（2）临床应用：拨法具有解除粘连、通络止痛的作用，多用于颈椎病、腰背筋膜炎、腰椎间盘突出症等病证。

三、捏拿类手法

1. 捏法　用拇指与其余手指相对用力挤捏起一定部位的手法称为捏法。

（1）动作要领：操作时着力指腹，压力均匀而动作连贯有节律性，循序而下。

（2）临床应用：捏法轻快柔和，常用在头颈部、四肢及背脊处，适用于肢体麻木、肌肉萎缩无力、腰腿疼痛、肩背酸痛等病证。

2. 拿法　捏而提起谓之拿。拿法是指用拇指和其余手指相对用力，提捏一定的穴位或部位的手法（图10-5）。

（1）动作要领：拿取部位、穴位要准确，操作时，用劲要由轻而重，不可骤然用力，动作要缓和而有连贯性。

（2）临床应用：临床常配合其他手法使用于颈项、肩部和四肢等部位。适用于感冒、头痛、胃肠功能紊乱、腰腿痛、肌肉疲劳等病证。

3. 捻法　用手指捏住一定部位，做快速捻转搓揉的手法称为捻法。

（1）动作要领：操作时，用力要缓和、持续，动作灵活、快速，不可重滞（图10-6）。

（2）临床应用：本法一般适用于四肢小关节，适用于指、趾关节损伤、肿胀疼痛或屈伸不利等病证。

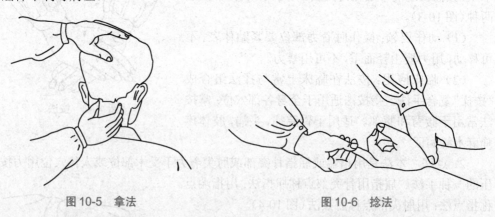

图10-5　拿法　　　　　　　　　　　图10-6　捻法

四、摩擦类手法

1. 摩法　用手掌掌面或手指指腹贴附在体表一定部位或穴位，以腕关节连同前臂做环形摩动的手法称为摩法，分指摩法和掌摩法两种（图10-7）。

（1）动作要领：操作时，肘关节自然屈曲，腕部放松，指掌自然伸直，动作缓和而协调。频率每分钟 120 次左右。

（2）临床应用：本法动作刺激量较轻，常用于胸腹、胁肋等部位。适用于脘腹胀痛、食积胀满、腹泻、便秘、胸胁胀痛等病证。

2. 擦法　用拇指指腹或手掌大鱼际、掌根紧贴一定部位做快速直线往返摩擦的手法称为擦法（图 10-8）。

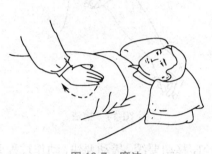
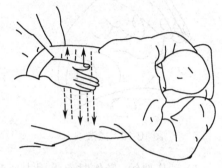

图 10-7　摩法　　　　　　　　　　　　　图 10-8　擦法

（1）动作要领：摩擦时以肩关节为支点，不可耸肩，腕关节相对用力，压力均匀适中，以摩擦感明显又不使皮肤褶皱为度。操作时须暴露施术部位直接在体表施术，并可在体表涂少许润滑剂；擦动的线路要保持平直，往返距离尽量拉长；动作要均匀连续，以局部透热为度，频率为每分钟 120 次左右；被擦部位可出现灼热、皮肤潮红，因此不能在该部位再使用其他手法，避免造成皮肤损伤。所以擦法一般作为治疗的结束手法。

（2）临床应用：本法是一种柔和、温热的刺激，多用于胸腹、腰背、四肢等部位。适用于腰背酸痛、肢体麻木、消化不良、末梢神经炎、神经衰弱等病证。

3. 推法　用指、掌或肘部在体表一定部位，做缓慢单方向直线推动的手法称为推法，分指推法、掌推法和肘推法三种（图 10-9）。

（1）动作要领：操作时，指、掌或肘要紧贴体表，用力要稳，速度要缓慢、均匀，以局部深层透热而不损伤皮肤为度。

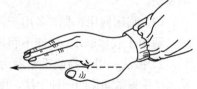

图 10-9　推法

（2）临床应用：本法可在人体各部位使用，适用于外感头痛、发热、项强、肌肉痉挛、肢节肿痛、风寒湿痹痛、胸胁胀痛、痛经、闭经及软组织急慢性损伤等病证。

五、揉搓类手法

1. 揉法　用拇指指腹或手掌大鱼际、掌根着力于一定部位或穴位上，腕关节或掌根带动被操作部位做回旋转动的手法称为揉法。分指揉和掌揉两种（图 10-10）。

（1）动作要领：操作时以掌或指为着力点紧贴体表，前臂主动摆动，带动腕部使掌或指做环形运动。动作要协调，用力以使皮下组织随之回旋运动为度。操作过程要持续、均匀、柔和而有节律，频率每分钟约 120 次。

（2）临床应用：本法着力面积大，刺激量小，可用于全身各部。适用于头痛、头晕、腹痛、胸闷胁痛、便秘及软组织损伤的肿痛或风寒痹痛等病证。

2. 搓法　双手掌面夹住受术部位,相对用力做快速搓揉并作上下往返移动的一种手法(图10-11)。

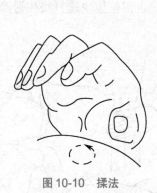

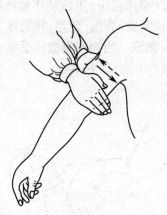

图10-10　揉法　　　　　　　　　　　　图10-11　搓法

(1)动作要领:操作时双手用力要对称、均匀,移动要缓、搓动要快,动作过程要流畅自然。

(2)临床应用:搓法常用于腰背、胁肋及四肢部,以上肢最为常用,多被作为中医推拿的结束性手法。适用于腰背酸痛、胸胁胀闷、肩背疼痛、肢体麻木等病证。

六、振动类手法

1. 抖法　用双手握住肢体远端,做连续的小幅度上下颤动的一种手法称为抖法(图10-12)。

(1)动作要领:被抖动的肢体要放松,握持部位应在腕关节或踝关节上方,握持应松紧适度,牵拉被操作肢体,使之相对伸直,便于抖动的传导,抖动的幅度要小,频率要快。

(2)临床应用:本法多用于四肢部,尤其常用于上肢,常作为治疗的结束手法之一。适用于肢体麻木、屈伸不利等病证。

2. 振法　用手指或手掌着力于受术部位,前臂和手部的肌肉强力而静止地用力,从而产生振颤动作的一种手法。用手指着力称指振法;用手掌着力称掌振法(图10-13)。

(1)动作要领:操作时,术者要注意力集中,将力量集中于指端或手掌上,有"意识"地使前臂和手部的肌肉强力地静止性紧张,产生小幅度的上下急骤的振颤动作,动作过程要求深透,不可摆动手臂或移动手指掌。

(2)临床应用:掌振法适用于全身各部,指振法适用于人体穴位。适用于肝气郁滞、胃肠功能紊乱、肌筋挛缩或粘连等病证。

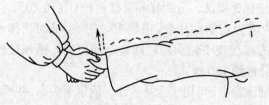

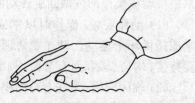

图10-12　抖法　　　　　　　　　　　　图10-13　振法

七、击打类手法

1. 击法　指端、掌侧、拳背及特制工具在体表有节律地击打的手法称为击法（图10-14）。

（1）动作要领：操作时，用力要均匀，拍打要平衡而有节律性，不可用暴力。

（2）临床应用：常用本法配合治疗风湿痹痛、坐骨神经痛、软组织损伤、局部陈伤劳损、感觉障碍、头痛等病证。

2. 拍法　以虚掌或拍子在体表进行拍打的手法称为拍法（图10-15）。

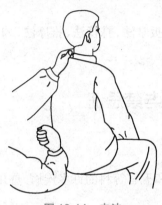
图10-14　击法

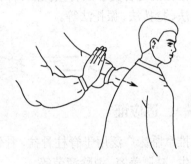
图10-15　拍法

（1）动作要领：以肘关节屈伸为主，带动腕关节的协调活动，以虚掌拍击体表，腕关节应充分放松，在前臂的带动下协调活动。操作中应保持虚掌不变，平整地拍击体表，可闻及清脆的空气暴鸣声，拍击的动作要均匀、灵活、连贯、快起快落。

（2）临床应用：拍法轻快柔和，是临床常用的辅助手法，适用于腰背、四肢和保健推拿，常配合其他手法用于治疗各种劳损、风湿痹痛、局部感觉迟钝及肌肉痉挛等病证。

3. 叩法　以手小指的尺侧或空拳的底部在体表叩击的手法称为叩法。

（1）动作要领：腕关节应完全放松，以手掌小指的尺侧端或空拳着力。叩击的动作要轻快、有节律。

（2）临床应用：叩法柔和、舒适，适用于全身各部，常用于头部、背腰部疾病。

八、运动关节类手法

1. 摇法　使关节做被动环转的手法称为摇法（图10-16）。

（1）动作要领：两手分别固定关节的远、近两端或同时固定一端，以关节的近端为中心做环转活动，分颈项部摇法、肩关节摇法、髋关节摇法、踝关节摇法。摇法动作要缓和，用力要稳，摇动方向及幅度应在患者生理许可范围内进行，由小到大。

（2）临床应用：摇法从容和缓，常用于四肢关节、颈项及腰部。

2. 扳法　使关节瞬间突然受力，做被动的旋转或屈伸、收展等运动的手法，称为扳法。

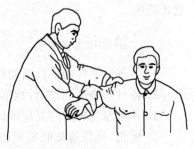
图10-16　摇法

（1）动作要领：扳动的幅度必须严格控制在生理活动范围内进行，寻找扳机点后，以巧力寸劲做一次快速而有控制的小幅度的突发性扳动。扳法分颈部扳法、胸背部扳法、肩关节扳法、肘关节扳法、腰部扳法等。

（2）临床应用：适用于所有运动关节及微动关节。

九、复合类手法

复合类手法是指两种或两种以上手法有机地结合在一起而形成的一种新手法。本类手法在结构上具有多种成分，操作中须将多种手法的特性综合体现出来，而不是简单地将两种或几种手法叠加。

常见的复合类手法有按揉法、弹拨法、揉捏法、扳拿法、抹揉法、推摩法、勾点法、扫散法、捻拨法、振托法等。

第二节 推拿的适应证与禁忌证

一、适应证

推拿临床广泛用于脊柱骨盆、骨伤、内、妇、儿和五官等科的许多疾病，亦用于保健养生、减肥美容、消除疲劳等。

1. 脊柱骨盆疾病 如颈椎病、颈椎关节脱位、颈椎间盘突出症、胸椎后关节紊乱症、第三腰椎横突综合征、腰椎间关节综合征、腰椎间盘突出症、腰椎椎管狭窄症、退行性脊柱炎、强直性脊柱炎、退行性腰椎滑脱症、骶髂关节紊乱症（损伤与错位）、小儿功能性脊柱侧弯症、骨盆移位综合征及尾骨挫伤等。

2. 骨伤科疾病 如落枕、颈部扭挫伤、项背肌筋膜炎、急性腰扭伤、腰肌劳损、棘上和棘间韧带损伤、退行性膝关节炎、踝关节损伤、肩关节脱位、肘关节脱位、髋关节脱位等。

3. 内科疾病 如感冒、头痛、失眠、胸痹（心痛）、肺咳、肺胀、胃痛、伤食、久泄、胆胀、胆石、消渴、尪痹等。

4. 妇科疾病 如痛经、闭经及绝经前后诸证。

5. 五官科疾病 如近视、鼻窒及喉痹等。

6. 儿科疾病 如发热、咳嗽、泄泻、呕吐、便秘、腹痛、积滞、痛证、惊风、遗尿、小儿脑瘫及斜视等。

7. 康复科疾病 如偏瘫、脊髓损伤后遗症、骨及关节术后功能障碍、肌萎缩及截肢术后等。

二、禁忌证

1. 各种急性传染病及活动性结核病。

2. 各种感染性、化脓性疾病，如丹毒、骨髓炎、化脓性关节炎、脓毒血症等。

3. 各种恶性肿瘤的局部或体表投影部位。

4. 烧伤、烫伤等皮肤破损和皮肤病变的部位。

5. 各种血证、血液病或有出血倾向者，如便血、尿血、外伤出血、软组织损伤早期瘀血肿胀及较重要部位骨折早期、截瘫初期、急性胃十二指肠穿孔等。

6．严重心、脑、肺、肾等器质性疾病及年老体弱的危重病患者。

7．月经期、妊娠期妇科疾病（尤其需要腹部及腰骶部操作者）。

8．诊断不明确的急性脊柱损伤、骨折、骨裂和椎体脱位等。

第三节 保健推拿程序

一、操作前准备

1．护士准备 仪表端庄，不戴装饰品，无长指甲，衣、帽、裤、鞋清洁整齐。洗手，戴口罩。

2．用物准备 治疗盘、治疗巾，必要时备屏风、大浴巾、介质、纱布。

3．患者准备 根据病情及推拿部位为患者选择适当舒适体位，进行腰腹部推拿时，嘱患者先排尿。

4．环境准备 保持病室内光线明亮、整洁安静、温度适宜，冬季注意保暖，必要时屏风遮挡保护患者的隐私。

二、操作方法

1．评估患者

（1）了解病情及既往史，评估患者的体质、推拿部位皮肤情况、有无禁忌证。

（2）评估患者的心理状况、对疼痛的耐受程度及对此项操作的接受程度。

2．备齐用物至床旁，核对，解释，取得患者合作。

3．为患者选择舒适体位，必要时协助松开衣着，冬季注意保暖。

4．遵医嘱准确选择腧穴部位及推拿手法，根据患者的症状、发病部位、年龄及耐受性，及时调整适宜的手法及刺激强度。

5．操作过程中随时观察患者对手法的反应和感觉，若有不适，应及时调整手法和刺激强度。如出现头昏目眩、恶心、自汗或剧烈疼痛等反应，立即停止推拿，并作好相应的处理。

6．施术有序，一般顺序为自上而下，从前到后，由浅入深，循序渐进，并可依据病情适当调整。手法强度应遵循先轻后重、由重转轻进而结束的原则。局部治疗，则按手法的主次进行。

7．每次施术 10～40 分钟，每日或隔日 1 次，10～15 次为一个疗程，疗程间隔 2～3 日。

8．观察推拿部位皮肤，必要时清洁局部皮肤。

9．协助患者整理衣着，安排舒适体位。

10．整理用物，洗手，记录并签名。

（黄 坤 王 文）

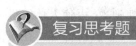 复习思考题

试述摩擦类推拿手法的分类、基本概念和动作要领。

第十一章

中医护理的基本原则

🔍 **学习要点**

1. 既病防变及未病先防的主要措施;护病求本的概念。
2. 扶正祛邪的方法;异病同护和同病异护的概念。
3. 三因制宜的内涵及相互关系。

  中医护理的基本原则就是以中医基本理论、整体观和中医辨证为指导,通过四诊所收集的资料为依据,对护理对象进行综合评估,根据护理对象病证的不同而制订出各不相同的护理法则。护理原则是中医治则在护理学中的延伸,指导辨证施护;护理原则遵循中医治则的要求。中医护理主要包括"预防为主""护病求本""扶正祛邪""异病同护""同病异护""三因制宜"等护理原则。

第一节 预防为主

一、未病先防

  未病先防就是在疾病未发生之前,采取必要的预防措施,以防止疾病的发生。正邪盛衰是疾病发生的决定因素。机体正气不足是发生疾病的内因,邪气侵袭是疾病发生的外因。因此,未病先防应从调养正气、外避病邪两方面着手。

  (一)调养正气

  《素问·遗篇·刺法论》曰:"正气存内,邪不可干。"注意精神调摄、身体锻炼、饮食调理、起居有常、药物预防等方面合理运用,均可调养正气,提高抵抗病邪的能力。

  1. 精神调摄 保持乐观精神、舒畅的心情可使气机通畅、阴阳平衡,使得脏腑活动旺盛,从而提高人体的抗病能力。一般来说,短暂的情志活动所致的气血阴阳变化会随着情志活动的稳定而恢复,但突然强烈或反复、持续的精神刺激,可使人体气机逆乱、气血阴阳失调而发病。如过喜伤心、暴怒伤肝、过思伤脾、恐惧伤肾等。在疾病过程中,情绪波动或突然的精神刺激,均可导致疾病恶化。而心情舒畅、精神愉快,则使气机通畅、气血和平,有利于疾病康复。正如《素问·上古天真论》中说的:"恬惔虚无,真气从之,精神内守,病安从来。"可见,做好情志护理,保持精神上安定愉快,对提高正气、预防疾病的发生或发展有着十分重要的意义。

2. **身体锻炼**　参加适当的体育锻炼,可以使气血流畅、关节滑利、肌肉强健,促进脏腑功能达到正气旺盛,从而提高抗御病邪的能力。汉代医家华佗认为"流水不腐,户枢不蠹"。而且,古人还创立了如"五禽戏""吐纳""八段锦""太极拳"等强身健体的锻炼方法。经常进行身体锻炼,有助于增强体质,更利于预防疾病的发生,但亦需注意锻炼须适度,因人而异,循序渐进,持之以恒。

知识链接

五禽戏

　　五禽戏,是通过模仿虎、鹿、熊、猿、鹤五种动物的动作,以治病养生、强壮身体的一种传统健身方法。是东汉医家华佗在前人的基础上创造的,故又称华佗五禽戏。

3. **饮食调理**　孙思邈的《千金要方·食治·序论》中记载:"安身之本,必资于食……不知食宜者,不足以生存也。"饮食是气血生化之源,是维持人体生命活动必不可少的物质基础。食物的种类很多,与药物一样也具有寒热温凉之性、酸苦甘辛咸之味。应注意"饮食有节","节"是指饮食要有规律、结构均衡,不宜过饥过饱、过冷过热、暴饮暴食,否则不能保证脏腑正常的气血化生和运行功能,从而体内正气不够充足,机体抗病能力下降,产生诸多疾病。

首先,一日三餐合理安排。养成良好的饮食习惯,定时定量,防饥饱失常。早餐应含有足够的蛋白质和碳水化合物,午餐应营养丰富,品种多样,晚餐则应少而精,清淡为主,如摄入过多蛋白质和脂肪,易致肥胖,影响健康,且吃得过饱对肠胃和大脑的休息都十分不利。

其次,饮食调配要全面、合理、互补。应遵循平衡膳食的原则,克服饮食偏嗜。如偏嗜肥甘厚味,易内生痰热,阻滞气血。《素问·生气通天论》中说:"高粱之变,足生大丁。"偏嗜辛温燥热之品,可致胃肠积热,出血口渴,口臭等症;偏嗜饮酒可损伤脾胃,内生湿热等。《黄帝内经》中明确记载膳食配伍的原则:"五谷为养,五果为助,五畜为益,五菜为充,气味合而服之,以补精益气"。五谷,即米、麦及其他杂粮类食物的泛称,五果、五菜则分别指的是五种蔬菜和果品,五畜泛指肉类食品。谷、肉、果、菜这四类食物,能为人体提供糖类、脂肪、蛋白质、矿物质、维生素、纤维素等,以满足机体功能活动的需要。

第三,根据不同体质选择合适的食物搭配,注意气味调和。如体质平和者,进食宜寒温适中,以平性的食物为主;体质偏热者,进食宜凉或平而忌热;如体质偏寒者,进食宜温而忌凉。此外,应顺应四时选择合适的食物,以维护人体阴阳的平衡,保持健康。春季阳气初升,顺畅条达,宜食清轻升发、宣透阳气,如蔬菜、豆制品、葱蒜等;夏季阳气隆盛,其性如火,宜食凉淡芳香、清热解暑,如新鲜水果、绿豆、黄瓜等;秋季阳气收敛,气候干燥,宜食濡润滋阴,如阿胶、麦冬、甘草等;冬季阳气深藏,阴气大盛,宜食温热助阳,如羊肉、狗肉等。

4. **起居有常**　《素问·宣明五气》曰:"久视伤血,久卧伤气,久坐伤肉,久立伤骨,久行伤筋",此谓"五劳所伤"之说。若生活没有规律,过劳或过逸,易损伤筋骨肌肉,消耗气血,致脏腑精血不足,功能减退,疾病由此而发生。适度的劳动,可以强壮筋骨肌肉,滑利关节,使得气机调畅、气血调和,能增强脏腑的功能活动。起居有常,遵循养生规律,则能保养神气,使人体的精神充沛,增强机体抗病能力。

5. 药物预防 长期以来,中医积累了丰富的药物预防疾病的方法。早在明清时代,我国就对健康人群采用人痘接种法来预防天花,属于"人工免疫法",这是使用人工接种的方法提高机体抗病能力,是行之有效的预防措施。药物预防是保持身体健康的重要途径之一。近年来应用中草药预防疾病有了很大发展,并取得很好效果。如用苍术、雄黄等烟熏以消毒防病;用贯众、板蓝根或大青叶预防流感;用茵陈、栀子等预防肝炎,用马齿苋预防痢疾等。

（二）外避病邪

病邪疫毒是导致疾病发生的重要原因。在季节转变和气候变化之时要及时与之保持适应,才能避开邪气,保持健康。人体须顺应四时气候的变化,"春夏养阳,秋冬养阴"。《素问·上古天真论》曰:"虚邪贼风,避之有时"。此外还应"避其毒气",注意对患者进行消毒隔离,防止食物、水源和大气等被污染。

二、既病防变

既病防变就是在疾病发生之后,力争早期诊断、早期治疗和护理干预,防止疾病的发展、传变或复发。临床护理的重点是观察病情变化,予以相应的护理干预措施。

（一）早发现,早诊治

疾病早期,病情较轻,正气未衰,较易治愈。护理人员通过四诊的方法即"望闻问切"收集临床病情变化资料,为医生判断病因、病位、病性及其所属病证,进而做出早期诊断和治疗提供可靠依据。护理人员同时需积极采取针对性的护理措施,防止疾病的进一步发展。

（二）控制传变

诊治疾病过程中,可能出现病情加重的趋势和已经发生病情变化的先兆症状,护理人员应细致观察,遵循其发展趋势和传变规律,采取措施阻止其传变以"先安未受邪之地"。《金匮要略》记载:"夫治未病者,见肝之病,知肝传脾,当先实脾。"这是五行相克规律在预防疾病传变中的具体应用。即治疗肝病时,应配合健脾和胃的法则,调理脾胃,使脾气旺盛而避免病邪侵犯,从而预防肝病传脾。

第二节 护病求本

护病求本,就是在护理病人时从纷扰繁杂的疾病证候中,分析、辨别出疾病的根本所在,针对疾病的本质进行护理,这是辨证施护的基本原则。一般情况下,多数疾病的临床表现与它的本质是一致的,但也有些疾病会出现某些与本质相矛盾、甚至相反的临床表现,即在证候上出现假象。因此,对于疾病的护理而言,就存在正护与反护的两种护理原则。

一、正护

　　正护为逆其证候性质而采用的一种常用护理方法，又称逆护法。如寒邪所致的寒证，疾病的现象和本质均为寒，在护理上应注意保暖防寒，室内温暖，宜居向阳病室，使患者感到温暖舒适；中药应热服；饮食宜温性的牛、羊肉等食物，忌生冷性凉之品，等等，此为"寒者热之"的护法。对于热证患者，则应采取与上述护法相反的原则，即所谓"热者寒之"的护理法则。同理，如"虚则补之"，采取补虚的护理法，"实则泻之"采取攻下的护理法，均为正护法。

二、反护

　　反护为顺从疾病假象而采用的一种护理方法，当疾病的临床表现和它的本质不一致情况下使用。如"热因热用""寒因寒用""塞因塞用""通因通用"等护理方法。

（一）热因热用

　　对临床表现为假热证候的病证采用温热法的护理方法。如《伤寒论》："少阴病下利清谷，里寒外热，手足厥逆，脉微欲绝，身反不恶寒，其人面色赤"。下利清谷、手足厥逆，乃阳虚寒盛之象；格阳于外，则见反不恶寒、面色赤，此谓"戴阳证"，本质为阳虚寒盛的真寒假热证。护理上则顺从其假象，采取"热因热用"的护则，运用温热法治其真寒，假热便自然消失；同时给予温热药物、温热的食物和热饮，并注意防寒保暖，等等。

（二）寒因寒用

　　对临床表现为假寒证候的病证采用寒凉法的护理方法。例如热厥证，因阳盛于内、格阴于外，出现四肢厥冷、脉沉的症状，极似寒证，但同时又有壮热心烦、口渴喜冷饮、小便短赤、大便干结等热象，本质为里热盛极的真热假寒证。护理上则顺从其假象，采取"寒因寒用"的护则，运用寒凉法治其真热，假寒便自然消失；给予寒性药物煎汤宜凉服，多饮清凉饮料，衣被宜薄，室温宜偏凉，等等。

（三）塞因塞用

对有虚性闭塞症状的病证采用补塞法的护理方法。例如脾虚病人，出现脘腹胀满、时胀时减、不拒按、纳呆、舌质淡、脉虚无力等症状；虽有脘腹胀满的实证表现，却无水湿、食积留滞之症。本质上是气虚致实的真虚假实证。护理上则顺从其假象，采取"塞因塞用"的护则，运用补益法治其真虚，给予补益的药物及食物，使脾气健运则腹胀自消。

（四）通因通用

对有实性通泻症状的病证采用通利法的护理方法。例如食滞出现腹泻、泻下不畅、热结旁流的症状；其腹泻非脾虚的表现，本质上是积滞伤食的真实假虚证。护理上则顺从其假象，采取"通因通用"的护则，运用消导泻下法去其积滞，不用止泻药，同时控制饮食，给予消食、通便、润肠的食物及药物。

以上各种反护法，均为针对疾病所反应于外的现象或症状而言，虽然与正护相反，且具体措施各有不同，但都是针对疾病所反映的本质而采取的护理法则。

第三节　扶正祛邪

疾病的发展过程，即是正气与邪气相互斗争的过程。邪正之间的胜负，决定着疾病的进退；邪正之间的盛衰，决定着疾病的虚实变化。扶正祛邪的目的是扶助正气，祛除邪气，通过改变邪正双方的力量对比，使疾病向痊愈的方向转化。

一、扶正

通过扶助正气的方法，以增强脏腑功能，提高机体抗邪和康复能力，达到战胜疾病、恢复健康的目的。此法适用于以正虚为主的病证，即所谓"虚则补之"。对气虚、血虚、阴虚、阳虚的患者，可分别采用益气、养血、滋阴、壮阳的方法。可采取药物、药膳、针灸、推拿、气功、体育锻炼、精神调摄等综合调护措施。生活起居方面亦遵循扶正的护理原则，如阳虚患者多怕冷，护理时应加衣、避风寒，尽量安排在阳面病房，食温热之品等。扶正的食疗方，如：人参大枣茶（人参 3～5g，大枣 10 枚）适用于体质虚弱者，以补虚益气、养血和胃；川贝蒸雪梨（大雪梨 1 个，川贝 2g，冰糖 20g）适用于肺热咳嗽、肺虚久咳者，以滋阴润肺、清心安神；当归生姜羊肉汤（当归 20g，羊肉 500g，生姜 30g，黄酒、食盐各适量）适用于产后血虚、虚劳不足，以温中补血。

二、祛邪

通过攻逐邪气的方法，以驱除邪气，使得人体正气逐步恢复，达到邪去正复，恢复健康的目的。此法适用于邪实为主而正气未衰的实证，即所谓"实则泻之"。根据病人所受邪气的种类、病变的部位不同，采用的祛邪方法亦随之有别。常用：发汗法、涌吐法、泻下法、清热法、解毒法、利湿法、祛痰法、消食法、化瘀法等。如病邪在表，发汗解表药宜温热服，药后卧床盖被并予热饮或热粥，以助药力；汗后及时擦干或更衣，避免当风；饮食宜清淡，忌酸涩、生冷之品。

驱邪的食疗方，如：山楂红糖汤（山楂 10 枚，红糖适量）活血化瘀，适用于产妇恶露不净；薏苡仁粥（薏苡仁、粳米各 50g）祛风除湿、利水消肿，适用于风湿痹痛、水肿；鲤鱼赤小豆汤（鲜鲤鱼 1 条约 1000g，赤小豆 150g）利水消肿，适用于水肿、脚气。

针对里实证的泻下剂，如寒下剂大承气汤、温下剂温脾汤、润下剂麻子仁丸、逐水剂十枣汤，此类方剂大多易耗损胃气，得效即止，同时注意饮食，不宜早进油腻及难消化的食物，对于年老、孕妇、产妇及久病体虚的患者慎用或禁用。针对气、血、痰、湿、食等壅滞而成的积滞痞块，可用消导剂如保和丸、枳实导滞丸，此类消导剂适用于脘腹痞满、腹痛腹胀、嗳腐恶食等食积停滞所致的实证。各类祛湿剂如清热祛湿剂、利水渗湿剂、温化水湿剂等，多由香温燥或甘淡渗利药品组成，易耗伤阴液，孕妇水肿、素体阴虚津亏及病后体弱者慎用。

三、扶正与祛邪

运用扶正祛邪法则，必须根据正邪的虚实和主次，分别进行扶正或祛邪。在疾病的过程中，由于邪正双方斗争态势不断变化，其临床表现并非单一证型，因此扶正和祛邪常常合并使用，如虚实夹杂时，扶正、祛邪二法则兼而用之，或以祛邪为主而兼顾正气，或以扶正为主而兼攻邪气。正虚邪实的病证，宜扶正祛邪同时进行，假如正虚较严重，以扶正为主，兼顾祛邪；若邪实较严重，则以祛邪为主，兼顾扶正，需以"扶正不留邪、祛邪不伤正"为原则。中医护理是在掌握好扶正与祛邪法则中，确定相应的护理原则和具体操作方法，辨证施护、灵活运用，从而获得与治疗相辅相成的作用。

第四节　同病异护、异病同护

"同病异护"和"异病同护"体现了中医辨证施护的特点，是中医基本的护理原则。中医护理疾病时着眼于"证"的区别，证能反映出疾病发展过程中的病理变化之本质，因而比症状更全面、更深刻、更准确地揭示疾病的本质，它包括了病变的部位、原因、性质及邪正关系。相同的证，可用相同的护理方法，不同的证，则用不同的护理方法。一种中医疾病往往包括几种不同的证；同时，不同的疾病在其发展过程中可以出现相同的证。护理工作中，根据辨证施护的原则，分别采用"同病异护"和"异病同护"的处理方法。

一、同病异护

相同的病，一般情况下采用相同的护理方法，但由于发病的时间、地域以及病因、患者机体反应性不同，或处在不同的疾病过程中，相同的疾病可出现不同的证候，则采用不同的护理方法，此谓"同病异护"。比如感冒，因所受病邪不同，便有风寒感冒与风热感冒。感受风寒之邪所致风寒感冒，应采用辛温解表的护法，可食生姜、葱白等辛散之品；室温宜偏暖，中药热服，药后予热饮或热粥、盖衣被，以助药力，使其周身微微汗出。感受风热之邪所致风热感冒，应采用辛凉解表的护法，可多食蔬菜水果等；室内宜凉爽通风，中药温服。可见，同是感冒病，因其证候不同，而采取不同的护理方法。

二、异病同护

一般情况下异病异证会采用不同的护理方法，但不相同的几种疾病，若具有相同的证候，则可以采用同一种护理方法，此谓"异病同护"。比如脱肛、久痢久泻、子宫脱垂、崩漏、胃下垂为及几种截然不同的疾病，当它们的辨证均为"气虚下陷"时，都可采用补中益气的施护方法。宜卧床休息、避免负重和劳累，安排温暖向阳的房间，注意静养，食甘温补气、空腹热服健脾益气之品，从而达到补中益气之效。可见，不同的疾病，只要证候相同，即可采用相同的护理方法。

第五节　三因制宜

三因制宜是因时、因地、因人制宜的护理原则，即护理疾病时，根据时令气候、地理环境、患者的个体差异如体质、年龄、性别、情志、饮食嗜好、生活习惯等不同，制定出个性化的护理方法。

一、因时制宜

根据不同季节的气候特点，确定患者饮食调护、起居的护理原则，称为因时制宜。夏季气候炎热，机体腠理疏泄，风寒感冒者不宜过用辛温，服用解表药后不宜盖厚衣被或热饮，以免过度发汗而耗伤津液。护理时注意观察出汗情况，汗出较多时需及时擦浴、更衣，给予温热之饮品如温开水、果汁等。冬季气候寒冷，机体腠理密固，风寒感冒者可用重剂辛温药，使风寒之邪从汗而解；护理时应注意保暖防风，室温宜偏暖，解表剂需热服，服药后予热饮或热粥、盖被，以助发汗。

因时制宜，亦需注意昼夜间阴阳的变化。夜间阴盛阳衰，机体抵抗病邪入侵的能力减弱，故一般疾病都是昼轻夜重。夜间巡视患者时，应特别注意观察病情的变化。另外，在气候剧变或季节交换之时，一些慢性疾病易发作或加重，如哮喘、中风、痹证等。因此，在气候发生变化或季节交换前采取防护措施，以预防疾病发作或加重。

二、因地制宜

根据地理环境的不同特点，确定患者饮食调护、起居的护理原则，称为因地制宜。如西北高原地区，气候寒冷干燥少雨，饮食上宜多食牛羊肉类、乳制品及水果等生津之品，并注意保暖以防冻伤；东南地区，气候温热潮湿多雨，饮食上宜多食扁豆、苦瓜、冬瓜、西瓜等祛暑利湿之品，并注意保持室内凉爽以防中暑。

三、因人制宜

根据患者的年龄、性别、生活习惯、体质等不同特点，确定个体化的护理原则，称为因人制宜。老年人脏腑功能减退，气血亏虚，行动不便和咀嚼不利等特点，病多虚证，应重在扶正补虚，做好生活护理；小儿脏腑娇嫩、气血未充，为稚阴稚阳，对病邪抵抗力较弱，发病易虚易实、易寒易热，且病情变化较快，应注重其饮食起居的调护，以薄衣淡食为宜，并密切观察病情。忌用峻攻法，用药量宜轻，慎用补益法；妇女有经、带、胎、产等不同情况，经期慎用破血逐瘀之品；妊娠期禁用或慎用峻下药、破血药、滑利药、走窜伤胎药等;产后有气血亏损、恶露等情况,应注重补益气血的饮食调护和会阴护理。胖人多湿易生痰,宜食健脾燥湿之品,忌食煎炸油腻、甜腻的食物;瘦人多血虚,宜多食血肉有情之品,忌燥火伤津的食物。素体阳虚者,居室宜温暖,注意避寒保暖,予以温阳散寒的食物,忌食生冷之品;素体阴虚者,居室宜清凉,保持通风良好,予以滋阴潜阳的食物,忌食辛辣香燥之品。

三因制宜体现了中医护理的整体观念和辨证施护在实践应用中的灵活性和原则性。因时因地制宜强调了护理时不仅要看到人,还要看到天时、地理的因素。因人制宜则强调了不应孤立地只看病证,还要重视人们的个体差异。因此,在临床护理工作中,只有综合运用因时、因地、因人制宜,确定正确的护理原则和方法,才能取得理想的效果。

(奚玉珍　郝　丽)

　复习思考题

扫一扫
测一测

1. 中医护理基本原则主要包括哪些内容?
2. 预防为主的护理原则包括哪些内容?
3. 何谓正护法? 何谓反护法?
4. 如何扶正? 如何祛邪?
5. 何谓同病异护? 何谓异病同护?
6. 三因制宜的内容及其相互关系是怎样的?

课件
12章PPT

扫一扫
知重点

第十二章

中医护理程序

护理程序是一种有计划、系统而科学的护理工作方法。目的是确认和解决护理对象对现存或潜在健康问题的反应，同时也是一个综合、动态、决策和反馈性的思维及实践过程。护理程序由评估、诊断、计划、实施和评价五个步骤组成，通过五个步骤把护理工作组织起来，有目的、有计划的解决患者的护理问题。护理程序体现了以护理对象为中心的系统化的整体护理，与传统中医的整体观念相符。

中医护理程序是指在中医整体观念的指导下，采取四诊、辨证、施护、评价等步骤，对患者进行主动的、全面的、系统的、恰当的护理的过程。近年来，中医护理程序在中医护理实践中得到了广泛的探索和应用。

第一节 中医护理评估

评估为护理程序的首要环节，但贯穿在护理程序全过程，是系统地、动态地收集、组织、核实和记录与护理对象健康有关资料的过程。评估涉及的范围包括护理对象的生理、心理、社会文化、发展和精神等各个方面。其目的是确定护理对象的健康问题，以形成正确的护理诊断，为选择适当的护理措施和为评价护理效果提供依据。

一、中医护理评估的方法

中医护理评估通过望、闻、问、切四诊收集护理对象的健康和疾病有关资料，对病情进行全面而周密的观察和了解，以便为做出护理诊断、制定护理措施和辨证施护提供依据。故四诊是进行中医护理评估的主要方法。

（一）望诊

医者运用视觉对患者全身及局部的神色形态以及排出物等进行有目的地观察，

以了解病情、测知脏腑病变的方法，称为望诊，是收集疾病资料的一种诊察方法。望诊的内容主要包括：全身望诊、局部望诊、望舌、望排出物和望小儿指纹五个部分。

1. 望神 神是人体生命活动的总称。有广义和狭义之分。广义的神，是指人体一切生命活动的外在表现；狭义的神，是指人的精神、意识、思维和情感活动。通过望神可以了解精气的盛衰、气血的盈亏及脏腑的功能，进而判断疾病的轻重和预后。望神主要观察要点为：两目、色泽、神情和体态四个方面。根据神的盛衰，可分为得神、少神、失神、假神和神乱五类。

（1）得神：又称"有神"，表现为精神良好，神志清楚，语言清晰，两目灵活、明亮，面色荣润，呼吸平稳，体态自如等。提示精充气足神旺。若在病中，则提示虽病而精气未衰，脏腑未伤，病较轻浅。多见于健康之人或病情轻浅患者。

（2）少神：又称"神气不足"，是轻度失神的表现。其表现为精神不振，两目乏神，面色少华，少气懒言，动作迟缓等。提示精气轻度损伤，脏腑功能减退。常见于虚证或疾病恢复期患者。

（3）失神：又称"无神"，提示脏腑功能衰竭，精气大伤，病情严重，预后不好。表现为精神萎靡，言语不清，面色无华，呼吸气微或喘促，或神昏谵语、目闭口开、手撒遗尿，或撮空理线、循衣摸床等。多见于危急重症或久病患者。

（4）假神：是指久病、垂危患者，精气本已极度衰竭，而突然出现某些精神短暂好转的假象。表现为神志突然转清，目光转亮，欲见亲人，言语不休，声音清亮，两颧红赤如妆等。提示脏腑精气衰竭，正气将脱，阴阳即将离决。古人将此种现象比喻为"回光返照""残灯复明"。

表 12-1 得神、少神、失神、假神鉴别表

	有神	少神	失神	假神
两目	精彩内含	两目乏神	瞳神呆滞	突然转亮，浮光外露
神志	神志清楚	精神不振	精神萎靡，或神志不清	突然神志转清
语言	清晰	懒言	语言错乱，或牙关紧闭	突然言语不休，声音响亮
面色	面色荣润	面色少华	面色无华	面色无华，而突然颧红如妆
形体	肌肉丰满	肌肉松软	倦怠乏力	身体羸瘦
呼吸	均匀	少气	气微或喘促	原呼吸气弱，突然呼吸好转
动作	活动自如	动作迟缓	烦躁不安，四肢抽搐	突思活动
反应	反应灵敏	反应迟钝	循衣摸床，撮空理线	
饮食	能食	不欲食	不能食	原不欲饮食，突然食饮增进

（5）神乱：神乱是指神识异常，精神错乱，一般临床上常见于癫、狂、痫、痴、脏躁等患者。表现为焦虑恐惧、躁狂不安、猝然昏倒和淡漠痴呆等。焦虑恐惧，多由心胆气虚，心神失养所致；躁狂不安多由暴怒气郁化火，煎津为痰，痰火扰乱心神或里热炽盛，热扰心神所致；猝然昏倒，多由脏气失调，肝风夹痰上逆，阻闭清窍所致。淡漠痴呆，多由忧思气结，凝津为痰，痰浊蒙闭心神，或先天禀赋不足所致。

2. 望色 是观察患者皮肤色泽变化的一种诊察方法。皮肤的色泽是脏腑气血之外荣，加之面部皮肤薄嫩，易于观察，故观察面部色泽是望色的重点，望面色要注意辨别常色和病色。皮肤的荣润或枯槁，可以反映脏腑精气的盛衰，通过观察皮肤的颜

色变化可以推断疾病的性质和病位,推测疾病的轻重和预后转归。

（1）常色：是指人体在生理状态时的面部色泽。其特征是：明润、含蓄。

（2）病色：是指人体在疾病状态时的面部色泽。其特征是：晦暗、暴露。病色有青、赤、黄、白、黑五种,提示不同脏腑和不同性质的疾病。根据患者五种面部色泽变化以诊察疾病的方法,称为五色主病（表12-2）。

表12-2　五色主病表

五色	主病	病证	面色	病机	总病机
白色	主虚证	阳虚	㿠白虚浮	运行无力	气虚血少,阳衰寒凝,气血不能上荣于面
		血虚	淡白无华	营血亏虚	
	主寒证	阴寒内盛	苍白	寒凝收引	
	主脱血	失血	淡白无华	血脉空虚	
	主夺气	阳气暴脱	突然面色苍白	推动无力	
黄色	主脾虚	脾胃气虚	面色萎黄	气血生化不足	脾虚失养,水湿困脾,健运失职
		脾虚湿蕴	面黄虚浮	脾虚失养,水湿泛滥	
	主湿证	湿热黄疸	黄色鲜明	湿热蕴结	
		寒湿黄疸	黄色晦暗	寒湿阻滞	
赤色	主热证	实热	满面通红	热盛血充	热则脉络扩张气血充盈,或虚阳上越
		阴虚	午后颧红	虚火上炎	
	主戴阳证		泛红如妆	虚阳上越	
青色	主寒证	阴寒内盛	淡青或青黑	阴寒凝滞	各种原因致面部脉络血行瘀阻
	主疼痛	剧痛	青黑	气血不通	
	主气滞	心阳气虚,或	青灰或青紫,	心血瘀阻,或肺气	
	主血瘀	肺气闭塞	口唇青紫	不利	
	主惊风	小儿惊风	青紫	筋脉拘急	
黑色	主肾虚	肾阳虚	面黑暗淡	血失温煦	各种原因导致经脉拘急,血行不畅,失养
		肾阴虚	面黑干焦	虚火灼阴	
	主寒证	阴寒内盛	面黑暗淡	水寒不化	
	主水饮	肾虚水饮	眶周发黑	水寒内盛	
	主瘀血	血瘀日久	面黑、肌肤甲错	经脉阻滞	

青色：主寒证、疼痛、气滞、血瘀、惊风。青为气血不通、经脉瘀阻之象,因阴寒内盛,或痛则不通,或瘀血内阻,或经脉拘急,使面部脉络瘀阻所致。面色淡青或青黑,多为阴寒内盛、疼痛剧烈,亦可见于肝病迁延日久；面色青灰,口唇青紫,多为心阳不振、心血瘀阻或肺气闭塞；小儿高热,鼻根、唇色青紫,常是惊风或惊风的先兆。

赤色：主热证,亦可见于戴阳证。因热盛而面部脉络扩张,血液充盈皮肤血脉而致。满面通红,伴有发热、便秘者,属实热证；午后颧红,伴盗汗,多属虚热证。戴阳证多见于久病重病患者,面色白,却时而泛红如妆、游移不定。

黄色：主脾虚、湿证。黄为脾虚湿蕴的征象,多因脾失健运,或水湿内停,困阻气机,气血生化不足,机体失养所致。面色淡黄,枯槁无泽,称为"萎黄",多为脾胃气虚,气血不荣；面色黄而虚浮,称为"黄胖",多为脾虚湿蕴；身目俱黄为黄疸,其中黄色鲜明如橘皮色者为阳黄,属湿热熏蒸,黄色晦暗如烟熏者为阴黄,多属寒湿郁阻。

白色：主虚证、寒证、脱血、夺气。白为气血不荣之候，因阳气虚衰，气血运行无力，或耗气失血，气血不充，或寒凝血滞，经脉收缩，皆可导致白色。面色淡白无华，多提示血虚或失血；面色㿠白虚浮，多提示阳虚；面色苍白，多为阴寒内盛；急性病突然面色苍白，则常属阳气暴脱。

黑色：主肾虚、寒证、水饮、血瘀。黑为阴寒水盛或气血凝滞的病色，因肾阳虚衰，阴寒内盛，水饮不化，血失温养，脉络拘急，血行不畅所致。面黑暗淡者，多属肾阳亏虚；目眶周围发黑，多提示肾虚水犯之水饮证；面黑干焦者，为肾阴亏虚，虚火灼阴；面色黧黑而肌肤甲错，为瘀血久停。

知识链接

肌肤甲错

又称"肌若鱼鳞"，指皮肤枯燥如鳞甲交错之状，通常是体内有瘀血的一种外候。

3. 望形态　形态指形体和姿态。望形态是通过观察患者形体的强弱、胖瘦以及动静姿态，以了解内在脏腑的虚实、气血的盛衰及有关病变。

（1）望形体：观察患者形体的强弱、胖瘦，可以测知内在脏腑的虚实、气血的盛衰。一般来说，形体发育良好，形体壮实，是体质强壮的表现；发育不良，形体消瘦，是体质虚弱的表现；体胖食少，肉松皮缓，神疲乏力，多属阳虚脾弱，痰湿内停，即"胖人多痰"；形瘦颧红，皮肤干焦者，多为阴血不足、虚火内生，即"瘦人多火"。

（2）望姿态：观察患者的动静姿态和异常动作。根据"阳主动，阴主静"的规律，一般来说喜动者属阳证、热证、实证，喜静者属阴证、寒证、虚证。卧时面常向外，躁动不安，身轻自能转侧，多属阳、热、实证；卧时面常向内，喜静懒动，身重不能转侧，多为阴、寒、虚证。从坐姿看，坐而喜仰，胸胀气粗，多属肺实气逆；坐而喜俯，少气懒言，多是肺虚体弱。颈项强直，四肢抽搐，角弓反张，属肝风内动；猝然跌倒，不省人事，半身不遂，口眼歪斜，是中风；关节拘挛，屈伸不利，多属痹证。

4. 望头面、五官

（1）望头面

望头部：是观察头的外形、囟门和头发的情况，了解肾、脑的病变以及脏腑精气的盛衰。小儿头形过大或过小，伴有智力发育不全者，多因先天不足，肾精亏损所致。小儿囟门凹陷者，多为津液损伤，脑髓失充之虚证；囟门高突者，多为温病火邪上攻，或饮停颅内；囟门迟闭者，多属肾气不足、发育不良；头摇不能自主者，多是肝风内动，或气血虚衰。

望头发：发稀易落，多为肾气亏虚；久病落发，黄而干枯，多为精血不足；突然出现片状脱发，多属血虚受风；青少年脱发，多因肾虚或血热。

望面部：面部浮肿，常见于水肿；若腮部以耳垂为中心的肿痛，兼发热、咽痛，多见于儿童，属温热毒邪所致的痄腮。

（2）望五官

望目：目为肝之窍，心之使，五脏六腑之精气均上注于目，故目的异常变化可反映五脏的情况。主要观察目的神、色、形、态四个方面。目赤肿痛，多属实热证；眼胞浮肿,多为水肿;眼窝下陷,多为伤津脱液;白睛发黄,为黄疸;眼睑淡白,属气血不足;小儿睡眠露睛,多属脾气虚弱;瞳孔散大,多属精气衰竭。

望耳:耳为肾之窍,且手足少阳经经脉布于耳,故耳的异常变化主要反映肾与肝胆的病变。主要观察耳的色泽,形态及耳内分泌物的变化。耳轮淡白,多属气血不足,或为暴感风寒;耳轮青黑,则多见阴寒内盛及剧痛患者;耳轮干枯焦黑,多属肾精亏耗;耳轮肌肤甲错,多因久病血瘀所致。

望鼻:鼻为肺之窍,属脾,与足阳明胃经亦有联系,故鼻的异常主要反映肺、脾胃等脏腑的情况。主要观察鼻的色泽、形态及内分泌物等变化。鼻头色赤,多属肺、脾二经有热;鼻头色青,属阴寒腹痛。鼻流清涕,多属表寒证;鼻流浊涕,多属表热证;鼻久流腥臭浊涕,多属胆经蕴热或外感风热证。鼻翼煽动,称为"鼻煽",多见于肺热及哮喘患者。

望口与唇:脾开窍于口,其华在唇,手足阳明经环绕口唇,故口唇的异常变化主要反映脾胃的病变。主要观察口与唇的色泽、润燥和形态的变化。唇色淡白,多见于虚证;唇色青紫,多属寒凝、血瘀;唇色深红而干,多为热证、实证;唇色淡而晦暗,多为寒证、虚证;口唇糜烂,为脾胃有热;口唇干裂,多是燥热伤津;小儿口角流涎,多属脾虚湿盛。口开不闭,多属虚证;牙关紧闭,多属实证。

望齿龈:齿为骨之余,骨为肾所主,手足阳明经脉络于龈中,故齿、龈的异常变化主要反映肾与胃的病变及津液的盈亏。主要注意观察齿与龈的色泽、润燥及形态等变化。牙齿干燥,多是胃津已伤;牙齿燥如枯骨,多是肾阴枯竭,精不上荣;咬牙啮齿,多属热盛动风,将成痉病;睡中啮齿多见于胃热或虫积之证。龈色淡白,多属血虚不荣;牙龈红肿,多属胃火上炎。

5. 望皮肤 望皮肤是观察皮肤的色泽、形态的变化,除了可以了解皮肤局部病变外,也可测知脏腑的功能和气血津液的盛衰。

(1) 色泽变化:临床常见为发赤、发黄。局部皮肤忽然变红,如染脂涂丹,称为"丹毒"。皮肤、面目、爪甲俱黄,为黄疸;分阳黄、阴黄二大类。阳黄,黄色鲜明如橘子色,多因脾胃或肝胆湿热所致。阴黄,黄色晦暗如烟熏,多因脾胃为寒湿所困。

(2) 形态变化

皮肤干燥:皮肤干瘪枯燥,多为津液耗伤,或精血亏损。

肌肤甲错:皮肤干枯粗糙状如鳞甲,称肌肤甲错,是血瘀日久所致。

水肿:皮肤虚浮肿胀,按有压痕,为水肿,多为水湿泛滥。起病急,眼睑、颜面先肿,迅速遍及全身,腰以上肿甚者,为阳水,多因感受外邪、肺失宣降所致;起病缓,下肢先肿,渐及全身,腰以下肿甚者,为阴水,多因脾肾阳虚,水湿泛溢所致。

斑疹:凡色深红或青紫,点大成片,平铺于皮肤、抚之不碍手、压之不褪色者为斑。凡色红,点小如粟或如花瓣,高出皮肤、抚之碍手、压之褪色者为疹。斑疹有顺逆之分,红活润泽,分布均匀,疏密适中者为顺,提示预后良好,为顺证;淡滞晦暗,分布不均,稠密成团,压之不褪色,紧束有根者为逆,提示预后不良为逆证。

痈、疽、疔、疖:凡发病局部范围较大,红肿热痛,根盘紧束者为痈;若漫肿无头,根脚平塌,肤色不变,不热少痛者为疽;若范围较小,初起如粟,根脚坚硬较深,麻木或发痒,继则顶白而痛者为疔;起于浅表,形小而圆,红肿热痛不甚,容易化脓,脓溃即愈者为疖。

166

6. 望排出物　望排出物是观察患者的分泌物、排泄物及某些排出体外的病理产物变化来诊察病情的方法。分泌物主要是指人体官窍所分泌的液体，如汗、泪、涕、唾、涎等；排泄物是人体排出的代谢产物，如大便、小便等；此外，还有某些病理产物，如痰、呕吐物等。各种排出物的异常改变均与脏腑功能密切相关，因此，通过观察排出物的形、色、质、量的变化，可以推断脏腑的功能，判断邪气的性质和病变的部位。一般而言，凡色白、清稀者，多属寒证、虚证；凡色黄、稠浊者，多属实证、热证。

7. 望小儿指纹　望小儿指纹，又称为望小儿食指络脉，即通过观察小儿虎口至食指掌侧（内侧）桡侧的浅表静脉的形色变化来诊断病情的方法，适用于 3 岁以内的小儿。小儿寸口脉短小，且诊病时常易哭闹，不予配合，影响诊脉效果，而小儿食指络脉与成人寸口脉均属手太阴肺经的分支，且小儿皮肤薄嫩，易于观察，故望小儿指纹与寸口诊脉具有相似的原理和临床意义。

8. 望舌　望舌，又称舌诊，是通过观察患者舌质与舌苔的变化，以了解病情的诊察方法。舌质又称舌体，是舌的肌肉和脉络等组织。望舌质又分为望神、色、形、态四方面。舌苔是舌体上附着的一层苔状物，望舌苔可分望苔色望苔质两方面。

脏腑病变反映于舌面，有一定的分布规律，其中舌尖属心肺，舌边属肝胆，舌中属脾胃，舌根属肾。

正常舌象，简称"淡红舌、薄白苔"。即舌体柔软，活动自如，舌色淡红润泽、不胖不瘦，舌苔薄白润泽，颗粒均匀，干湿适中、不黏不腻。提示脏腑功能正常，胃气旺盛，气血津液充足。

望舌时，最好在充足柔和的自然光线下进行。患者可取坐位或仰卧位，面向光亮处，张口将舌自然伸出，舌体放松，舌面平展，舌尖稍向下，使舌体充分暴露。望舌一般先看舌质，后看舌苔。多从舌尖开始，然后舌中、舌边和舌根。

（1）望舌质：包括观察舌神、舌色、舌形、舌态四个方面。

1）望舌神：舌神主要表现在舌质的荣润和灵动方面。

荣舌：舌质红，鲜明润泽，活动自如，为荣舌，是谓有神。提示气血充盈，精神健旺，无病或病情轻浅，预后良好。

枯舌：舌质晦暗干枯，活动失灵，为枯舌，是谓无神。提示脏腑精气衰减，预后较差，属凶险恶候。

2）望舌色：观察舌质的颜色，分为淡红、淡白、红、绛、青紫五种。

淡红舌：舌色淡红润泽，常见于健康人或病情轻浅者。

淡白舌：舌色比正常的淡红舌浅淡。主虚证、寒证。舌淡白不泽或舌体瘦薄，多属气血虚；舌淡白湿润，舌体胖嫩，多属虚寒证。

红舌：舌色较正常舌色更为鲜红。主热证，有虚实之分。舌色鲜红起芒刺或兼黄厚苔，多属实热证；舌色鲜红少苔、有裂纹或舌红无苔，则属虚热证。

绛舌：舌色呈深红色者。主热证。外感病若舌绛或有红点、芒刺，则为热入营分、血分；若舌绛少苔或无苔，有裂纹，则是阴虚火旺。

青紫舌：全舌呈均匀的青色或紫色，或局部出现青紫色斑点，均称青紫舌。主热证、寒证、瘀血证。舌绛紫干枯少津，为热盛伤津、气滞血凝；舌淡紫或青紫湿润者，多为寒凝血瘀；舌面或舌边见紫色斑点、斑块，称瘀点或瘀斑，为血瘀证。

3）望舌形：观察舌体的形状变化。主要观察舌形的老嫩、胖瘦，以及有无裂纹、

167

芒刺、齿痕等异常变化。

老、嫩舌：舌体坚敛苍老，纹理粗糙，舌色较暗为老舌，多主实证、热证。舌体浮胖娇嫩，纹理细腻为嫩舌，多主虚证。

胖、瘦舌：舌体比正常舌宽大而厚，称胖大舌，多主水湿停滞；舌体比正常舌瘦小而薄，称瘦薄舌或瘦小舌，多主气血两虚或阴虚火旺。

齿痕舌：舌体边缘有齿印，称齿痕舌。若舌体胖大而有齿痕，多主脾虚或水湿内停证。

芒刺舌：舌面蕈状乳头增生肥大，高突如刺，抚之棘手，称为芒刺舌。主热证。

裂纹舌：舌上出现不同形状的裂纹，深浅不一，多少不等，称裂纹舌。多为热盛伤阴，或阴血亏虚，舌体失养所致。正常人见裂纹者，不兼任何症状，且裂纹处多有舌苔覆盖，属先天性舌裂，不视为病态。

4）望舌态：观察舌体的动态变化。主要有强硬、痿软、颤动、歪斜、吐弄、短缩等。

强硬舌：舌体失去柔和，板硬强直，运动不灵，以致言语謇涩，称强硬舌或"舌强"。主热入心包，或高热伤津，或风痰阻络。

痿软舌：舌体软弱，伸缩无力，称痿软舌或"舌痿"。主气血虚极，或阴亏已极，提示病情较重。

颤动舌：舌体震颤抖动，不能自主，称颤动舌。新病舌红绛而震颤者，多为热极生风或见于酒精中毒；久病舌淡白而震颤者，多为血虚生风。

歪斜舌：伸舌时舌体偏斜一侧，称歪斜舌。为中风或中风之兆。

吐弄舌：舌伸出口外，久不回缩者，称为吐舌；舌反复吐出又立即回收，或时时舐弄口唇周围者，称为弄舌。一般均为心脾蕴热。

短缩舌：舌体紧缩，不能伸长，称为短缩舌。多为病情危重之象。舌淡青湿润而短缩，多为阳气暴脱，寒凝筋脉；舌短缩而红绛干燥，多为热病伤津，或热极生风。

（2）望舌苔：正常的舌苔是由胃气上蒸所生，故胃气的盛衰，可从舌苔的变化上反映出来。望舌苔，应注意苔色和苔质两方面的变化。

1）望苔色：苔色指舌苔的颜色。由于病邪、病性、病位的不同，苔色有白、黄、灰、黑的变化。

白苔：主表证、寒证。苔薄白者，多为表证；苔白厚者，多为寒证；苔白腻者，多为湿浊内停或食积；如舌上满布白苔，如白粉堆积，扪之不燥，为"积粉苔"，为外感秽浊之邪，毒热内蕴。

黄苔：主里证、热证。苔淡黄为热证；深黄为热重；焦黄为热极。苔黄腻为湿热或食积。若外感病苔由白转黄，为表邪入里化热之征。

灰黑苔：主里热、里寒重证。苔灰黑而腻，舌淡胖嫩而湿润者，是阳虚寒湿内停所致；苔灰黑而黄腻，为湿热蕴久不化所致；苔焦黑而干燥，伴有裂纹或芒刺者，属热极津枯之重证；苔黄赤兼黑者，称"霉酱苔"，多为宿垢湿蚀积久化热而成。

2）望苔质：即舌苔的质地、形态。主要观察舌苔的厚薄、润燥、腐腻、剥落及有根无根等改变。

薄、厚苔：舌苔的厚薄变化，主要反映邪正的盛衰，邪气的深浅，病势的进退。舌苔的厚薄以"见底""不见底"为分辨依据。透过舌苔能隐隐见到舌底者为薄苔；透过舌苔见不到舌底者为厚苔。薄舌，提示疾病初起，病邪在表，病情较轻；厚苔，提示病邪传里，病情较重，或内有痰湿、食积停滞。舌苔由薄变厚，提示邪气渐盛，病势渐进；舌苔由厚变薄，提示正气胜邪，病势渐退。

润、燥苔：舌苔的润燥，主要反映体内津液的盈亏和输布情况，还可判断病性的寒热。舌苔干湿适中，润泽有津，称为润苔，说明津液未伤；舌苔干燥，扪之无津，甚至干裂，称为燥苔，多为热盛伤津；舌面水分过多，伸舌欲滴，扪之湿滑，称为滑苔，为痰饮、水湿内停。

腐、腻苔：腐苔，苔质颗粒较粗大，质松而厚，状如腐渣堆积舌面，揩之易脱。多因阳热蒸腾胃中浊腐之气所致，主食积胃肠、痰浊内蕴。腻苔，苔质颗粒细腻致密，紧贴舌面，状如油腻，刮之难去。多因湿浊内蕴，阳气被遏所致，主脾虚湿困、寒湿内阻。

剥（落）苔：疾病过程中舌苔呈部分或全部剥脱，谓之"剥落苔""剥苔"。其中舌苔不规则脱落，边缘凸起，界限清楚，形似地图，称为"地图舌"；舌苔全部剥落，光洁如镜，称为"光剥苔"，又称"镜面舌"。总因胃气匮乏，不得上熏于舌，或胃阴枯竭，不能上潮于舌所致。

（二）闻诊

闻诊，主要是通过听和嗅来诊查疾病的一种方法，包括听声音和嗅气味两部分。

1. 听声音

（1）语声：在正常生理状态下，人体发出的声音具有发声自然、声调和畅、柔和圆润、语言清楚等共同特点，提示脏腑功能正常，气血津液充盈和发声器官正常。病理情况下，语音高亢洪亮，多言，声音连续者，多为实证、热证、阳证；语音低微无力，懒言而沉静，声音断续者，多属虚证、寒证、阴证。语声重浊，声音沉闷，称为声重，多为外感风寒，或湿浊阻滞，肺气不宣，鼻窍不利所致。声音嘶哑者为音哑，语而无声者为失音，古称为"喑"。新病音哑或失音，属实证，多为外感风寒或风热，或痰浊阻滞，肺气失宣所致；久病音哑或失音，属虚证，多为精气内伤，肺肾阴虚，虚火灼肺所致。

（2）语言："言为心声"，故语言异常多反应心神的病变。沉默寡言，多为虚证、寒证；烦躁多言，多为热证、实证。神志不清，胡言乱语，声高有力，称为"谵语"，多为热扰心神的实证；精神恍惚，语言重复，语声低弱断续，称为"郑声"，多为心气大伤的虚证；精神错乱，狂躁妄言，语无伦次，称为狂言。多为痰火扰心的狂证；语无伦次，自言自语，喃喃不休，见人则止，首尾不续，称为"独语"，多为癫证、郁证。

（3）呼吸：

喘与哮：指呼吸困难，短促急迫，甚则张口抬肩，鼻翼煽动，难以平卧，称为喘。呼吸喘促而喉间有哮鸣音，称为哮。哮必兼喘，而喘未必兼哮。哮喘有虚实之分，临床上根据哮喘发病的新久、声音的强弱来判断虚实，虚证则常属肺肾气虚，实证多因外邪袭肺所致。

少气与气短：呼吸微弱，少气不足以息，称为少气，多因久病体虚或肺肾气虚所致。呼吸急而短促，气短不足以息，数而不相接续，似喘而不抬肩，喉中无痰鸣声，称为气短，多因痰、食等实邪内阻，或因元气大虚，气不足以息而致。

（4）咳嗽：咳嗽是肺失宣降，肺气上逆的最常见表现。其中，有声无痰谓之咳，有痰无声谓之嗽，有痰有声谓之咳嗽。一般而言，新病咳嗽多属外感，久病咳嗽多属内伤。咳声有力多为实证，咳声无力多为虚证。

（5）呕吐：呕吐是胃失和降，胃气上逆的表现。有声有物称为呕，有物无声称为吐，无声无物称为干呕，临床统称为呕吐。一般而言，呕声低弱，吐势徐缓，呕吐物清稀者，多为虚证、寒证；呕声响亮，吐势急猛，呕吐物呈黏痰黄水，或苦或酸，多为实证、热证；呕吐酸腐气味的食物，多为食滞胃脘；喷射状呕吐，多为热扰神明，属病重。

（6）呃逆：古称"哕"，是从咽喉发出的一种不由自主的冲击声，声短而频急。可连续或间歇性发作，多因胃气上逆所致。凡新病呃逆，呃声响亮有力，多为实热证；呃声沉缓，低弱无力，多为寒证、虚证；久病重病呃逆不止，呃声低弱，为胃气衰败之危象，预后不良。

（7）嗳气：俗称"打饱嗝"，是气从胃中上逆出咽喉时发出的声响。可由食滞胃脘、肝气犯胃、脾胃虚弱等原因引起。

（8）太息：又称叹息，指患者情志抑郁时，因胸闷不畅发出的长吁短叹声。多为情志不舒，肝气郁结等原因引起。

2. 嗅气味　嗅气味，主要是嗅患者病体、排出物和病室等的异常气味。嗅气味可以了解疾病的寒热虚实：一般气味酸腐臭秽，多属实证、热证；气味不重或略有腥臭，多属虚证、寒证。

（1）病体气味

口气：正常人说话时，口中无异常气味。口气臭秽者，多属胃热；口气酸臭者，伴食欲不振、脘腹胀满，多为食积胃肠；口气臭秽难闻，牙龈腐烂者，多为牙疳。

痰、涕之气：痰、涕清稀无气味者，见于外感风寒；咳痰黄稠味腥者，为因热邪壅肺所致；咳吐浊痰脓血、腥臭者，多为肺痈；鼻流黄浊黏稠腥臭之涕、缠绵难愈、反复发作者，是鼻渊。

呕吐物之气：呕吐未消化食物，气味酸腐者，为食积；气味酸腐臭秽者，多属胃热；呕吐物清稀无臭味者，多为胃寒。

二便之气：小便黄赤浑浊，有臊臭味者，多属膀胱湿热；小便甜并散发烂苹果样气味者，为消渴。大便酸臭难闻者，多属肠有郁热；便溏而腥者，多属脾胃虚寒；泄泻臭如败卵，或夹有未消化食物者，是饮食停滞。

白带之气：带下黄稠而臭秽者，多属湿热；带下清稀而腥者，多为寒湿。

（2）病室气味：病室气味，由患者本身及其排出物、分泌物等散发而形成。有血腥味者，多是失血证；有腐臭气味者，多有溃腐疮疡；有尸臭气味者，是脏腑衰败；有尿臊气者，多见于水肿病晚期（尿毒症）；有烂苹果气味者，多见于消渴病；有蒜臭味者，多见于有机磷中毒。

（三）问诊

问诊是医护人员通过询问患者或家属，以了解疾病的发生、发展、治疗经过和现症状及既往史等有关情况，以诊察疾病的方法。

问诊的主要内容，可概括为问一般内容和问现在症状两个方面。其中一般内容包括主诉、现病史、既往史、个人生活史和家族史等；现在症状，是指患者就诊时感到的痛苦和不适，以及与其病情相关的全身情况。其中，问现在症指询问患者就诊时所感到的全部不适，以及与病情有关的全身情况，是问诊的中心环节。

历代医家非常重视，明代医家张景岳将问诊内容归纳为《十问歌》。"一问寒热二问汗，三问头身四问便，五问饮食六胸腹，七聋八渴俱当辨，九问旧病十问因，再兼服药参机变。妇女尤必问经期，迟速闭崩皆可见。再添片语告儿科，天花麻疹全占验"。

张景岳

张景岳（1563—1640），温补学派的代表人物，又名张介宾，字会卿，别号通一子，明末会稽（今浙江绍兴）人。他进一步完善了气一元论，补充并发展了阳不足论，并形成了独具特色的水火命门说，对后世养生思想的发展也产生了积极的影响。其重要著作《类经》是学习《内经》的较好参考书，《景岳全书》各科齐全，叙述条理，是一部很有价值的临床参考书。

1. 问寒热 问寒热是询问患者有无冷与热的感觉，以及寒热的轻重，出现时间，持续长短，伴随症状等。恶寒指患者自觉寒冷，虽加衣覆被、近火取暖仍不能缓解；畏寒指患者自觉寒冷，但加衣被或近火取暖而能缓解。热即发热，体温升高或正常，指患者全身或局部有发热感觉。

（1）恶寒发热：指患者怕冷与发热同时并见，是诊断表证的重要依据，多见于外感病的初期阶段。一般恶寒重，发热轻，主风寒表证，为寒邪袭表所致；发热重，恶寒轻，主风热表证，为热邪袭表所致。

（2）但寒不热：指患者只感怕冷而不发热，多为里寒证。新病恶寒，伴脘腹冷痛、喜温拒按，脉沉迟有力者，属里实寒证，多因寒邪直中脏腑，阳气被阻遏，机体失于温煦所致；久病畏寒，伴面色淡白，脉沉迟无力，属里虚寒证，多因阳气不足，机体失于温煦所致。

（3）但热不寒：指患者只感发热而无怕冷，或反恶热，为里热证。由于热势轻重、时间长短及其变化规律的不同，临床上有壮热、潮热、低热之分。

壮热：指患者高热（体温在39℃以上）持续不退，不恶寒反恶热。伴面赤、口渴、汗出等症，属里实热证。

潮热：指定时发热或定时热甚，如潮汐涨落有定时。临床有三种情况：阴虚潮热：午后或入夜发热，伴五心烦热或骨蒸潮热、颧赤、盗汗等，多见于阴虚证。湿温潮热：午后热甚，身热不扬（肌肤初扪之不甚热，但扪之稍久即感灼手），伴胸闷脘痞，头身困重，舌红、苔黄腻等，多见于湿温病。阳明潮热：每于日晡（申时，即下午3～5时）热甚，又称日晡潮热。伴腹胀痛拒按，大便燥结，舌红、苔黄厚而干燥等，为胃肠燥热内结所致，多见于阳明腑实证。

低热：指轻微发热（体温多在38℃以下），或仅自觉发热而体温并不升高，亦称低热。发热持续时间较长，多见于多见于温热病后期和某些内伤杂病。

（4）寒热往来：指恶寒与发热交替而作，是半表半里证的特征。寒战与壮热交替，发有定时，一日一次，或二三日一次者，则为疟疾。

2. 问汗 汗是阳气蒸化津液，出于体表而成。问汗时，应注意了解有无出汗、汗出的时间、部位、多少及其兼症等。

（1）有汗无汗：问有汗无汗，在外感病证中，主要辨别感邪性质和营卫失调的情况；在内伤病证中主要了解阳气的盛衰、津血的盈亏。出汗与恶寒发热并见，苔薄白、脉浮缓是表虚证；出汗伴有咽痛，舌边尖红苔薄黄，脉浮数，多是风热表证。发热恶寒而无汗属表寒证。大汗、壮热烦渴者属里实热证。若大汗淋漓，伴有脉微肢冷，神疲气弱，则多属阳虚气脱。

（2）汗出时间：醒时经常汗出，活动更甚，多为气虚、阳虚所致。睡则汗出，醒则汗止，多见于阴虚内热或气阴两虚证。

（3）汗出部位：仅头部或头项部出汗较多，多由上焦邪热或中焦湿热郁蒸所致。重病后期，突然额汗大出，则是虚阳上越，阴津随气而脱的危象。半侧身体出汗或半侧身体经常无汗，多因患侧经络闭阻，气血运行不调所致。手足心汗出过多，多因热邪郁内、阴虚阳亢或中焦湿热郁蒸所致。

3. 问疼痛　疼痛，是临床上最常见的一种自觉症状，可发生在机体的各个部位，发病机制可概括为气滞血瘀阻滞所形成的"不通则痛"的实证，和气血不足，或精血亏虚，气血不能正常运行，导致脏腑经络失养所形成的"不荣则痛"的虚证。应注意询问疼痛的具体部位、性质、时间、程度、喜恶及伴随症。

（1）问疼痛的性质：根据疼痛的不同性质和特点，可以了解引起疼痛的病因病机。

胀痛：痛且有胀感，多为气滞。

刺痛：痛如针刺，痛处固定不移，拒按，多为瘀血。

绞痛：痛如刀绞、痛势剧烈。多为有形之实邪阻闭气机所致。

灼痛：痛有灼热感而喜冷恶热。多因火邪窜络，或阴虚阳亢所致。

冷痛：痛有冷感而喜暖。多为寒邪阻滞、凝结不通，或阳气不足、脏腑经络失于温养所致。

隐痛：疼痛不剧，绵绵不止，持续时间较长，多为精血不足，经脉失养，气血运行缓慢所致的虚证。

空痛：疼痛有空虚感，多为精血亏虚所致。

窜痛：痛处游走不定，多为气滞所致。

重痛：疼痛并有沉重的感觉，多为湿邪困阻，影响气血运行所致。

（2）疼痛的部位：由于各个部位与脏腑经络有着密切关系，故通过问疼痛的部位，可以了解病变所在的部位。

头痛：根据头痛的部位，结合经络的循行，可确定相关经络的病变。前额痛属阳明经病；后枕痛连及项背属太阳经病；头侧部痛属少阳经病；巅顶痛属厥阴经病。

胸痛：指胸部正中或偏侧疼痛，多属心肺病变。心前区憋闷疼痛，痛引肩背，时作时止者，多为心阳不振，痰瘀痹阻心脉之胸痹；胸痛、胸闷、咳喘，为肺失宣降所致，常见于热邪壅肺、痰湿犯肺等证。

胁痛：指胁一侧或两侧疼痛，多属肝胆病变。临床应根据胁痛的性质及其兼症进行辨析。

脘痛：指上腹部剑突下疼痛，又称胃脘痛。凡寒、热、食积、气滞、阳虚、阴虚等，均可损伤胃腑，使胃失和降，而引起胃脘疼痛。一般食后胃脘痛剧者，多为实证；食后胃脘痛减者，多为虚证；胃脘冷痛，得热痛减者，为寒证；胃脘灼痛，喜凉恶热者，为热证等。

腹痛：腹部范围较广，可分为大腹、小腹、少腹三部分。剑突下至脐以上称大腹，属脾胃及肝胆；脐以下至耻骨毛际以上为小腹，属膀胱、胞宫、大肠、小肠；小腹两侧为少腹，是足厥阴肝经循行之处。询问腹痛时，首先要查明疼痛的确切部位，临床可与按诊密切配合，以判断病变所在脏腑。其次，应结合腹痛性质确定病性的寒热虚实。

腰痛：指腰脊正中或腰部两侧疼痛。腰为肾之府，故腰痛应首先考虑肾及周围组织的病变。可由肾精不足或肾阴、阳虚损，不能滋养、温煦所致，亦可由风寒湿痹或跌仆闪挫，阻碍其气血运行所致。

四肢痛：指四肢的肌肉、筋脉、关节等部位疼痛，常见于痹证，多由风寒湿邪侵犯经络、肌肉、关节，阻碍经脉所致，亦可因脾虚、肾虚所致。根据疼痛的部位、性质可以判断病变的原因和部位。如四肢关节痛、疼痛部位不定，多为行痹；四肢关节疼痛剧烈，遇寒加重，得热痛减，则为寒痹；四肢关节红肿热痛，喜冷，多为热痹；独见于足跟或胫膝酸痛，多为肾虚。

4. 问睡眠　问睡眠主要是了解机体的阴阳盛衰情况。问睡眠，应了解患者睡眠时间的长短、入睡难易、有无早醒、有无多梦等情况。睡眠异常主要有失眠和嗜睡。

（1）失眠：又称"不寐"，是指夜间不易入睡，或睡而易醒，甚则彻夜不眠的表现。引起失眠的原因很多，有虚实之分。营血亏虚，或阴虚火旺，心神失养，或心胆气虚所致者，属虚证；火邪、胆郁痰扰心神，致心神不安，或食积胃脘，浊气内扰心神所致者，属实证。

（2）嗜睡：又称"多寐"，指精神疲乏，睡意很浓，经常不自主地入睡。多因阳虚阴盛或痰湿困阻所致。临床多见中气不足，脾失健运；或痰湿困脾，清阳不升；大病之后，神疲而嗜睡，为正气未复之象。

5. 问饮食口味　问饮食与口味，可以了解脾胃功能的强弱，津液的盈亏及输布是否正常，亦可反映疾病的寒热虚实。

（1）口渴与饮水：口渴与否，饮水量的多少，与体内津液的盈亏和输布情况密切相关。应注意询问口渴的特点、饮水量的多少以及凉热喜恶等。

口不渴饮：指口不渴，亦不欲饮。提示津液未伤，多见于寒证、湿证或无明显热邪之证。

口渴欲饮：指口渴明显，饮水则舒。提示津液不足或输布障碍。口渴多饮，是津液大伤的表现，多见于实热证，消渴病及汗吐下之后等。渴不多饮，虽觉口渴，但又不想喝水或饮水不多，乃因津液轻度损伤或津液输布障碍所致。可见于阴虚、湿热、痰饮、瘀血等证。

（2）食欲与食量：食欲指进食的要求及进食的欣快感。食量是指实际进食量。询问患者的食欲状况和进食量的多少，可以诊察脾胃及相关脏腑功能的强弱，判断疾病的轻重和预后。

食欲减退与厌食：食欲减退包括不欲食、纳呆、纳少。不欲食，指不思进食或食之无味，进食量减少；纳呆，指无饥饿感和进食欲望；纳少，指进食量减少。多见于脾胃气虚、湿邪困脾等证。厌食，是指厌恶食物或厌闻食味，多属食积。妇女妊娠初期，短暂厌食呕吐，属生理现象；长期或反复严重厌食呕吐，属妊娠恶阻。

饥不欲食：指患者有饥饿感，但不想进食，或进食不多，多见于胃阴不足证。

消谷善饥：指患者食欲过于旺盛，食后不久又感饥饿，进食量多，伴有身体消瘦等症，多见于为胃火亢盛、胃强脾弱。

偏嗜：指偏嗜某种食物或异物。如偏嗜生冷，易伤脾胃；偏嗜肥甘，易生痰湿；偏嗜辛辣，易致火盛，化燥伤阴；偏嗜生米、泥土等异物者，多为虫积；妊娠期间，偏食酸辣等食物，多为生理性妊娠反应。

（3）口味：指口中的异常味觉或气味，常是脾胃功能失常或其他脏腑病变的反映。

口淡乏味,多为脾胃气虚或寒证;口苦,可见于肝胆湿热、胃热炽盛等证;口甜而腻,常见于脾胃湿热证;口酸,可见于饮食停滞或肝气犯胃证;口咸,多属肾病及寒证。

6. 问二便　问二便,主要是询问患者大小便的次数、时间、量、色、质、气味、排便感及伴随症状等情况。问二便可以判断机体消化功能的强弱、津液代谢情况,还可为辨别疾病的寒热虚实提供线索。

(1)大便:健康人排便每日或隔日一次,便出通畅,为黄色成形软便,内无脓血、黏液及未消化食物等。大便异常包括便次、便质或排便感异常。

1)便次异常:指排便次数过少或过多,表现为便秘和泄泻。

便秘:指大便燥结,便次减少,或排便困难。多因胃肠积热,或津血亏虚,或阳虚寒凝等证所致。

泄泻:指大便粪质清稀,甚至呈水样,便次增多。多因脾胃气虚、肾阳虚衰、肝郁乘脾、饮食停滞、大肠湿热等证所致。一般新病暴泻,多为实证;久病缓泻,多为虚证。

2)便质异常:指大便质地发生异常。

完谷不化:指粪便中含有较多未消化的食物。若暴泻夹有不消化食物,气味酸腐,兼脘腹胀满者,为伤食泄泻;长期完谷不化者,多因脾虚或肾虚所致。

溏结不调:大便时干时稀,多为肝郁脾虚,肝脾不和;大便初硬后溏,多为脾胃气虚。

脓血便:大便中夹有黏液脓血。多见于湿热蕴结,肠络受损。

便血:指便中带血,为胃肠血络受伤的表现,有近血和远血之分。近血大多血色鲜红,血附在大便表面或排便前后滴出者,多见于内痔、肛裂等肛周病变所致;远血大多血色暗红或紫黑,或大便色如柏油状,多见于胃脘等部位的出血。

3)排便感异常:指排便时肛门或腹部有异常感觉。

排便不爽:指排便不通畅,有涩滞难尽之感。多因肠道气机不畅所致。

里急后重:腹痛窘迫,时时欲泻,肛门坠胀,便出不爽,多因湿热内阻,肠道气滞所致。

肛门灼热:排便时肛门部有灼热感,多因大肠湿热下注,或热迫肛门所致。

滑泻失禁:大便滑出失禁,或久泄不愈,多见于脾肾虚衰。

肛门气坠:肛门部有重坠感,甚则肛欲脱出。多见于脾虚中气下陷。

(2)小便:健康成人日间小便次数一般是3~5次,夜间0~1次;尿色清白或微黄,排尿通畅,无不适感。一昼夜总尿量1000~1800ml。并受饮水、温度、出汗和年龄等因素的影响。问小便应重点询问尿次、尿量及排尿感的异常。

1)尿量异常:指昼夜尿量过多或过少,超出正常范围。

尿量减少:排尿量明显少于正常。小便短少,伴尿次亦少,多因热伤津液,或汗、吐、下耗损津液,或肺脾肾功能障碍,气化不利,水液内停;

尿量增多:排尿量明显多于正常。小便量多色清,多为虚寒证;小便量多且多饮多食者,为消渴病。

2)尿次异常:指排尿次数的过多或过少。

尿次减少:排尿次数明显减少,或排尿困难,甚至小便不通;可见于癃闭,癃指小便不畅、点滴而出,闭指小便不通、点滴不出。因湿热蕴结,或瘀血、砂石阻塞尿道所致者,为实证;由肾阳虚衰,气化无权所致者,为虚证。

尿次增多：新病小便频数，急迫短赤，多为膀胱湿热证；久病小便频数而量多，或夜尿增多，甚或失禁，多为肾阳虚或肾气不固证。

3）排尿感异常：是指排尿感觉和排尿过程出现异常情况。

小便涩痛：指排尿不畅而疼痛，伴有灼热、尿频、尿急者，为淋证，因湿热蕴结膀胱所致。

余沥不尽：指小便后有点滴不尽的症状，多为肾气不固所致，常见于久病或年老体衰患者。

小便失禁：指小便自遗不能控制，多为肾气不足，固摄无权，膀胱失约所致。

遗尿：指睡眠中小便不自主排出，多见于儿童或老年人。多因禀赋不足，肾气未充；或肾气亏虚，不能固约膀胱所致。

7．问经带　月经、带下、妊娠、产育是女性特有的生理特点，因此，对于女性患者，除了一般问诊内容外，还应注意询问其经、带、胎、产等情况。

（1）问月经：问月经应注意了解月经的周期，行经的天数，月经的量、色、质、有无闭经或行经腹痛等表现以及初潮和停经的年龄。

1）经期异常

月经先期：指月经周期提前七天以上，并连续提前两个月经周期以上。多因血热妄行，或气虚不摄而致。

月经后期：指月经周期错后七天以上，并连续推后两个月经周期以上。多因血寒、血虚、血瘀而致。

月经先后不定期：指经期错乱，或前或后，相差时间在七天以上者，并连续3个月经周期以上。多因肝郁气滞、脾肾虚损、瘀血内结等而致。

2）经量异常

月经过多：指月经周期基本正常，但月经量较正常明显增多。多因血热妄行、瘀血阻滞、气虚不摄而致。

月经过少：指月经周期基本正常，但月经量较正常明显减少。多因寒凝胞宫，气血虚弱，血瘀及痰湿阻滞而致。

崩漏：指妇女不规则的阴道出血。一般来势急，出血量多者，称为崩中；来势缓，出血量少而淋漓不止者，称为漏下。多因血热、气虚、瘀血等所致。

闭经：是指成熟女性月经未潮，或来而中止，停经3个月以上，又未妊娠者。多因精血亏少，或气血两虚，血海失充，或寒凝、血瘀或痰湿阻滞，冲任不畅所致。闭经应与妊娠期、哺乳期、绝经期等生理性闭经加以区别。

3）经质、经色异常：正常月经经色正红，质地不稀不稠，无血块。经色淡而质稀，多属气血不荣；经色深红质稠，多属血热内炽；经色紫黑有块，则多属瘀血阻滞。

（2）问带下：问带下应注意询问带下的量、色、质和气味等情况。带下色白量多，淋漓不绝，清稀如涕，多属脾肾阳虚、寒湿下注；带下色黄，黏稠臭秽，多属湿热下注。若白带中混有血液，为赤白带，多属肝经郁热。绝经后又见赤色带下，气味臭秽者，需及时明确诊断。

8．问小儿　小儿科古称"哑科"，因小儿无法自诉病情或叙述不清，故多询问其亲属或陪诊者。问小儿，除一般问诊内容外，还应注意询问出生前后情况、喂养情况、生长发育情况、预防接种情况、传染病史及遗传病史等。

（四）切诊

切诊是医者运用手的触觉,对患者体表的一定部位进行触摸按压,从而了解病情的一种诊察方法,包括脉诊和按诊两部分。切诊是医者所必备的一项技能,特别是脉诊,正如《难经》中所说:"切脉而知之谓之巧"。

1. 脉诊　脉诊是医者用手指切按患者的特定部位的动脉,体验脉动应指的形象,了解病情变化的一种诊察方法。

（1）诊脉的部位与方法:

1）诊脉的部位:有遍诊法(三部九候法),三部诊法和寸口诊法三种。现在临床多采用寸口诊法,即切按患者桡骨茎突内侧一段桡动脉。寸口脉分为寸、关、尺三部。以桡骨茎突为标记,其内侧对应处为关,关前(腕侧)为寸,关后(肘侧)为尺。每一部又有浮、中、沉三候,合称为三部九候。它们分候的脏腑是:左寸候心,右寸候肺;左关候肝胆,右关候脾胃;两尺候肾。

知识链接

三部九候法

三部九候:寸口诊脉法术语,在寸口的寸、关、尺三部分别进行浮、中、沉三种不同指力的脉诊,合为三部九候。

古代遍身诊脉法术语,把人体分成头、上肢、下肢三部,每部各有上、中、下动脉,合为三部九候,现不常用。

2）诊脉的方法

时间:诊脉常以清晨(平旦)未起床,未进食时为最佳。诊脉前,应先让患者休息,使呼吸均匀,气血平和,同时周围环境力求安静,以便于医者体会脉象。

体位:患者取正坐位或仰卧位。前臂平伸,掌心向上,与心脏大致同高,并在腕下垫上脉枕。

布指:医者先用中指按在掌后高骨(桡骨茎突)内侧,定为关部,接着以食指按在关前定寸部,以无名指按在关后定尺部。三指呈弓形,指头平齐,以指目接触脉体。布指的疏密要和患者的臂长相适应,臂长则略疏,臂短则略密,以适中为度。

平息:一呼一吸,称为一息,一息4～5至为正常。布指后,医者要调匀气息,用自己一呼一吸的时间去衡量患者脉动至数。

五十动:医者一次诊脉应候足50至,即每次切脉的时间,每手至少1分钟以上,以3～5分钟为宜,以防漏诊。

指法:用轻重不同的指力,诊察脉象称为指法。轻按在寸口脉搏跳动部位体察脉象,叫举,又称轻取或浮取;用指按至筋骨体察脉象,叫按,又称重取或沉取;指力从轻到重,从重到轻,左右上下推寻,以寻找脉动最明显的部位,叫寻。三指用大小相等的指力切脉体察脉象的方法,称为总按;单用一指重点体察某一部脉象的方法,称为单按。

（2）正常脉象:正常脉象又称"平脉"或"常脉",指正常人在生理条件下出现的脉象,主要特点是:三部有脉,一息4～5至,约相当于60～90次/分,不浮不沉,不大不小,从容和缓,柔和有力,节律整齐。古人将正常脉象的特点概括为"有胃""有神""有根"。

(3)常见病脉:疾病反应于脉象的变化,即为病脉。病与脉是密切相关的,不同的脉标志着不同的病证。

1)浮脉

【脉象】 轻取即得,重按稍减而不空;举之有余,按之不足。

【主病】 表证,亦主虚证。浮而有力为表实,浮而无力为虚证。

2)沉脉

【脉象】 轻取不应,重按始得;按之有余,举之不足。

【主病】 里证。有力为里实,无力为里虚。

3)迟脉

【脉象】 往来迟慢,一息不足四至,约相当于每分钟脉搏在60次以下。

【主病】 寒证。有力为实寒证,无力为虚寒证。

4)数脉

【脉象】 脉来急数,一息五~六至。

【主病】 热证。有力为实热,无力为虚热。

5)虚脉

【脉象】 三部脉举按皆无力,为无力脉的总称。

【主病】 虚证,多为气血两虚。

6)实脉

【脉象】 三部脉举按皆有力,为有力脉的总称。

【主病】 实证。

7)洪脉

【脉象】 脉形宽大,来盛去衰,状如洪水,滔滔满指。

【主病】 气分热盛。

8)细脉

【脉象】 脉细如线,应指明显,按之不绝。

【主病】 气血两虚,诸虚劳损,又主湿证。

9)滑脉

【脉象】 往来流利,应指圆滑,如盘走珠。

【主病】 痰饮、食滞、实热。

10)涩脉

【脉象】 往来艰涩不畅,有如轻刀刮竹。

【主病】 气滞、血瘀、伤精、血少、痰湿内停。

11)弦脉

【脉象】 端直以长,如按琴弦,应指挺直。

【主病】 主肝胆病,诸痛证,痰饮,疟疾。

12)紧脉

【脉象】 脉来绷急,应指紧张有力,状如牵绳转索。

【主病】 主寒、主痛、宿食。

13）结脉

【脉象】 脉来缓慢，时有一止，止无定数。

【主病】 阴盛气结，寒痰血瘀等证。

14）代脉

【脉象】 脉来缓慢，止有定数，良久方来。

【主病】 脏气衰微，痛证，惊恐，跌仆损伤。

15）促脉

【脉象】 脉来数而时一止，止无定数。

【主病】 阳盛实热，气血、痰食停滞等证。

（4）脉象分类比较：28 种病脉中，有些脉象很近似，容易混淆不清，为了鉴别，列表鉴别见表 12-3。

表 12-3　脉象分类比较表

分类	脉名	脉象	主病
脉位	浮	轻按即得，重按稍减而不空	表证，亦主虚证
	沉	轻取不应，重按始得	里证
脉率	迟	往来迟慢，一息不足四至	寒证
	缓	脉来缓怠，一息四至	主湿病，脾胃虚弱
	数	脉来急数，一息五～六至	热证
脉宽度	洪	脉形宽大，来盛去衰，状如洪水，滔滔满指	热盛
	细	脉细如线，应指明显，按之不绝	气血两虚，诸虚劳损；又主湿
脉长度	长	脉体较长，应指范围超过寸关尺三部	阳证，热证实证
	短	首尾俱短，应指范围不及本部，尺脉常不显	短而有力为气郁；短而无力为气损
脉力度	虚	三部脉举按皆无力，为无力脉的总称	虚证，多为气血两虚
	弱	极软而沉细	气血不足
	微	极细极软，按之欲绝，似有若无	阳衰少气，阴阳气血诸虚
	实	三部脉举按皆有力，为有力脉的总称	实证
脉流利度	滑	往来流利，应指圆滑，如盘走珠	痰饮，食滞，实热
	涩	往来艰涩不畅，有如轻刀刮竹	气滞，血瘀，伤精，血少，痰湿内停
脉紧张度	弦	端直以长，如按琴弦，应指挺直	主肝胆病，诸痛证，痰饮，疟疾
	紧	脉来绷急，应指紧张有力，状如牵绳转索	主寒、主痛、宿食
	濡	浮而细软，应指无力	主诸虚证，又主湿
脉均匀度	结	脉来缓慢，时有一止，止无定数	阴盛气结
	代	脉来缓慢，止有定数，良久方来	脏气衰微，痛证，惊恐，跌仆损伤
	促	脉来数而时一止，止无定数	阳盛实热，气血、痰食停滞。

（5）相兼脉：凡两种或两种以上的单因素脉相兼出现，复合构成的脉象即称为"相兼脉"或"复合脉"。相兼脉的主病一般地说等于组成该相兼脉的各单一脉主病的相合。如：

浮紧脉：主外感寒邪之表寒证，或风痹疼痛。

浮数脉：主风热袭表的表热证。

沉迟脉：主里寒证。

滑数脉：主湿热，痰火，或食积内热。

弦细脉：主肝肾阴虚，或血虚肝郁，或肝郁脾虚。

细数脉：主阴虚内热。

2. 按诊 按诊，是对患者的肌肤、手足、胸腹及其他病变部位施行触摸按压，以测知局部冷热、润燥、软硬、压痛、痞块或其他异常变化，从而推断疾病的部位和性质的一种诊察方法。按诊包括胸胁、脘腹、手足、皮肤等方面。

（1）按胸胁：胸部为心肺之所居。按胸部可以诊察心、肺、虚里以及胸腔内脏器组织的病变。如胸部胀满，甚至隆起，叩击音清者多属肺胀；叩击音浊者多属痰饮。按虚里，可以了解宗气强弱，疾病虚实，预后吉凶。按两胁，可以了解肝胆的病变情况。如两胁连及腰肾区，叩触酸痛不适者，还可能与肾有关。

（2）按脘腹：按脘腹主要了解脘腹的痛与不痛，软与硬，有无痞块，以辨别脏腑虚实、病邪性质及其积聚程度。

1）按脘部：脘部指胸骨以下部位。按脘部的软硬和有无压痛，可鉴别痞证与结胸。心下按之硬而痛者为结胸，属实证；心下满，按之濡软而不痛者，多是痞证。

2）按腹部：腹痛喜按为虚，拒按为实。腹胀满，叩之如鼓，小便自利者属气臌；按之如囊裹水，小便不利者是水臌。腹内有肿块，按之坚硬，推之不移且痛有定处者，为癥积，多属血瘀；肿块时聚时散，或按之无形，痛无定处者，为瘕聚，多属气滞。左下腹部按之有块累累，当考虑燥屎内结。若腹痛绕脐，时有结聚，且可移动聚散者，多为虫积。右侧少腹部按之疼痛，尤以重按后突然放手而疼痛更为剧烈者，多是肠痈。

（3）按手足：按手足主要是了解手足的寒热。手足俱冷，多为阳虚阴寒证；手足俱热，多为阳热亢盛证。手心热，多为阴虚内热；手背热，多为外感风寒表证。两足皆凉，多为阴寒证；两足心热，多为阴虚证。

（4）按肌肤：按肌肤主要辨别肌肤的寒热、润燥、肿胀、疼痛等，以诊察辨别疾病的寒热虚实和气血盛衰。

二、中医护理评估的主要内容

全面的护理评估，不仅要评估患者的病史、症状、体征、化验检查等，还应包括患者的生活习惯、饮食起居、情志状态和家庭情况，以及社会环境、季节气候等对患者的影响和患者对疾病的认识等。中医护理评估有以下主要内容：

1. 神志 评估神志状态。如清楚、模糊、昏迷、烦躁、谵妄、恍惚等。

2. 面色 查看面部有无光泽和面部的颜色。如常色、红润、潮红、苍白、青紫、萎黄、晦暗、黧黑等。

3. 形态 包括体形和动态。如消瘦、肥胖、动作自如、蜷卧、肢体震颤、半身不遂等。

4. 五官头面 包括头面、颈项、眼、耳、鼻、口唇、牙龈、咽喉等情况。如口眼歪斜、目赤、鼻翼煽动、耳鸣、口糜、咽喉红肿疼痛等。

5. 皮肤 观察皮肤的颜色、质地。如正常、黄染、水肿、皮损、褥疮、斑疹、丘疹、瘀斑、肌肤甲错等。

6. 舌象 观察舌质和舌苔，包括舌色、舌态、苔质、苔色。如舌红苔黄、舌体胖大有齿印、舌苔厚腻等。

7. 语音　包括声音的强弱、音哑、失音、有无错乱等。

8. 呼吸　包括呼吸快慢、强弱、有无喘憋等。如平稳、气粗、气短、哮、喘。

9. 咳嗽　包括有痰无痰、咳嗽性质、痰质、痰色、痰量。如顿咳、阵咳、干咳、咳声重浊、咳声无力、痰黄黏稠等。

10. 体气　包括口气和各种分泌物的异味等。

11. 呕吐　包括呕吐物的量、色、味、质和呕吐的性质、方式等。

12. 寒热　包括寒热轻重、出现时间和特点。如恶寒、畏寒、寒战、低热、壮热、五心烦热、潮热、寒热往来等。

13. 汗出　包括出汗的性质、量、部位和特点。如盗汗、自汗、手足心汗、头汗等。

14. 头身　包括头颈、肩背、腰脊有无异常形态改变和疼痛等感知异常。如项强、腰痛等。

15. 胸腹　包括胸胁脘腹部有无形态异常和疼痛不适。如胸闷、胁肋胀满、脘腹疼痛等。

16. 四肢　包括肢体有无疼痛不适以及形态和动态的改变。如四肢抽搐、震颤、痿废等。

17. 疼痛　包括各类疼痛的性质和程度。如胀痛、刺痛、喜按、拒按以及疼痛与温度的关系等。

18. 饮食口味　包括口渴与饮水情况、进食情况、口味。如食欲不振、消谷善饥、口渴喜冷饮、口苦等。

19. 睡眠　指睡眠情况,包括是否失眠、多梦、嗜睡等。

20. 二便　包括二便次数、量、性状、气味等有无异常。如便秘、便溏、泄泻、里急后重、少尿、尿频、尿痛、小便黄赤、小便清长等。

21. 经带　包括经期、经量、经色、经质、伴随症状、痛经情况及白带的量、色、质等。如月经先期、白带量多质稀腥臭。

22. 情志　包括患者的性格特点,病前病后的心理活动,影响患者情志变化的因素,患者对护理的特殊要求等。

23. 生活起居　包括患者日常生活情况、嗜好、生活习惯、自理程度、有无过敏史等。

第二节　中医护理诊断

护理诊断为护理程序的第二个阶段。在这一阶段,护理人员运用评判性思维,分析和综合护理评估获得的资料,以确定健康问题,做出护理诊断。这一分析和综合评估的过程,在中医护理中主要使用辨证的方法进行。

目前,中医护理诊断的类型、组成形式以及陈述方式主要是参照西医护理诊断的模式。但由于中医学有其独特性,通用的西医护理诊断名称并不完全适宜在中医护理临床中使用,因而,一般以中西医结合的方式来描述中医护理诊断或提出健康问题。

一、中医护理诊断／健康问题的特点

1. 以中医基本理论为指导　中医护理学以中医基础理论为指导,以整体观念和辨证施护为特点。对四诊所收集的各种病情资料进行全面、辨证地分析、综合；充分考虑患者生活起居护理、情志护理、饮食护理、用药护理等方面后做出护理诊断或提出健康问题。

2．运用中医术语描述病情　目前在描述中医护理诊断／健康问题时所使用的用语，一般均与中医医疗诊断所使用的用语通用，即用中医传统的疾病、证候、症状、体征用语作为护理诊断／健康问题用语使用。

3．遵循中西医结合的原则　西医学模式中，中医护理和西医护理相互联系、相互补充、相互渗透，在提出中医护理诊断／健康问题时，也难以脱离中西医结合的模式，故中医护理诊断／健康问题也也采用中西医结合护理诊断。

4．符合相因相宜的原则　中医护理诊断或健康问题应符合中医护理的临床实际和因人制宜、因地制宜、因时制宜的原则，以有利于护理措施和辨证施护的施行。

二、中医护理诊断／健康问题的陈述

中医护理诊断／健康问题的陈述一般采用二段式陈述法。除此之外还有一段式陈述法和三段式陈述法。

1．二段式陈述基本格式为　病情表现＋原因。病情表现主要用症状、体征术语描述，原因多用病因、病机和辨证用语描述。如：嗜睡，与脾虚湿困有关。

2．三段式陈述基本格式为　健康问题＋病情表现＋原因。如：舒适改变，恶心呕吐，与胃失和降有关。

三、中医护理诊断的形成

中医护理诊断的形成过程就是辨证思维的过程，辨证是中医认识和诊断疾病的方法。辨证的过程是进行护理诊断或提出护理问题的过程，是从整体观出发，运用中医理论，将四诊所收集的病史、症状、体征等资料运用辨证方法进行综合分析，归纳总结，判断疾病的病因、病位、病性和邪正盛衰关系，从而做出护理诊断或提出护理问题的过程。

第三节　中医护理计划的制定及实施、评价

做出护理诊断后，要根据患者现存的或潜在的健康问题，制定出要达到的预期目标和具体的护理措施，也就是制定护理计划。然后，按照护理计划制定的预期目标和护理措施，对护理对象进行系统化的整体护理。同时，应注意与护理对象的沟通交流，适时给予支持、教育，并随时观察病情的发展、变化，通过各种反馈信息对施护效果进行评价，不断补充和修正护理计划。

一、中医护理计划的制定

制定计划是护理程序的第三步，是根据现存的或潜在的护理问题，确定预期目标，制订出具体适宜的措施，有针对性的解决提出的护理问题，以便完成护理最终目标。护理计划的制定要围绕第二步提出的护理诊断进行，应遵循辨证施护的原则，并根据每个护理对象的不同情况而决定，避免千篇一律。这是中医护理程序的辨证施

护阶段,也是护理程序的核心。

1. 中医护理计划的基本形式　一般来说,中医护理计划由护理诊断或健康问题、预期目标和护理措施三部分组成。

2. 制定中医护理计划的基本要求

(1) 充分体现整体观念:中医护理计划要体现中医学整体观念的特色,重视生活起居护理、情志护理饮食护理和用药护理。

(2) 遵循辨证施护的观念指导护理措施的制定:中医护理计划要以辨证施护原则为指导、体现因人制宜、因地制宜、因时制宜和同病异护、异病同护的特点。

(3) 体现急则护标,缓则护本和标本兼护的原则。

(4) 充分使用常用中医护理操作技术:在护理措施中,使用灸法、拔罐法、穴位按摩等常用中医护理操作技术。

(5) 护理措施采用中西医结合的方法:使用中医护理技术的同时,还应结合西医的护理方法,取长补短,互相补充。

(6) 注重预防护理:在护理计划的实施过程中应用"未病先防,已病早治,既病防变,瘥后防复"的原则,注重护理计划的延续性。

二、中医护理实施

护理实施是护理程序的第四个步骤,是执行和完成护理计划的过程,即施护的过程。在施护过程中,护理人员应按照护理计划制定的预期目标和护理措施,对护理对象进行系统化的整体护理。同时,应注意与护理对象的沟通交流,适时给予支持、教育,并随时观察病情的发展、变化,通过各种反馈信息对施护效果进行评价,不断补充和修正护理计划。

三、中医护理评价

护理评价是将护理对象的健康状态与护理计划中的预期目标进行比较,并对执行护理程序的效果、质量并作出评定和修改的过程。护理评价是护理程序的最后阶段,但贯穿于护理过程的始终。通过评价可以检查整个护理程序,包括评估是否全面、护理诊断是否正确、护理计划是否适当、所采取的护理措施是否与护理对象的反应有对应关系、原计划是继续还是停止或者修改,以使护理程序循环往复的进行下去,直至达到预期的目的。

(赵　勇　黄爱明)

复习思考题

1. 中医护理程序的内容有哪些?

2. 中医护理评估的方法是什么?

第十三章

中医护理方法

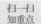

1. 生活起居护理原则；情志护理原则；饮食调护的重要性和基本原则；康复护理基本原则；中药汤剂的煎煮方法和一般服法；常用中药中毒的解救与护理。

2. 生活起居护理的内容和方法；情志与健康的关系及情志护理的方法；常用食物的性味和功效；病证恢复期的调护方法；康复护理的方法；易中毒中草药的分类和预防。

中医护理方法是指在中医辨证施护过程中，为患者提供的生活起居护理、情志护理、饮食护理、病证恢复期护理等多方面的护理内容。这些护理措施是辨证施护的重要内容，也是开展辨证施护的基础，这些措施实施恰当与否，将直接影响疾病的转归和预后。

第一节 生活起居护理

生活起居护理是指者在患病期间，护理人员根据患者个体情况在生活起居护理方面予以专业的指导，并精心照料的过程。历代医家都十分重视生活起居的调摄，并作为调养神气，健康益寿的重要法则。其目的是保养患者的正气，调整机体内外阴阳的平衡，增强机体抗御外邪的能力，促进疾病的治疗和康复。

一、生活起居护理的基本原则

生活起居护理要遵循"起居有常，劳逸适度，环境适宜"的原则。

（一）起居有常

1. 顺应四时，平衡阴阳 自然界有春、夏、秋、冬四季变化，春夏属阳，秋冬属阴，其气候规律一般为春温、夏热、长夏湿、秋燥、冬寒。人体的生理活动也随着季节的变化而改变，以适应自然规律，保持机体内外环境的协调统一。因此在护理中应遵循"春夏养阳，秋冬养阴"的原则，做到春防风，夏防暑，长夏防湿，秋防燥，冬防寒。

春季阳气升发，应"夜卧早起，广步于庭"，适当增加室外运动，使春气升发有序，阳气增长有路。衣着方面，应遵循"春捂秋冻"的原则，注意保暖，做到"虚邪贼风，避之有时"。

夏季气候炎热，人体阳气易于向外发泄，应"夜卧早起，无厌于日"，适当午休，消除疲劳。白天当阴居避暑热，以防多汗伤津，但夜间不可贪凉夜露，以免伤阳感寒凉之邪。衣着方面，应选用麻纱、丝绸等易散热、透汗、凉爽、舒适的面料。

秋季为"阳消阴长"的过渡阶段，气候多变，易感受外邪，且旧病易复发。秋天应"早卧早起，与鸡俱兴"，可在阳光温煦不烈时行日光浴，通过皮肤与寒冷空气经常接触，适当锻炼肌肤对寒冷的耐受力，提高卫气的防御能力。衣着方面，应遵循"春捂秋冻"的原则。

冬季气候寒冷，阴气盛极，阳气潜伏，宜"早卧晚起，必待日光"，早睡以养阳气，晚起以护阴精。衣着方面，应防寒保暖，使阴精藏于内，阳气不致外泄，对慢性阴虚津亏患者，借此季节以食物或药物来填补阴津，使阴津积蓄，才能预防春夏阳亢之时对阴津的耗散。

知识链接

四季养生

《素问·四气调神大论》曰："夫四时阴阳者，万物之根本也。所以圣人春夏养阳，秋冬养阴，以从其根，故与万物沉浮于生长之门，逆其根，则伐其本，坏其真矣。故阴阳四时者，万物之终始也，死生之本也。逆之则灾害生，从之则苛疾不起，是谓得道"。

2. **睡眠充足，适当锻炼**　睡眠是人体的一种生理需要，是维持生命的重要手段。睡眠不足，易耗伤正气。患者应有充足的休息和睡眠时间，要督促患者养成按时就寝、按时起床的作息规律。重病患者则应卧床休息，但要避免昼息夜作，阴阳颠倒。病情允许情况下，能下床活动的患者每天都应保持适度的活动与锻炼。适度活动能使气血通畅，增强抵御外邪的能力，有利于机体功能恢复。

3. **慎避外邪，形神共养**　患病之人正气虚弱，易于感受六淫和疫疠之气等外邪。在生活起居护理中应遵循"虚邪贼风，避之有时"的原则，指导患者根据四时气候变化及时添减衣物，并采取其他方式提高机体抗病能力，避免外邪的侵袭。

形是神的物质基础，神是形的外在表现，两者联系密切、相辅相成。因此，在生活起居护理中，既要注重形的保养，更要注意神的调摄。所谓养形，是指通过适当休息和活动，提供良好的营养和环境条件，对人的五脏六腑、气血津液等形体进行摄养和护理。所谓养神，是应用各种方式调节患者的情志活动，使其达到情绪稳定、心平气和的精神状态，以利于疾病康复。

4. **依据昼夜晨昏变化进行护理**　随着昼夜晨昏阴阳之气的消长变化，人体的阳气也有朝生夕衰的规律，疾病的发展变化亦随之出现"旦慧""夜甚"的变化，所以，对于危重患者，应加强夜间护理和观察，以防意外发生。

（二）劳逸适度

古人认为劳和逸必须"中和"，有常有节，不偏不过。劳逸结合应遵循"动静结合""形劳而不倦"的原则，因人而异做到起居有常，动静结合才能有利于疾病的痊愈。

1. **避免过劳**　中医学认为，过度劳累是疾病发生的重要原因之一，无论是脑力劳动还是体力劳动，过度劳倦均能降低机体抵抗力，影响内在脏腑器官功能。

(1) 避免久视：用目过度会耗伤气血。因此在日常生活中用目持续时间不宜过久，若需长时间用目，则每隔 30～60 分钟适当休息。

(2) 避免久立：久站不动，可导致下肢血液回流不畅，从而出现气滞血瘀，招致疾病。若长期从事久站工作，可在站立时行甩腿动作、扭膝运动或在睡前按摩双脚及温水泡脚。

(3) 避免久行：长时间行走奔跑，不仅耗伤气血，还会使肌肉、筋脉处于疲劳状态。适度的步行有益于健康，但长时间疾步行走，可使无病者积劳成疾，有病者病情加重。

(4) 避免神劳：神劳即用脑过度，精神过度疲劳。应注意与体力劳动相结合，用脑时间不宜过长，每天都应有一定时间的体力劳动以解除精神疲劳。

知识链接

养性

《备急千金要方·养性》中记有："养性之道，常欲小劳，但莫大疲及强所不能堪耳。"

2. 避免过逸　中医学认为"逸则气滞"。一旦过度安逸，肌肉筋骨活动过少，容易导致气血迟滞而不得流畅，脾胃消化功能减退，引起食欲减退、身体软弱无力，抵抗力下降。筋骨肌肉日久不用则会"用进废退"，肢体痿弱无力或肥胖臃肿，动则气喘、心悸。因此，日常生活中要避免过逸。

(1) 避免久卧：适当的躺卧可使人身心放松，有助于消除疲劳，但卧床过久则会"伤气"。研究证明，睡眠并非越多越好，睡眠过多或不足均会引起机体功能紊乱，只有合适的睡眠才能达到宁神养气、保持健康的目的。

(2) 避免久坐：久坐伤肉，常时间处于坐位，臀部皮肤毛囊易受堵塞而生疖、毛囊炎等。久坐可引起脾胃积滞使脏腑气机不畅。因此，脑力劳动者和老年人要避免久坐，每天可做数次转胯运动、旋腰转脊及腰部按摩。

(3) 适当活动：急性病和病重患者，在病情严重时应静卧休息，随病情好转可在床上做适当运动如翻身、抬腿等。慢性病或恢复期患者可根据病情做户外活动如太极拳、散步等，以增强体质。

(三) 环境适宜

整洁安静的病室环境有利于疾病康复，反之可影响患者的身心健康。因此，护理人员应为患者创造一个安静、整洁、舒适、有利于治疗、康复和休息的环境。

1. 病床安置合理　在护理工作中应根据患者病证性质安置合适的病室。如寒证、阳虚证患者多畏寒怕风，宜安置在向阳温暖的病室，使患者感到温暖舒适；热证、阴虚证者多恶热喜凉，可安置在背阴凉爽的病室，使患者感到凉爽、舒适、心静，有利于养病。

2. 保持病室安静　安静的环境有助于患者休养，噪声的刺激常使患者心烦意乱甚至加重病情，如心气虚患者，常忽听声响而心悸不已。护理人员应设法消除噪杂之声，使音噪小于 60 分贝。

3. 病室干净整洁通风良好　病室的布置应力求简单、整洁，易于清洁消毒。室内应经常通风换气，保持空气新鲜是病室应有的基本条件之一。应根据季节和室内的空气状况而决定每日通风次数和每次持续时间,但每天至少通风 1~2 次。在通风换气时应注意,患者不能直接当风直吹,以免风邪侵袭。

4. 病室温湿度适宜 病室应保持适宜的温度,一般以 18~22℃为宜,不同的病证应视病情做出相应调整,如老年人、新生儿、沐浴者、阳虚证、寒证患者室温稍高,以 20~26℃为宜,阴虚和热证患者多燥热喜凉,室温可稍低 16~20℃为宜。病室湿度在 50%~60% 为宜,但应根据气候和不同证型进行调节。如阳虚证、湿证患者,湿度宜低;燥证、阴虚证患者,湿度可略高些。

5. 病室光线适宜 一般病室内要求光线柔和,保持明亮,使患者感到舒适。太阳光或强烈灯光不可直射患者面部。对不同病证应适当调节光线,感受风寒、风湿以及阳虚、里寒证的患者,室内光线应充足,使患者感到温暖、舒适、有生机。急性热证患者、肝阳上亢或肝风内动者,光线应稍暗。痉证、癫狂患者,由于强光可导致疾病发作,应用黑窗帘遮挡。

二、遵循科学、健康的生活规律与习惯

我国历代医家十分重视生活起居护理,《内经》曰:"上古之人,其知道者,法于阴阳,和于术数,饮食有节,起居有常,不妄作劳,故能形与神俱,而尽终其天年,度百岁乃去"。反之"以酒为浆,以妄为常……,逆于生乐,起居无节,故半百而衰也"。上古时代,人们就已经懂得并遵循自然规律,适应四时变化,做到饮食有节、起居有常,生活规律,所以健康长寿,颐养天年。现代社会却出现了许多不良行为和习惯,如吸烟、酗酒、人口膨胀、居住拥挤、生态环境破坏,以及随着生活节奏的加快,生活内容的丰富,使有规律性的生活作息习惯越来越容易受到干扰,导致多病早衰,无法长寿。这说明生活起居规律与健康有着密切的关系,护理人员因对患者进行相应的生活起居健康教育与宣传。

第二节 情志护理

中医学的"七情",是指喜、怒、忧、思、悲、恐、惊七种情志变化。正常情况下,七情是人体对外界客观事物和现象所作出的七种不同情志反应,一般不会引起疾病。但如果情志过极超出常度,就会引起脏腑气血功能紊乱,导致疾病的发生。情志护理是在护理工作中,以中医基础理论为指导,注意观察、了解患者的精神情志变化,掌握其心理状态,设法预防和消除不良情绪的影响,使患者处于最佳的心理状态,以利于疾病康复,提高护理质量。

一、情志与健康的关系

七情不仅可以引起多种疾病的发生,而且对疾病的发展有着重要影响。不同的情志可影响不同的脏腑功能,从而产生不同的疾病。不同的疾病也会有不同的情志改变,并可影响疾病的转归和预后。

(一) 情志正常,脏气调和

正常的情志活动是体内脏腑、气血、阴阳调和的反映,同时又能反作用于人体。正常的情志活动,能够调达脏气,助正抗邪,增强人体抗病能力,预防疾病的发生,对

维护人体的健康起着积极的促进作用。由于情志产生于脏腑之气，所以情志变化反过来又对脏气有相应的影响，一般而言，情志正常，则脏气舒达调畅，从而使脏腑功能活动得到加强。

（二）情志异常，内伤脏腑

1. 直接伤及内脏 七情太过往往可直接损伤内脏，不同的情志刺激可伤及不同的脏腑，产生不同的病理变化。一般认为，喜、惊伤心，怒伤肝，思伤脾，悲、忧伤肺，恐伤肾。从临床上看，七情致病以心、肝、脾三脏最为多见，因为心主血而藏神，肝藏血而主疏泄，脾主运化，为气血生化之源。由于心为五脏六腑之大主，精神之所舍，七情发生之处，因此心在七情发病中起主导作用，七情太过首先伤及心神，然后影响到其他脏腑，从而引起疾病。

2. 影响脏腑气机 七情致病伤及内脏，主要是导致脏腑气机紊乱，升降出入运动失常，脏腑功能活动失调。

3. 影响病情变化 在疾病过程中，情志的异常变化往往影响病情的变化与发展。患者因自身脏腑气血功能失调，容易产生不良心境，引起情志的异常波动；而过激的情志波动，又能加剧脏腑气血功能失调，促使疾病加重，甚至导致病情迅速恶化。

二、情志护理的原则

（一）诚挚体贴，无微不至

人患病时，往往会产生各种心理反应和改变，导致情志状态和行为不同于正常人，如猜疑心加重、依赖性增强、情绪容易激动和不稳定等。护理人员应善于体谅患者的心情，尊重患者，关心体贴患者的疾苦，动态了解细微的情志变化，发扬救死扶伤的精神。对患者不仅要热情、亲善、和蔼、有礼，还要注意自身的衣着打扮、言谈举止，注意室内环境、温湿度的调节，使患者一踏进医院就感到温暖、亲切。当患者忧愁或痛苦时，护理人员应主动与之分忧；患者悲观时，要热情予以鼓励，在护理过程的各个环节中诚挚、体贴，以解除患者不必要的思想负担，使情绪稳定，保持良好的状态，使脏腑气血功能旺盛，促进疾病痊愈。

（二）因人施护，有的放矢

《灵枢·寿夭刚柔》中指出："人之生也，有刚有柔，有弱有强，有短有长，有阴有阳。"患者由于年龄、体质、性格、性别、家庭背景、生活阅历、文化程度、从事职业和所患疾病等的不同，即使面对同样的情志刺激，其情绪反应也大不相同。因此，护理人员应根据患者的不同特点因人而异，有的放矢，耐心细致地做好情志护理，以减轻患者的心理压力，促进疾病的康复。

（三）避免刺激，稳定情绪

清代王燕昌《王氏医存》中所言"善养病者，调之护之，务期安静，医药有当，自能速愈。"可见患者应当安心静养，保持情绪稳定，避免不良刺激，以利于疾病的康复。因此，护理人员要避免因处理不当或出言不慎而影响患者的情绪，凡是能引起患者情绪波动的话题均不宜涉及，要让患者恬淡虚无，安心静养。住院病人应严格探视制度，尤其是危重病人，须保持绝对安静，应谢绝探视。如：患者病情突然变化时，护士要稳重，不要在患者面前表现出惊慌失措的神态，要沉着冷静，积极配合医师抢救，同时做好患者及家属的安慰工作，稳定病人的情绪。

（四）乐观豁达，怡情养性

孙思邈在《备急千金要方·养性》中指出："夫养性者，欲所习以成性，性自为善……性既自善，内外百病皆悉不生，祸乱灾害，亦无由作，此养性之大经也。"修身养性，保持心情舒畅，能使机体神安气顺，心清形静，气血调和，脏腑功能平衡协调，从而有益于健康。对患者而言，不管其病情如何，乐观豁达的心情均可以促进疾病的康复。护理人员要帮助患者尽快适应角色转换，向患者说明保持情绪稳定的重要性，积极宣传心理养生知识，使其保持乐观情绪和愉悦心态。

三、情志护理的基本方法

情志护理方法多种多样，临床可适当选择合适的方法，以取得较好的效果。

（一）说理开导法

说理开导指通过正面的说理，使患者认识到情志对人体健康的影响，从而使患者能自觉地调和情志，提高战胜疾病的信心，积极配合治疗，使机体早日康复。这种方法对于内伤情志之病有一定的效果。说理开导，要因人而异，做到有的放矢，动之以情，晓之以理，喻之以例，明之以法。要用生动活泼、耐心细致、实事求是的方法为患者分析病情，启发患者用自我分析来解除或缓解心理压力，调整情绪，从而达到治愈情志疾患的目的。

1. 告之以其败 在疾病的初始阶段，对疾病不重视或认识不足的患者，应告知疾病发生的原因、性质、危害以及病情的程度，使患者对疾病有正确的认识和态度，既不轻视忽略，也不畏惧恐慌。

2. 语之以其善 在疾病的发展阶段，针对某些忧心忡忡、对治疗失去信心的患者，应及时劝告，阐明只要与医护人员很好配合，可促进健康恢复，以增强患者战胜疾病的信心。

3. 导之以其所便 在疾病的恢复阶段，应指导患者进行相应的调养，并提出具体的方法与措施，督促其实施，使其能自我开展调理养病。

4. 开之以其所苦 帮助患者解除消极的心理状态，放下思想包袱，克服内心的苦闷、恐惧、焦虑和紧张。鼓励患者将内心的苦痛倾诉出来，医护人员要善于因势利导，用恰当的语言加以抚慰、开导，使其从精神创伤中解脱出来。

进行说理开导，护理人员必须要取得病人的信赖，态度要真诚、热情，对病人要有同情心和责任感，对病人的隐私要保密，尊重患者的人格，这样才能通过说理开导，达到改变病人精神及身体状况的目的。

（二）顺情从欲法

顺情从欲是指顺从病人的意志、意愿、情绪，满足其心身需要的一种方法，适用于当某种个人欲望未能得到满足，遂致内怀深忧而生的情志病变。护理人员应鼓励患者毫无保留地进行倾诉，充分宣泄内心深处的心理矛盾和痛苦，将压抑已久的不愉快情绪、欲望等全部发泄出来。对于患者心理上的欲望，应分析对待，若是合理的，在条件允许时，应尽量满足其所求或所恶，或对其想法表示同情、理解和支持。对那些胡思乱想，淫欲邪念，放纵无稽等错误的、不切实际的欲望，不能纵为迁就，应采用善意的、诚恳的说服教育等方法处理。特别是对所患疾病有思想顾虑的患者，可为其讲述疾病的有关知识，帮助其消除疑虑。

（三）释疑解惑法

释疑解惑法是指根据患者存在的心理疑惑，通过一定的方法，解除患者对事物的误解、疑惑，去除思想包袱，恢复健康。

人患病以后容易产生各种各样的猜疑心理，尤其是久病不愈之人，往往由于"久病知医"，而又一知半解，常常产生各种各样的疑惑或猜测，或轻病疑重，或久病疑死。以致精神紧张，忧心忡忡，到处寻医问药，要求做各种检查，对医生的诊断提出各种疑问，对于这类患者，医护人员要耐心向他们解释病情，不可搪塞，以免加深怀疑，要向他们宣传疾病相关知识，解除病人不必要的疑虑。对严重的疑心病，甚至可以用假解释的方法，巧妙地让其信以为真。

（四）移情易性法

移情指排遣情思，使思想焦点转移他处。在护理工作中，主要是指将患者的注意力，从疾病转移到其他方面。易性，是指改易心志，包括排除或改变患者的不良习惯或使不良情绪适度宣泄，使其能恢复正常习惯或心态，以利于疾病康复。

护理人员应采用言语诱导的方法转移病人的注意力，使其忘却病痛，克服紧张、烦闷之感，自我解脱，达到心态平衡。移情易性的方法很多，如下棋、练书法、画画、听音乐、唱歌、散步等，通过以上方法排解愁绪、寄托情怀、舒畅气机、怡养心神，目的是把患者的注意力从疾病上引开，分散及化解其不良情绪，解除思想顾虑和紧张情绪，以不治为乃治，以期收到不药而愈的疗效，达到治病和促进康复的目的。

知识链接

情志疗法

《续名医类案》中记载这样一个病案：杨贲亨治一贵人，患内障，性暴躁。时时持镜自照，计日责效，数医不愈，召杨诊。曰："公目疾可自愈，第服药过多，毒已流入左股，旦夕间当发毒，窃为公忧之"。既去，贵人旦夕视左股抚摩，惟恐其发也，久之，目渐愈而毒不作。贵人以杨言不验，召诘之。对曰："医者意也。公性躁欲速，每持镜自照，心之所属，无时不在于目，则火上炎，目何由愈？故诡言令公凝神于足，则火自降，目自愈矣。"

（五）发泄解郁法

发泄解郁法是指通过发泄、哭诉等方式，将郁闷、悲伤等不良情绪宣泄出来，达到释情开怀、摆脱苦恼、身心舒畅、恢复心理平衡的目的。古人云："神者，伸也，人神好伸而恶郁，郁者伤神，为害非浅"，"郁者发之"。常用的发泄解郁法有：挥泪痛哭法、倾诉苦衷法、"模拟"发泄法等。对于确有悲郁之情的患者，应引导其向医护人员哭诉苦衷，令悲郁之情得以发泄舒展，使气机调畅。但哭泣不宜过久、过重，以免伤身。

（六）以情胜情法

以情胜情法是以中医五行怒胜思、思胜恐、恐胜喜、喜胜悲、悲胜怒的相克理论为依据，创立的独特的情志护理方法。即有意识的采用一种情志抑制另一种情志，达到淡化甚至消除不良情绪，以恢复正常精神状态的一种护理方法。中医名家张子和指出："悲可以治怒，以怆恻苦楚之言感之；喜可以治悲，以谑浪亵狎之言娱之；恐可以治喜，以迫遽死亡之言怖之；怒可以治思，以污辱欺罔之言触之；思可以治恐，以虑彼志此之言夺之。"常用以情胜情法有：激怒疗法、喜乐疗法、悲哀疗法、惊恐疗法、思虑疗法等。在运用"以情胜情"方法时，要掌握患者对情感刺激的敏感程度，选择适当的方法，避免太过。同时应根据患者具体情况具体分析，不能完全按照五行制胜的原理简单机械地生搬硬套。

四、预防七情致病的方法

要预防七情致病，就必须保持心情舒畅，精神乐观，避免七情过激。

（一）清静养神

清静养神，是指采取各种措施使精神保持淡泊宁静的状态，不为七情六欲所干扰。清静养神的方法很多，精神内守、意守为清静养神的主要方法。要树立清静为本的思想，不过分劳耗心神，乐观随和，做到静神不用，劳神有度，用神不躁。此外，还要努力减少外界对神气的不良刺激，创造清静养神的有利条件。

（二）情志舒畅

情绪乐观，心胸宽广，性格开朗，精神愉快，可使营卫流通，气血和畅，生机旺盛，身心健康。通过各种情趣高雅、动静相参的娱乐活动，如音乐欣赏、书法绘画、读书赋诗、种花养鸟、弈棋垂钓以及外出旅游等，可颐养心情，舒畅情怀，陶冶情操，从而达到远离疾病、延年益寿的目的。此外，要善于化解忧虑、烦恼之事。

（三）修身养性

古人把道德和性格修养作为养生的一项重要内容，认为养性和养德是密不可分的，甚至把养性和养德列为摄生首务。养德可以养气、养神，有利于神定心静，气血调和，精神饱满，形体健壮，使"形与神俱"，从而健康长寿。道德和性格良好的人，待人宽厚，性格豁达，志向高远，对生活充满希望和乐趣，一般具有良好的心理素质和精神状态，能较好地控制和调节自己的情绪。如道德低下、个性狭隘，则常常会用神不当。

（四）平和七情

1. 以理胜情　考虑问题要符合客观规律，能用理性克服情志上的冲动，使情志活动保持在适度状态而不过激，思虑有度，喜怒有节。若喜乐太过或不及，则可使心神受伤。

2. 以耐养性　具有良好的涵养，遇事能够忍耐而不急躁、愤怒，日常生活中能淡泊名利，淡忘烦恼。当大怒或暴怒时，可使阳气升发太过，血随气逆则发为呕血，甚至猝然昏不知人。

3. 以静制动　神静则宁，情动则乱，应倡导清静少欲，避大喜大怒，常保平和心情。静神之法很多，如书法、绘画等皆能怡神静心。

4. 以宣消郁　悲忧可使人体气血受损，尤其易损伤肺气，出现气短胸闷、意志消沉、精神委靡、倦怠乏力等症状。悲哀忧伤的最佳消除方法，就是及时用各种方法宣泄情绪，以免气机郁遏而生疾患。宣泄的方法很多，如向亲朋好友倾诉，用个人喜欢的方法发泄情绪，避免寂寞独处等。

5. 思虑有度　适度思虑能强心健脑，有益于健康；若思虑过度，所思不遂，则可影响气的正常运行，引起脾胃功能失调。思虑时间不宜太长。平常要养成按时作息的好习惯，坚持体育锻炼，不宜熬夜太过。

6. 慎避惊恐　惊恐对人体的危害极大,过度的惊恐可致气机紊乱,心神受损。肾气不固,出现心神不定、手足无措、下焦胀满、遗尿等症状,甚则心惊猝死。要有意识地培养勇敢坚强的性格,以预防惊恐致病。此外,还应避免接触易导致惊恐的因素和环境。

第三节　饮食调护

课堂互动

陈某,男,30岁,常腹泻,时轻时重,饮食稍有不当则大便完谷不化且次数增多,伴有纳差、脘腹胀满、面色萎黄、神疲乏力、舌淡苔白、脉弱。辨证为脾虚泄泻。请对患者说明他的饮食调护的方法和注意事项。

饮食调护是指在日常生活和治疗护理疾病的过程中,根据辨证施护的原则,对患者进行营养和膳食方面的护理和指导。饮食是维持人体生命活动必不可少的物质基础,是人体五脏六腑、四肢百骸得以濡养的源泉。历代医家都十分重视饮食与人体健康的关系,认为合理的饮食和良好的饮食习惯是维持机体正常功能的关键。饮食不当可使人体正气虚弱,抵抗力下降,导致多种疾病发生。对于患病之人,除了药物调治外,还应重视饮食的调护作用。《备急千金要方·食治》明确指出:"食能排邪而安脏腑,悦神爽志,以资血气。若能用食平疴,释情遗疾者,可谓良工。"利用饮食调护配合治疗,是中医护理学的一大特色。

一、饮食调护的基本原则

饮食调护应根据个体体质特点,在辨证施护理论指导下,遵循以下基本原则。

(一)饮食有节,适时定量

中医学强调"按时进食""按需进食"。"按需进食"是适应生理、心理和环境变化而采取的一种饮食方式,既适应环境的变化,又适应人体的需要,使饮食活动符合人体的生理规律。饮食要适时定量,不可过饥过饱。适时是指进食要与脾胃弛张有序的运化功能相符,从而有利于机体消化吸收。定量是指进食要在脾胃运化功能承受范围之内。过饥会使营养不足,正气日衰,损害健康;过饱则会加重胃肠负担,影响消化和吸收。食无定时或饥而不食,会扰乱胃肠消化的正常规律,损伤脾胃,减弱消化能力,影响营养的吸收和输送。

(二)合理膳食,不可偏嗜

食物有四气五味和性味归经,若饮食偏嗜则可导致人体脏腑功能失调而诱发多种疾病。如过食生冷会损伤脾胃之阳气,致使寒湿内生,出现腹痛泄泻等脾胃寒证;过食肥甘厚味可致生痰、化热或生疮疡等症。因此,患者要根据四气五味的不同特点,合理安排饮食,不可偏嗜,做到寒热相适,五味调和,质量兼顾,粗细相宜,荤素搭配,营养全面,从而满足人体生理活动的需要。

(三)辨证施食、三因制宜

1. 因人施食　根据患者年龄、体质和生活习惯等差异予以不同的饮食调护,做到因人施食。如体胖者多痰湿，饮食宜清淡，多食蔬菜、瓜果，忌食肥甘厚腻、助湿生痰之品；体瘦者多阴虚内热，宜食滋阴生津、清热养血之品，忌食辛辣动火之品。

2．因地施食　因南北生活习惯不同且气候差异较大，在选择饮食时，还应考虑地理环境的差异，做到因地施食。如东南地区气温偏高，湿气重，宜食清淡、渗湿的食物；西北地区气温偏低，燥气盛，宜食温热、生津、润燥食物。

3．因时施食　根据四时气候变化合理调配饮食，做到因时施食。春季宜选用辛凉疏散的食物，以防疫毒入侵；夏令宜用清淡、生津、解暑食品，以清解暑热；秋冬则宜用平补或温补的食品，以散寒扶正。

4．因证施食　遵循"热者寒之""寒者热之""实则泻之""虚则补之"的调护原则，根据患者的病证、病位、病性及个体差异等因素和食物的性味归经选择食物，做到因证施食。如表证用解表饮食、便秘用通便饮食、虚证用补虚饮食等。

（四）重视脾胃，注意卫生

脾胃为后天之本，气血生化之源，是机体生化气血和消化饮食的重要器官。因此要重视脾胃功能的调理，不能片面强调营养摄入，强进油腻厚味之品，以免加重脾胃负担。同时还应保证食物的新鲜与卫生，养成良好的饮食卫生习惯，防止病从口入。如饮食不洁或误食有毒物，可导致胃肠疾病和食物中毒，出现腹痛、吐泻或严重中毒，危及生命。

二、食物的性味和功效

食物同药物一样，具有四性五味、性味归经和升降浮沉的作用趋向，应根据患者的体质与疾病的性质进行辨证施食。

（一）食物的性味

1．四性　也称"四气"，是指食物具有寒、热、温、凉的不同属性，一般可以通过其功效来反映。

（1）寒性食物：性寒，味苦、甘，具有清热、泻火、解毒的作用，适用于实热证。如鸭、鹅、鸡蛋、大麦、小米、高粱米、赤小豆、绿豆、薏苡仁、莴笋、荸荠等。寒性食物易损阳气，故阳气不足、脾胃虚弱者应慎用。

（2）热性食物：性温热，味甘、辛，具有温中祛寒、益火通阳的作用，适用于实寒证。如葱、姜、蒜、香菜、韭菜、茴香、辣椒、苏叶、白酒、狗肉等。热性食物多辛香燥烈，易助火伤津，故热证、阴虚火旺者应忌用。

（3）温性食物：性温，味甘，具有温中、散寒、通阳、补气的作用，适用于阳气虚弱的虚寒证或实寒证较轻者。如鸡、鸽、鲤鱼、鲫鱼、羊肉、荔枝、龙眼肉、糯米、红糖等。这类食物较热性食物平和，但仍有一定的助火、伤津、耗液作用，故热证、阴虚火旺者应慎用或忌用。

（4）凉性食物：性凉，味甘，具有清热、养阴的作用，适用于热性病证初期、疮疡、痢疾等。如绿茶、豆腐、莲子、小麦、鸭蛋、海带、菠菜、白菜、苦瓜、冬瓜、萝卜、西瓜、梨等。凉性食物较寒性食物平和，但久用也能损伤阳气，故阳虚、脾气虚损者应慎用。

（5）平性食物：性平，味甘，这类食物没有明显的寒凉或温热偏性，其性味较平和，为日常生活的基本饮食，患者可灵活选用。如红薯、粳米、玉米、蚕豆、扁豆、山药、莲子肉、牛奶、猪肉、黑鱼、黑木耳等。

2. 五味 包括辛、甘、酸、苦、咸(涩、淡)五种滋味,分别对五脏具有特定的功效。

(1)辛味:具有能散能行的特点,即散风寒、散风热、行气、行血的作用。如生姜散风寒,淡豆豉散风热,洋葱、萝卜行气,黑木耳行血。

(2)甘味:具有能补能缓的特点,即补虚和中、缓急止痛的作用。如大枣补血,山药补气,狗肉补阳,甘蔗补阴。

(3)酸味:具有能收能涩的特点,即收敛固涩的作用。如乌梅涩肠止泻。

(4)苦味:具有能泄能燥的特点,即泻下、通泄、清热、燥湿的作用。如苦瓜清热。

(5)咸味:具有能下能软的特点,即泻下、软坚的作用。如海带软坚。

(6)淡味:具有渗利水湿的作用。如薏苡仁、冬瓜利水渗湿。

(二)食物的功效

食物的功效是由其本身固有的特性如性味归经、升降浮沉等决定的,是食物治疗疾病的主要依据。

1. 滋养功效 食物进入人体后通过脾胃的消化、吸收而输布全身,形成水谷精微来滋养人体。这种来自后天的水谷精微和先天的真气结合而形成正气,从而维持生命的正常活动和抗御邪气。此外,食物还形成维持生命活动的基本物质"精",是思维意识和脏腑功能活动的基础,亦是"神"的基础。"精、气、神"为人之三宝,是生命之所系,均离不开饮食的滋养。

2. 预防功效 合理的饮食可保证营养,使气血充实、五脏功能旺盛,从而达到预防疾病、延年益寿的目的。如用海带预防甲状腺肿大,用动物肝脏预防夜盲症,用果蔬预防维生素C缺乏症(坏血病),用谷皮、麦麸预防脚气病。

3. 延缓衰老功效 由于肺、脾、肾三脏功能的衰退与亏损可导致多种老年疾患,故饮食调理延缓衰老应多从补益肺、脾、肾入手,在生活中注重饮食养生保健,及时消除病因,使机体功能协调,从而延缓衰老。

4. 治疗功效 食物与药物均有治疗疾病的作用,但历代医家都主张"药疗"不如"食疗"。

(1)补益脏腑:中医学认为果菜、米面等有补益脏腑气血,改善人体功能的作用。如当归羊肉汤可用于产后血虚,鸡汤可用于虚劳。

(2)泻实祛邪:部分食物具有祛邪安脏的功效,如大蒜治痢疾,薏苡仁祛湿,赤豆治水肿,蜂蜜润燥,藕汁治咳血,山楂消食积等。

(3)调整阴阳:饮食得当可起到调和阴阳的作用,阴虚患者可选甲鱼、淡菜等咸寒、甘凉类食品养阴生津;阳虚患者可选羊肉、牛肉等辛热、甘温类食品。

三、饮食宜忌

《金匮要略》指出:"所食之味,有与病相宜,有与身相害,若得宜则益体,害则成疾。"因此,中医饮食调护中十分重视饮食宜忌。

(一)疾病饮食宜忌

1. 饮食宜忌与病证的关系 病证有寒热虚实、阴阳表里之分,食物有四性五味之别。护士应遵循"虚则补之、实则泻之、寒者热之、热者寒之"的原则,根据患者的具体情况选择相应食物,达到饮食调理治疗疾病的目的。

寒证宜食温热性食物,忌食寒凉、生冷之品;热证宜食寒凉和平性食物,忌辛辣炙烤等热性食物。阳虚者宜温补,忌用寒凉;阴虚者宜滋补、清淡,忌用温热。一般虚证者多脾胃虚弱,食物应以清淡而富于营养为宜,不宜吃伤津耗气、腻滞难化之品。实证应根据疾病的表里寒热与轻重缓急,采取急则治标、缓则治本和标本兼治的原则进行饮食调护。

2. 常见病证的饮食宜忌

(1) 阳虚病证:阳虚证多元阳不足,宜食用性味甘温的温补之品。忌食生冷寒凉饮食,以免进一步损伤阳气。阳虚证消化功能常欠佳,补充营养应循序渐进,忌暴饮暴食。

(2) 阴虚病证:阴虚证多真阴不足,宜滋阴与清热兼顾,选用填精、养血、滋阴的食物,兼顾理气健脾。忌油腻厚味、辛辣食物,以防燥热损伤阴液。

(3) 气虚病证:气虚证多与肺、脾、心、肾虚损有关,食疗应以分别补其脏虚为原则,因"气之根在肾",补气时可酌情加枸杞子、桑椹子、蜂蜜等益肾填精之品。补气类食品易致气机壅滞,影响食欲,可配伍少许行气之品如陈皮、砂仁等,忌寒湿、油腻、厚味食物。

(4) 血虚病证:多食含铁食物,选择优质蛋白,摄入适量维生素,禁食油腻厚味及油炸香燥之物。

(5) 外感病证:宜食清淡食物,如米面、果蔬等。高热伤津者可多饮水,或以藕汁、梨汁代茶饮,忌食酸涩、腥腻之品,以防外邪内陷入里,变生他证。

(6) 肺系病证:饮食宜清淡,多供给各种维生素、矿物质,忌食油腻、辛辣、烟酒及海腥发物。食物避免过咸、过甜、过冷、过热,以免加重病情。咳嗽痰黄者宜多食枇杷、梨等清热化痰之品;痰中带血者宜多食藕汁、藕片等清热止血之品;痰白清稀属肺寒者宜多食核桃羹等,忌食生冷瓜果;久病肺阴亏虚者则宜多食银耳、百合、甲鱼等滋阴补肺之品。

(7) 心系病证:饮食宜清淡、低盐,食盐应控制在每日 5~6g 之内。多食富含维生素 C、B 族维生素及豆制品类的食物,尽可能以植物油作为食用油。血脂增高者可多食洋葱、山楂、大蒜;血压增高者可用芹菜煎水代茶饮。忌食高脂肪、高胆固醇食物。

(8) 脾胃系病证:日常应以清淡、细软、易消化、富有营养饮食为主,忌生冷、煎炸、硬固类及刺激性食物。胃酸过多者应避免摄入刺激胃液分泌的食物,少食多餐;胃酸缺乏者可饭后食用适量山楂以促进消化;合并消化道出血者应食用无渣流质。

(9) 肝胆系病证:饮食宜清淡、营养丰富,多食瘦、肉鱼、蛋、奶及豆制品,忌烟酒辛辣刺激之品,少食动物脂肪。肝胆疾病急性期以素食为主,肝硬化腹水者以低盐或无盐饮食为主,肝性脑病者应限制动物蛋白的摄入。

(10) 肾系病证:饮食宜清淡、富于营养,可多食动物补养类食物。水肿者应摄入低盐或无盐饮食;肾功能减退者应以高热量、高维生素、优质低蛋白、低磷、高钙饮食,适当限制钾、钠为原则。

(二) 服药饮食宜忌

为避免食物与药物之间发生相互作用而影响治疗效果,在服药期间,要注意服药饮食宜忌。服药期间,忌食油腻、生冷、辛热、酒、腥臭等不易消化及刺激性的食物,并注意不要摄入诱发疾病的食物。如蘑菇、香菇、南瓜、鸡头、黄鱼、带鱼、虾、蟹等。

服发汗药后，忌服醋及生冷的食物；服补药后，忌食浓茶和萝卜；疮痈肿毒者忌食虾、蟹、羊肉、辣椒等刺激性食物；皮肤病患者忌食海腥发物。部分药物有特殊忌口，如甘草、黄连、桔梗、乌梅忌猪肉，茯苓忌醋，薄荷忌鳖肉，鳖鱼忌苋菜，白术忌大蒜，天冬忌鲤鱼，人参忌山楂、萝卜、茶叶，半夏忌羊肉，土茯苓忌茶，厚朴忌豆类，牡丹皮忌蒜等。

（三）食物搭配宜忌

根据中医五行学说，有些食物可以搭配进食，有利于健康，如"当归生姜羊肉汤"中，温补气血的羊肉与补血止痛的当归、温中散寒的姜配伍，可增强补虚散寒止痛之功，同时还可以去掉羊肉的腥膻味。某些食物搭配不当会削弱食疗效果，应尽量避免。如吃羊肉、狗肉之类温补气血的食物，不应同时吃绿豆、鲜萝卜、西瓜等。

（四）四时饮食宜忌

依据四时气候的特点，饮食宜忌也有所侧重。春季宜食清淡瓜果豆类，忌辛辣、油腻食品，以免助阳外泄。夏季由于暑热夹湿，脾胃易受困，宜食清淡少油腻、甘寒之品，忌食生冷、不洁之物。秋季易致肺系病证，宜食清淡果蔬、生津滋润食物，忌辛辣燥热食品。冬季易遇寒邪，宜食温热食物，忌生冷、过咸食品等。

（五）特殊人群饮食宜忌

1. 孕产妇　妊娠期宜食甘平、甘凉的补益之品，忌食辛辣温燥之物，以免助阳生火扰动胎气，即产前宜凉。哺乳期宜食富营养、易消化、补而不腻之物，忌食寒凉、辛辣、酸性食物，即产后宜热。

2. 儿童　儿童身体娇嫩，为稚阴稚阳之体，宜食平性、易于消化的食物，忌食滋腻、峻补之品。饮食宜多样化，粗细结合，荤素搭配，不可偏嗜，以免过胖或过瘦。

3. 老年人　老年人脾胃功能虚弱，宜食清淡、温热、熟软之品，忌食生冷、硬固、不易消化之物。因其体质虚弱，不宜大剂量强补，应少量多次进补，防止偏补太过或因补滞邪。

第四节　病证恢复期护理

病证恢复期正气渐复，邪气已衰，脏腑功能逐渐恢复，疾病好转，趋于痊愈，这个时期应注意合理的调护，以使病邪彻底祛除，脏腑功能完全恢复。如调护不当，可使病邪在体内复燃，脏腑功能失常，导致疾病复发。因此，在病证恢复期应合理调配饮食，适时起居，适当加强身体锻炼，注重调畅情志。

一、防止因外邪复病

久病初愈患者，气血未复，正气尚虚，机体防御功能低下，易受外邪侵袭而引起疾病复发。因此做好饮食、起居护理，对于防止虚邪贼风的侵袭具有十分重要的意义。

（一）扶正助卫

人体的卫气是抵御外邪入侵的屏障，而卫气由脾胃运化的水谷精微所化生，所以调节饮食，加强营养，补益脾肾都是必要的措施。此外，可利用日光晒浴背部或全身，调节人体阳气。除冬季外，以晨起阳光温煦不烈为日光浴的最佳时间，机体通过与寒冷空气经常接触（以不受凉为宜），使卫气得到锻炼，开合功能更为灵敏。

（二）慎避外邪

病后恢复阶段，气血阴阳平衡渐复，适应能力较弱，护理人员应随时根据气候变化，嘱患者适时增减衣物，以免风寒侵入。居室应保持适当温度、湿度，以防外邪侵袭。

二、防止因食复病

大病初愈，胃气薄弱，因饮食不当，而导致疾病复发者，谓之食复。因此，合理的饮食调护在病证恢复期尤为重要。

（一）合理配膳

对于病后初愈者的饮食调护基本要求有以下三个方面：一是洁净卫生。否则秽浊随食而入，招致疾病复发，或变生他病。二是容易消化。应注意煮烂去油，务求清淡，且需少量递进，以防胃弱不化，宁可少食，切忌贪多强食。三是辨证施养。寒病者宜温养，但不宜过燥；热病者宜清养，应防其过寒；虚证者固宜补益，但不宜呆补、大补。总之，病后初愈之人具有正虚邪恋的特点，在饮食调补时，应防止偏补太过与因补滞邪，若难辨寒热，则以平补递进为宜。

（二）注意忌口

病后恢复期，由于病邪未尽，故凡有助于增邪伤正的饮食，皆应忌口。如热病者忌温燥辛辣之品，水肿者忌盐，泻痢者忌滋腻添湿，瘾疹者忌海腥发物等。

三、防止因劳复病

大病初愈后，因劳伤心神、形体劳倦及房劳不节等引起疾病复发，称之劳复。

（一）防劳伤心神

劳神过度不利于疾病的康复，护理人员应经常与患者交谈，针对性的疏导，指导患者练养心功、做放松训练等，缓解精神疲劳，使轻微的体力劳动和脑力劳动相结合，使其轻松愉快，以保健康。

（二）防形体劳倦

大病初愈，应量力进行必要的形体活动，使气血流畅、有助于彻底康复。如散步、打太极拳等。但应以"小劳不倦"为原则。

（三）防房事劳损

肾藏精，为一身阴阳之根本。故大病、久病之后，势必及肾。因此凡大病初愈后，应分别对病人及其配偶进行健康教育，强调在身体完全康复前宜独宿静处，不犯房劳，以免耗伤精气，正虚邪凑，病情反复。

四、防止因情复病

情志所伤，可直接影响相应的内脏，使气血失调、脏腑功能紊乱而导致疾病复发。因此在病证恢复期应注意调畅情志，防止五志过极，以免因情复病。

（一）保持心情舒畅

病证后期，病人易产生急躁、忧思恼怒等不良情绪，而导致病情加重，因此，要让病人树立乐观情绪，保持心情舒畅，尽量避免不良刺激，学会调节生活。

（二）避免情志过极

病人在休养期间，如果出现情志异常波动可使病情加重，或迅速恶化。因此，在病证后期,应使病人避免五志过极,以防因五志变化致使脏腑失调,气血失和,阴阳失衡,疾病反复,缠绵难愈。

第五节 康复护理

康复护理是在中医整体观念和辨证施护理论指导下,利用传统康复手段对老年人、残疾人以及急、慢性病恢复期患者进行护理,从而预防畸形和并发症的发生,促进日常生活能力和精神情志的正常恢复。

一、康复护理的原则

总体原则为调整阴阳平衡,促进形神功能活动尽量恢复正常。

(一)养生护理

养生护理强调"形神兼养"。"形神兼养"是以养神为主,通过调神养形、动静结合,把调摄精神与因人、因地、因时制宜的护理相结合,制订出合理的康复护理计划,促进机体康复。

(二)综合护理

针对病情复杂的老、弱、病、残者,单一康复方法不易奏效,因此应遵循标本缓急的原则,根据疾病的新旧、轻重、缓急等具体情况进行综合施护。常用方法有动静结合、医护结合等。

(三)整体护理

整体护理强调对康复对象进行全身心护理。一是顺应四时,依据四时气候特点给予相应护理。二是适应社会环境,了解患者所处社会环境,有的放矢,帮助患者正确认识疾病,消除不良情绪,树立信心,适应社会。三是注重身心全面护理,不仅要观察患者五官、形体等外在变化,还应注意其情志变化,从而制定康复护理措施。

(四)因人、因证、因病程护理

因人施护,即根据患者身体素质、行为习惯、文化水平、经济条件等差异予以相应康复护理措施。因证施护,即根据患者的病证、病位、病性与病程采取不同的护理措施。如对于老年病证,康复护理目的为恢复脑力功能,故应进行作业疗法指导、饮食护理和情志护理等。

二、康复护理的方法

包括运动护理、心理护理、饮食护理、推拿护理、自然沐浴护理等具有中医特色的康复护理方法。

(一)运动康复护理

运动康复护理是对患者的活动和行走进行护理。根据患者的病情轻重、体质强弱、个人爱好等选择适当的运动种类,合理安排休息与运动。如老年人、术后患者,在康复期以休息为主,适当辅以轻度运动。运动时间以早晨起床后或晚饭后40分钟为宜,选择空气清新的场所,根据自身情况坚持锻炼1小时左右,应持之以恒。

患者在运动时,护士应密切观察病情变化,防止虚脱、跌仆等意外情况的发生。如心脏病病人,不宜在运动前后1小时内进餐,运动后不宜马上洗热水澡,以免诱发

197

心悸、怔忡。此外,应根据病证和伤残情况对病人进行康复功能的训练与护理,使病人尽快能够生活自理,获得劳动的能力,走向社会,更好生活。

（二）心理康复护理

心理康复护理是根据患者不同的心理状态,通过治神、调神、护神等措施进行心理教育与训练的一种护理方法。

1. 行为心理护理　主要适用于因周围环境或身体条件改变,心理适应不良而行为反常者,特别是小儿、老、弱、病、残者。如对患者不良病态的行为进行批评与指正,以转移其病态行为的心理活动;对患者能坚持、强化的某种正常行为进行表扬、奖励,以增进其康复的信心;对患者所欲不遂的心理,尽量创造条件,满足合理需求,改变其不正常的行为,促进身心康复。

2. 色彩康复护理　色彩能对人体产生一定的作用。要根据患者的具体情况,利用自然界中的颜色,让患者用眼观望,并按需要的颜色布置和穿戴,有条件者可设置色彩疗法康复室和"颜色仪",从而产生影响,促进身心康复。

3. 情欲心理护理　调节患者的性情和欲望,改变其心理活动,从而促进身心功能恢复,提高社会适应能力。如对妇女、小儿、老人或残疾心理而采取的心理咨询、谈心方法、释疑方法、暗示方法等。

（三）饮食康复护理

饮食康复护理注重以食代药,食药并重,强调通过合理的饮食调理配合疾病的治疗,促进患者早日康复。内容详见饮食护理。

（四）推拿康复护理

推拿康复护理具有通行营卫气血,濡养脏腑四肢百骸的功效,在内、外、妇、儿等疾病中广泛运用。常用手法有推法、拿法、揉法等,可根据患者病情具体选择。内容详见推拿疗法。

（五）自然沐浴康复护理

自然沐浴康复护理是在整体康复观的指导下,利用自然界的日光、空气、水等因素对人体的沐浴,促使患者身体康复的方法。常用方法有日光浴、空气浴、海水浴、森林浴、矿泉浴等。

三、常见人群的康复护理

（一）老年患者

老年患者多气血不足,五脏亏虚,病位常在脾肾二脏,需进行养生和康复护理,以摄养于无疾之先。如针对健忘,其病机是脑失所养,辨证若为精血亏虚证,可选择益精养血的饮食疗法、顺情从欲的心理疗法、补肾健脾的运动疗法等措施。

（二）残疾患者

残疾患者康复护理的目的在于最大范围地恢复生活自理,减轻患者心理负担。因此要根据患者残疾位置、原因、程度等,采取针对性的康复措施,如针灸推拿、情志护理、健康教育等。

（三）慢性病患者

慢性病患者多久病缠身,迁延不愈而正气受损。通过康复护理,患者能调动正气,抵御和修复病理性损伤,促进身心康复。

（四）急性病患者

患者在急性病临床治愈后，常因调摄失宜而复发各种病证。因此护士要重视恢复脏腑功能和调畅精神情志，指导患者调理饮食和生活起居，防止复发。

第六节　用药护理

药物治疗是中医治疗疾病的重要手段，护理人员应正确掌握给药途径和方法，使其更好地发挥药物疗效，提高临床治疗效果。

一、中药汤剂煎煮法

汤药是临床上最常用的一种中药剂型，汤药煎煮方法对药效影响很大，历代医家都颇为重视。《医学源流论》曰："煎药之法，最宜深讲，药之效不效，全在乎此。"

（一）容器

煎药容器以带盖的陶瓷砂锅、瓦罐为佳。因此类容器性质稳定，不易同中药发生化学反应，且受热均匀，导热性能缓和，保温性能好。此外，亦可用搪瓷类、玻璃器皿煎药，但具有传热较快，不利于药物有效成分的析出，且散热较快，怕碰击等不足。中药煎煮忌用铁、铜、锡、铝等容器，以免与药物发生化学反应，影响疗效或产生不良反应。

（二）用水

煎药用水以无异味、洁净澄清、矿物质及杂质少为宜，现多用饮用水，如自来水、纯净水等。煎药加水量视药量、药物质地及煎药时间而定，一般第一煎加水可超过药面 3～5cm，第二煎加水可超过药面 2～3cm。若质地坚硬、黏稠或需久煎的药物，水量可稍多；质地疏松，或有效成分易挥发的药物，则加水量可略少，水面刚刚淹没药物即可。

（三）泡药

煎药之前，多数药物应先用冷水浸泡，以浸透为原则，且浸泡时间不宜过长，一般以 30～60 分钟为宜，以免引起药物酶解或霉变。

（四）煎药

1. 火候　煎药火候一般先武火后文火，即未沸前用大火，沸后用小火保持微沸状态，以免药汁溢出或过快熬干。

2. 煎药时间　煎药时间一般从药物煮沸后开始计算，并根据药物性能及功用而定，具体详见表 13-1。

表 13-1　常见汤剂煎煮时间

汤剂种类	煮沸时间	说明
一般药物	第一煎 20～30 分钟 第二煎、第三煎 10～15 分钟	使有效成分充分溶出
解表药、清热药、芳香类药	第一煎 10～15 分钟 第二煎、第三煎 10 分钟	不宜久煎，以免药性挥发，甚至改变药性
滋补药	第一煎 40～60 分钟 第二煎、第三煎 30 分钟	使药效尽量煎出，充分发挥药力
有毒性的药	遵医嘱煎 60～90 分钟	可减低毒性

（五）取药

用纱布将药液过滤。每剂药各煎的总取汁量为250ml左右，儿童减半。

（六）煎煮次数

一帖中药一般可煎两至三次，目的是避免浪费，充分利用药材。第一次煎煮时药物有效成分会自动溶解在水中，如果浓度达到平衡有效成分就不再溶出了，这时要将药液滤出，重新加水进行再次煎煮，有效成分才能继续溶出。

二、服药方法与护理

（一）给药时间

给药时间是中医给药规则的重要内容。中医强调不同的药物，不同的病证，应选择不同的时间给药。给药时间应在人体生命节律的基础上，根据不同的治疗目的、药物作用及脏腑的四时特点，选择符合生命节律的给药时间，提高药效。

1. 一般中药宜在进食前、后2小时服用，每日2～3次。

2. 健胃药、制酸药宜在饭前1小时服；消导药、对胃肠有刺激的药物宜在饭后1小时服。

3. 安神药宜睡前半小时服；滋补药宜空腹服；涩精止遗药宜早、晚各服1次；治疗咽喉疾患的药、清热解暑药宜不拘时频服；平喘药宜在哮喘发作前2小时服；病情严重及有特殊情况的患者应遵医嘱给药。

4. 驱虫药宜清晨空腹或晚上睡前服；治疟药宜在发作前3～5个小时服；涌吐药宜清晨、午前服。

5. 润肠通便药宜空腹或半空腹时服；峻下逐水药宜清晨空腹服；泻下药宜入夜睡前服；止泻药宜及时服、按时服，泻止停药。

（二）服药温度

指中药汤剂的药液温度，有温服、热服、冷服之分。

1. 温服　一般药剂均宜温服，将煎好的汤剂放温后服用，减少对胃肠道的刺激。

2. 热服　寒证宜热药热服，属"寒者热之"。发汗解表、活血化瘀、回阳补益类药剂，宜采用热服，将煎好的汤剂趁热服下，以热力散寒、解表、活血、助阳。

3. 冷服　热证宜寒药冷服，属"热者寒之"。止血、收敛、清热、解毒、祛暑类药剂，宜采用凉服，将煎好的汤剂放凉后服用，以防因热力导致出血、暑热不解。

（三）服药剂量

一般疾病服药，每日一剂（付），每剂（付）分早、晚两次服或者早、中、晚三次服，每次200～250ml，发热、惊厥等急危重症，可间隔2～4小时服药一次。药力较强的发汗药、泻下药、涌吐药、有毒药物，服药应适量，中病即止，以免服药太过，损伤正气。呕吐患者宜小量频服，小儿等特殊患者根据病情需要可浓煎顿服。

（四）服药方法

中药剂型种类多样，应根据患者的不同情况，药的剂型采取不同的服药方法见表13-2。

（五）服药禁忌

服中药期间，忌食辛辣、生冷、肥甘厚腻、鱼腥发物及其他不易消化的食物。热证患者不宜吃辛辣厚味食物，以防助热生痰；寒证患者不宜吃生冷食物；服温补药应

表 13-2　常见药物的服用方法

剂型	一般服用方法	特殊服用方法
丸剂、片剂、胶囊、滴丸	白开水送服；祛寒药姜汤送服；祛风湿药黄酒送服	呕吐患者在服药前先服少量姜汁，亦可先嚼少许生姜片或橘皮，预防呕吐；对于神志不清、昏迷、破伤风、张口困难者、口腔疾病不能进食者可行鼻饲法
散剂、膏剂、细丸、贵重细料药物	白开水或汤药冲服或含服	
挥发性单味药物	沸水浸泡后代茶饮	

少饮茶，少食萝卜，以防降低药物的温补作用；服解表透疹药应少食酸味食物，以免影响药物的解表透疹作用；孕妇应禁用或慎用峻烈、毒性药物。

三、服药期间的观察护理

（一）观察汗出

1. 服用发汗解表类汤剂，服药后需仔细观察患者有无汗出、出汗量、汗液性质以及患者脸色、四肢温度、脉象等变化，了解症状是否减轻或是否有其他伴随症状等，并做好记录。

2. 凡发汗只宜遍体微汗，不可大汗，否则会引起气随液脱、伤阴耗气等症状，因有"汗为心之液"之说。

（二）观察大便

服用泻下、驱虫杀虫药的患者，要询问或观察患者大便情况，掌握病情变化，了解药物疗效，才能保证中病即止，不伤及正气。服药后，应对患者大便的形状、颜色、数量、气味、有无虫体排出、首次排便时间、排便次数等情况作详细记录。

1. 润下剂药力一般较温和，通便后尚可服药 1～2 日。

2. 峻下剂药力峻猛，用药后可能出现剧烈腹痛、腹泻或恶心呕吐等反应，服药前必须向患者解释，以消除患者的顾虑，并注意让患者卧床休息。此类药服用一剂后，密切观察患者大便情况，若大便不下或仅有数枚燥屎，可间隔 4 小时以后方可再服一剂；若燥屎后带有稀便，表明已达到疗效要求，应立即停止给药，以免过大剂量伤害脾胃。

（三）观察小便

对于服用利湿、逐水剂的患者，需注意观察其小便的颜色、气味、数量、有无浑浊物、pH 值等，并做好记录。

（四）观察生命体征

观察生命体征以及有无腹痛、恶心呕吐、心悸、气促等症状，并作详细记录。

四、中药中毒的解救与护理

中草药的应用在我国历史悠久，它具有治疗范围广泛、效果好的优点，但如果使用不当，会发生中毒或不良反应，所以护士要熟悉药物的功效、毒性和用法。如果发生中毒，应立即组织抢救，尽快使患者转危为安。

（一）常见有毒中草药

1. 甙类　万年青、木薯、夹竹桃、南陆、芦荟、芫花、鸦胆子、半夏等。

2. 毒蛋白类　相思子、苍耳子、巴豆、大麻仁、蓖麻子、望江南等。

3. 毒蕈类　红茴香、白果、藤黄、细辛、荜澄茄等。

4. 矿物质类　砒霜、雄黄、白降丹、红升丹、硫黄、密陀僧等。

5. 动物类　鱼胆、蜈蚣、斑蝥、蟾酥等。

6. 生物碱类　雷公藤、曼陀罗、阿片、秋水仙、毒芹、天南星、马兜铃、乌头等。

(二) 中草药中毒的解救与护理

中草药中毒来势急，症状重，变化迅速，如不积极组织解救与护理，可危及患者生命。

1. **立即终止接触及服用有毒药物**　将患者移离有毒现场，安置在空气流通的空间，松解衣扣，注意保暖。

2. **迅速清除毒物**　如毒物经胃肠道进入人体，可采用催吐、洗胃和导泻的方法；如从皮肤黏膜进入，应立即脱去被污染的衣物，彻底清洗头发、皮肤。

(1) 催吐：适用于口服有毒药物 2～3 小时以内，清醒、能合作的患者。一般先饮温水 300～500ml 后，再用压舌板、筷子或手指刺激咽后壁或舌根部，引起反射性呕吐，如此反复进行，直至胃内容物完全吐出为止。

(2) 洗胃：是清除胃内残留毒物最有效的方法，应尽早进行。适用于催吐无效，服毒物 4～6 小时以内的患者；但消化道溃疡出血及因服用腐蚀性药物引起食管、胃肠损伤者应禁用。

(3) 导泻：毒物在肠道内未完全吸收前，可口服通下药，使毒物从大便排出。如口服 50% 硫酸镁 40～50ml，或芒硝 20～30g 等。如果中毒时间已超过 6 小时，或服用通下药 2 小时未泻者，可行大量不保留灌肠。

3. **促使已吸收的毒物排出**

(1) 利尿：绝大多数毒物由肾脏排出，在肾功能正常或损害不严重时，可给予输液或使用利尿剂，以增加肾脏排泄量，促使毒物快速排出。

(2) 透析：适用于出现肾衰竭和呼吸抑制的患者，使毒物排出体外。

(3) 解毒剂的应用：针对不同毒物，选用不同药物或食物。如川连、黑豆、绿豆、甘草、生姜、芫荽等药物均有较好的解毒作用，临床上常用生姜、甘草、金银花解乌头中毒。

4. **严密观察并详细记录病情变化**　严密观察生命体征，特别是神志、瞳孔、面色等变化，注意观察各种排泄物的性质、气味、颜色和量的变化，及时留取标本送检。认真做好监测并详细记录，防止脱水及电解质紊乱。

5. **对症护理**　患者若出现呼吸困难，可取半卧位，给予氧气吸入；若出现烦躁不安、惊厥者，可遵医嘱给予镇静剂；出现呼吸衰竭者，应遵医嘱给予呼吸兴奋剂等。

6. **一般护理**　病室应安静、整洁、温湿度适宜、空气流通、光线柔和。马钱子中毒者、昏迷患者的病室内光线宜暗、避风。注意做好口腔护理，保持呼吸道通畅，及时吸出呼吸道分泌物。饮食宜清淡，轻、中度中毒者宜给予流质或半流质，重度中毒患者初期通过静脉供给营养，后期给予流质。中毒症状消失后，宜适当补充蛋白质，少食多餐，忌食辛辣、油炸、粗糙食物，以利于食管、胃肠功能及受损黏膜的恢复。加强情志护理，稳定患者情绪，避免不良刺激。

7. **特殊解毒护理**　针对不同的中毒药物、中毒成分、选用不同的药物、食物、中药以减少中毒中草药的毒性作用。

（三）中草药中毒的预防

1．认真核对处方用药，察看是否有误拿、漏拿、多拿的药物；是否有需特殊煎煮的药物；是否有未炮制的毒性药物。

2．煎药前应将药物的煎煮方法、服药注意事项向病人或家属交待清楚，严格掌握用药剂量。

3．做好健康教育，纠正中草药不会中毒的错误观念。严格掌握常用药物的性能和用药指征，避免滥用和随意代用有毒药。

（梁小利　黄　姗）

复习思考题

扫一扫
测一测

1．简述饮食护理的原则及四时饮食宜忌。

2．简述情志护理的原则及预防七情致病的方法。

3．阐述中药服药方法及护理。

课件
14章PPT

第十四章

辨 证 施 护

扫一扫
知重点

🔍 **学习要点**

1. 八纲辨证施护；常见危重症的辨证施护。
2. 脏腑辨证施护。

中医治病强调人体是有机的整体和人与自然界的统一性，"辨证论治"是中医精神实质，"辨证施护"则是中医对疾病的一种特殊的研究和护理方法。

辨证，就是将四诊（望、闻、问、切）所收集的资料、症状和体征，通过分析辨清病因、病位、病性及邪正关系，概括判断为何病、何证。施护，则是根据辨证的结果确定相应的护理方法。辨证是决定护理的前提和依据，施护是护理疾病的手段和方法。辨证和施护在护理疾病的过程中是相互联系和不可分割的两个方面，又是理论联系实际的具体体现。辨证施护注重人、病、证三者之间的关系，是中医护理的精华，是指导中医临床护理的基本原则。

第一节　八纲辨证施护

八纲，即阴、阳、表、里、寒、热、虚、实八类证候。八纲辨证是对四诊所收集到的疾病资料进行综合分析，把病变的部位、疾病的性质、邪正盛衰等情况，归纳为阴、阳、表、里；寒、热、虚、实八类基本证候的一种辨证方法。

疾病的表现尽管极其复杂，但基本上都可归纳于八纲之中，疾病总的类别分为阴证，阳证两大类；病位的深浅，可分为表证与里证；疾病的性质，可分为寒证与热证；邪正的盛衰可分为实证与虚证。阴阳两纲是八纲中的总纲，可以概括其他六纲，即表、热、实证为阳，里、寒、虚证属阴。

八纲是中医概括和归纳各种证候的总纲，是各种辨证的基础。在诊断疾病的过程中，有执简御繁、提纲挈领的作用，适用于临床各科的辨证。

一、表里证候的辨证施护

表里是辨别疾病病位内外和病势深浅的两个纲领。一般病在皮毛、肌腠、部位浅在者属表证；病在脏腑、气血、骨髓，部位深在者属里证。表证病浅而轻，里证病深而重，表邪入里为病进，里邪出表为病退。

（一）表证

表证是指六淫之邪从皮毛、口鼻侵犯人体所产生的证候。多见于外感病初期，具有起病急、病程短、病位浅的特点。

1．临床表现　以发热恶寒（或恶风），舌苔薄白，脉浮为主证，兼见头身痛，鼻塞流涕、咽痒、咳嗽等症状。

2．护理原则　辛温解表。

3．辨证施护

（1）护理评估：评估生命特征及汗出情况的变化，防止表证内传，入里化热。

（2）生活起居：宜保暖，夏季应通风避暑。表证以汗为法，汗出不及则病邪不去，汗出太过则伤阴耗阳，故应掌握发汗的程度，可饮热稀粥，以助微汗出，及时擦身更衣，避免汗出当风而受凉。

（3）饮食调护：饮食宜清淡、细软，多饮热水，忌辛辣、油腻之物。

（4）用药指导：中药多属轻清升散之品，故应加盖煎煮且不宜久煎，宜热服。

（5）健康教育：适寒温、强体质、勿过劳。

（二）里证

里证是与表证相对而言，是病位深于内（脏腑、气血、骨髓等）的证候，多见于外感病的中、后期或内伤杂病。一般具有发病缓、病程长、病位深、病情重的特点。

1．临床表现　里证包括的范围极广，病位广泛，症状繁多，除了表证以外，其他疾病均可称里证。如壮热、口渴、腹痛、呕吐、便秘或腹泻、呕吐、小便短赤、苔厚、脉沉等。

2．辨证施护

（1）护理评估：观察病人主诉和伴发症状及生命体征变化。

（2）生活起居：起居有常，适寒温。

（3）饮食调护：里虚寒证予温补类食物，里热实证予清热泻火通腹类食物。

（4）用药指导：中药宜温服，可配合艾灸、穴位按摩、耳穴贴压等调护方法。

（5）健康指导：里证病程较长，易使病人产生烦躁情绪，应加强情志调护，使病人安心治疗。

（三）表证与里证的鉴别

见表14-1。

表14-1　表证与里证的鉴别

证型	表证	里证
病因	外邪袭表	表邪入里，外邪直中脏腑或情志内伤
病位	体表	脏腑
寒热	恶寒发热并存	但寒不热或但热不寒
舌象	苔薄	苔厚
脉象	浮脉	沉脉

二、寒热证候的辨证施护

寒热是辨别疾病性质的两个纲领，反映机体阴阳的偏盛与偏衰。阴盛或阳虚的表现为寒证，阳盛或阴虚的表现为热证。辨明寒热，对指导临床治疗有着重要的意义，是制定"寒者热之""热者寒之"的可靠依据。

（一）寒证

寒证是机体感受寒邪，或阳虚阴盛所表现的证候。疾病初起或久病不愈，均可出现寒证，但有表里虚实之别，包括表寒、里寒、虚寒、实寒等。

1. 临床表现 各类寒证表现不尽一致，常见有面色㿠白，恶寒喜暖，肢冷蜷卧，口淡不渴，痰、涎、涕清稀，小便清长，大便稀溏，舌淡苔白润滑，脉迟或紧等。

2. 护理原则 祛寒温阳。

3. 辨证施护

（1）护理评估：观察病人主诉和伴发症状及生命体征变化。

（2）生活起居：防寒保暖，多晒太阳特别是晒背部，鼓励病人适当运动以鼓舞阳气。

（3）饮食调护：宜采用温补膳食，如羊肉、狗肉等助阳散寒之品，忌食生冷之品。

（4）用药护理：温里药多辛热燥烈之品，故阴虚内热者忌用，并注意避免损伤阴液，药物应偏热服。

（5）可采用艾灸、热敷、热熨疗法、穴位按摩等方法以促进血液循环，驱除寒邪。

（二）热证

热证是感受热邪，或阳盛阴虚所表现的证候。热证包括表热、里热、虚热、实热等。

1. 临床表现 各类热证表现也不尽一致，常见有恶热喜冷，口渴喜冷饮，面红目赤，烦躁不宁，痰、涕黄稠，吐血、衄血，小便短赤，大便干结，舌红苔黄而干燥，脉数等。

2. 护理原则 清热泻火。

3. 辨证施护

（1）护理评估：密切观察体温及汗出、神志等情况，皮肤黏膜有无斑疹、出血点及其他出血情况。

（2）生活起居：病室舒适，凉爽通风，卧床休息，防过汗避免出汗当风使寒凉之邪乘虚而入。

（3）饮食调护：清淡易消化，鼓励病人多饮水，多食水果、绿豆汤等清热生津之品，防止热病伤津。

（4）用药护理：中药宜凉服或微温服，中病即止，不可过服、久服。可采用刮痧、推拿等方法帮助降温。

（三）寒证与热证的鉴别

见表14-2。

表14-2 寒证与热证的鉴别

证型	寒证	热证
寒热喜恶	恶寒喜热	恶热喜冷
口渴	不渴	渴喜冷饮
面色	苍白	红赤

续表

证型	寒证	热证
四肢	冷	热
水液	清稀	稠浊
二便	小便清长，大便稀溏	小便短赤，大便干结
舌象	舌淡苍白润滑	舌红苔黄燥
脉象	迟脉或紧脉	数脉

三、虚实证候的辨证施护

虚实是辨别邪正盛衰的两个纲领。虚指人体正气不足，是以正气虚损为主要矛盾的一种病理反映；实指邪气亢盛，是以邪气盛为主要矛盾的一种病理反映。虚实辨证，可以掌握病者邪正盛衰的情况，为辨证施护提供依据，实证宜攻，虚证宜补。

（一）虚证

虚证是指人体正气虚弱而邪气不盛所表现的证候。由于虚损的部位、内容不同，表现也不一致，临床上常见有气虚、阳虚、血虚、阴虚证，虚证多见于慢性疾病或急性病后期，一般病程较长。

1．临床表现　各种虚证的表现极不一致，很难全面概括，常见的有：面色淡白或萎黄，精神萎靡、身疲乏力，心悸气短，形寒肢冷，自汗，大便滑脱，小便失禁，舌淡胖嫩，脉虚沉迟，或为五心烦热，消瘦颧红，口咽干燥，盗汗潮热，舌红少苔，脉虚红数。

2．护理原则　虚则补之。

3．辨证施护

（1）生活起居：起居有节，增强体质，避免过劳。

（2）饮食调护：根据气血阴阳辨证采用相应的补益膳食，气虚、血虚、阳虚者予补益气血的食物如大枣、鸡、鱼、瘦肉等血肉有情之品，阴虚予滋阴益气补品，如莲子、百合、银耳等可用如药粥、药膳、药酒等方法。

（3）用药护理：忌大量峻补；补益类中药宜煎前浸泡、文火久煎，宜温服。

（4）中医护理技术：虚证可配合艾灸、穴位按摩、推拿等方法。

（二）实证

实证是指邪气亢盛而正气未虚所表现的证候。

1．临床表现　由于实邪的性质及所在部位的不同，实证的临床表现亦极不一致，常见有发热，腹胀痛拒按，胸闷烦躁，甚至神昏谵语，呼吸气粗，痰涎壅盛，大便秘结，小便不利，脉实有力，舌苔厚腻等。

2．护理原则　实则泻之。

3．辨证施护

（1）护理评估：根据实证病情进展伴发症状及时评估生命体征、神志、腹痛及二便情况。

（2）生活起居：病室清爽、温度适宜，畅情志、勿过劳。

（3）饮食调护：饮食清淡，少食辛辣或寒凉、油腻之品；鼓励患者多饮水，每日饮水量1500～2000ml左右，以达清热通利二便之效。

（4）用药指导：实证用药以通下泻火为主，观察二便情况，为防止用药太过伤及正气，应邪去药止。

（三）虚证与实证的鉴别

见表14-3。

表 14-3 虚证与实证的鉴别

证候	虚证	实证
病因	多内伤	多外感
病程	内伤久病，起病缓，病程长	新病初起，起病急，病程短
体质	虚弱	强壮
精神	萎靡不振	兴奋躁动
声息	声低气微	声高气粗
胀满	时胀时减	胀满不减
疼痛	喜按	拒按
二便	小便清长或失禁，大便稀溏或滑泄	小便不利或淋沥涩痛，大便秘结或下利，里急后重
舌象	舌淡胖嫩，苔少或无苔	舌坚敛苍老，苔厚腻
脉象	虚而无力	实而有力

四、阴阳证候的辨证施护

阴阳是八纲辨证的总纲。临床证候复杂多变，总括起来，可分为阴阳两大类，即里证、寒证、虚证属阴，表证、热证、实证属阳。一般来说，凡是表现为兴奋、亢进、明亮、火热的多属阳证；凡是表现为抑制、衰减、晦暗、寒冷的多属阴证。

（一）阴证

凡符合"阴"的一般属性的证候，称为阴证，如里证、寒证、虚证，属阴证范围。

临床表现：不同的疾病，所表现的阴性证候不尽相同，各有侧重。一般常见面色黯淡，精神萎靡，身重，形寒肢冷，声低气微，身倦乏力，口淡不渴，纳差，小便清长，大便稀溏，舌淡胖嫩，脉细弱或沉迟无力。

（二）阳证

凡符合"阳"的一般属性的证候，称为阳证。如表证、热证、实证，属于阳证范围。

临床表现：不同的疾病，所表现的阳性证候也不尽相同，一般常见面红目赤，神志烦躁，谵狂，呼吸急促，语声粗壮，发热汗出，口渴引饮，小便短赤，大便秘结，舌质红绛，苔黄，脉洪滑数有力。

（三）阴证、阳证护理原则

1. 阴阳之间由于存在阴阳互制、互补的关系，故在调护上不能将二者分开。

2. 总则为调整阴阳，损其有余而补其不足。

3. 护理时应注意生活起居、饮食、情志的合理调护，详见前述。

（四）阴证与阳证的鉴别

见表14-4。

表 14-4　阴证与阳证的鉴别

证型	阴证	阳证
精神	精神萎靡	狂躁不安
面色	苍白或晦暗	面红目赤
寒热	畏寒肢冷	壮热恶热
口渴	口淡不渴或渴喜热饮	口渴喜冷饮
语声气息	声低气微	声高气粗
二便	尿清便溏	尿赤便秘
舌脉	舌淡苔白润，脉沉迟无力	舌红苔黄，脉洪滑数有力

案例分析

韩某，男，42 岁，3 年来反复咳嗽，痰中带血，曾诊断为"肺结核"。来诊时症见形体消瘦，两颧红赤，咳嗽少痰，胸痛，痰中带血，口燥咽干，盗汗，舌红少苔，脉细数。

请写出：

1. 该患者的八纲辨证为何证？

2. 辨证护理措施有哪些？

第二节　脏腑辨证施护

脏腑辨证，是以脏腑学说理论为基础，根据脏腑的生理功能、病理表现，将四诊所获得的临床资料进行分析归纳，借以推究病机，从而对疾病的病因、病位、病性及邪正盛衰情况进行综合判断的一种辨证方法，它是临床各科的诊断基础，是辨证体系中的重要组成部分。

一、肺与大肠病证候的辨证施护

肺的病变主要表现在宣降失常和通调水道异常等方面，常见症状为鼻塞流涕，喉痛，咳嗽，气喘，胁痛，咯血，声音异常等；大肠病变主要表现为传导失常，如便秘、泄泻、下痢等。肺与大肠相表里，肺主肃降，行气于腑，六腑之气通畅，传化糟粕，则实现大肠"传导之官，变化出焉"的功能；大肠传导功能正常，则有助于肺的肃降，两者生理病理密切相关。患者表现为气促、呼吸窘迫时，可通过通便来宣肃肺气，以缓解患者肺部症状；大便秘结时，可通过宣肃肺气来通便。

（一）肺系与大肠病证施护措施

1. 护理评估

（1）观察患者呼吸频率、节律、深浅度；出现呼吸窘迫、咳嗽、喘憋严重时，通知医生做好抢救准备。

（2）咳嗽及伴发症状，痰的量、色、质。

（3）观察大便的量、色、质，保持大便通畅，肺热壅盛者大便通畅尤为重要。

2. 生活起居　保暖避风寒，冬春季年老体弱、婴幼儿、易感人群外出戴口罩，根据体质适当进行耐寒训练，注意手卫生。

3. 饮食调护　以滋阴润肺、通腑泻肺之品为宜如冬瓜、白萝卜、薯类、银耳、梨等。禁烟酒，忌辛辣刺激、生冷、肥腻之品。

4. 用药护理　中药宜温服，痰热壅肺者可予背部刮痧、雾化吸入、拍背排痰，必要时可予体位引流，便秘者可予耳穴埋籽通便。

5. 情志护理　肺在志为忧，忧伤肺，引导病人建立积极乐观的心态。

6. 健康指导　适寒温，避免出汗当风；强体魄、勿劳累，可采取八段锦、太极拳、散步等运动方式；教会病人有效咳嗽，进行腹式呼吸、吹蜡烛训练等。

（二）脏病

1. 肺气虚　肺气虚是指肺气不足、卫外不固所表现的证候。

（1）临床表现：面色白，神疲体倦，咳喘无力，气少不足以息，动则加甚，声音低怯，自汗，畏风，易于感冒，舌质淡，脉细弱。

（2）护理原则：补益肺气。多食补益肺气的食物，如银耳、小米、鸭肉等。

2. 肺阴虚　肺阴虚是肺阴不足，虚热内生所表现的证候。

（1）临床表现：颧红，干咳无痰，或痰少而黏，口干咽燥，形体消瘦，午后潮热，五心烦热，盗汗，甚则痰中带血，声音嘶哑，舌红少苔或无苔，脉细数。

（2）护理原则：滋阴润肺，饮食宜清凉滋润之品，如麦冬，百合，梨、银耳、玉竹等滋阴补肺。

3. 痰热壅肺　痰热壅肺证是指痰热内壅于肺所表现的证候。

（1）临床表现：咳嗽痰稠色黄，气喘息粗，壮热口渴，烦躁不安，甚则鼻翼煽动、衄血、咯血，或胸痛咳吐脓血腥臭痰，大便干结，小便短赤，舌红苔黄，脉数。

（2）护理原则：清泄肺热，止咳平喘，饮食以清淡易消化为原则，如竹沥粥、薏米粥。

（三）腑病

1. 大肠湿热　大肠湿热证是指湿热蕴结大肠，以致大肠传导失司所表现的证候，多见于夏秋之季。

（1）临床表现：腹痛，下痢脓血，里急后重，或暴注下泄，粪便臭秽，伴肛门灼热，小便短赤，或伴恶寒发热，舌红苔黄腻，脉濡数或滑数。

（2）护理原则：清利肠道湿热。

（3）辨证施护：①评估和观察生命体征及腹痛情况，大便的量、色、质等，做好接触隔离；②生活起居：生活规律，劳逸结合；养成良好的卫生习惯，预防肠道传染病，加强手卫生；③饮食有节，食物鲜洁，忌食生热助湿之品；食疗方槐花大肠汤、甜菜粥等；④用药指导：中药宜温服；抗生素与肠道益生菌类药物不能同服。

案例分析

张某，男，19岁，学生。3天前因天气突变而受寒，出现发热恶寒，无汗，身痛，咳痰清稀等症。昨起高热（体温39.5℃），咳嗽加剧。就诊时见高热，咳嗽胸闷，气粗，痰多色淡黄而稠，不易咯出，口渴思饮，烦躁不安，小便短黄，大便干结，舌红，苔黄腻，脉滑数。

请写出：

1. 该患者的脏腑辨证为何证？

2. 辨证护理措施有哪些？

二、心与小肠病证候的辨证施护

心主要的病理表现为血液运行障碍和神志活动异常，常见的症状有心悸、怔忡、心烦、心痛、失眠多梦、健忘、神昏、谵语、脉结代或促等；小肠主要的病理表现为大小便失常，常见的症状有腹泻、尿赤、尿频等。心于小肠相表里，在病理过程也相互影响，如小肠实热，亦可顺经上于心，则可出现心烦，舌糜烂等症状，如心火过旺时，除表现口烂，舌疮外，还有小便短赤，灼热疼痛等小肠热证和证候。

（一）心与小肠病证施护措施

1. 护理评估

（1）观察生命体征变化，出入量及睡眠情况。

（2）评估有无心前区疼痛，疼痛性质、部位、持续时间，有无放射及部位，心前区疼痛的伴随症状如压榨感、面色苍白、呼吸困难、大汗淋漓或汗出如油等胸痹心梗的临床表现。

（3）评估患者活动耐力、是否有动则心悸气喘、恶心、纳差、双下肢及骶尾部可凹性水肿等右心衰竭的表现。

（4）评估患者有无咳嗽、呼吸困难、张口抬肩、咳粉红色泡沫痰等左心衰竭的表现。

2. 生活起居

（1）起居有常，多休息，勿劳累，活动量力而行。心阳虚者注意保暖，避免贪凉及出汗当风，防止外感。

（2）水肿患者加强皮肤护理，勤翻身、防压疮。

（3）准确记录出入量，便秘者予缓泻剂如麻仁丸或耳穴埋豆。

3. 饮食调护　低盐、低脂高维生素饮食，心功能不全者遵医嘱控制入量，禁烟酒、忌辛辣刺激及肥甘厚味，少量多餐，避免过饱，可多食红色补心气食物如红小豆、红枣、西红柿等；泻心火的食物有苦瓜、莲子等，也可根据病情食用血肉有情之物以补气助阳。

4. 用药护理　服用强心剂如洋地黄类药物前应测数心率；应用利尿剂观察尿量及电解质变化；中药宜浓煎；静脉给药注意输入速度防止发生心衰。

5. 情志护理　心在志为喜、防止过喜伤心，久病者情绪易急躁应劝导病人心态平和、心气平足可用五音疗法徵调曲目如《喜相逢》《百鸟朝凤》等。

6. 健康教育　慎起居、勿劳累、畅情志，运动方式：散步、太极拳等。

（二）脏病

1. 心气虚、心阳虚　心气虚是心气不足所表现的证候，心阳虚是心阳虚衰，虚寒内生所表现的证候。心阳虚多由心气虚证进一步发展而来。

（1）临床表现：心气虚、心阳虚均可出现心悸、怔忡，胸闷气短、自汗，活动后加重等症状。

（2）护理原则：心气虚应补益心气；心阳虚应温补心阳。

2. 心血虚、心阴虚　心血虚是指心血亏虚，失其濡养所表现的证候。心阴虚是指心阴耗损，虚热内扰所表现的证候。

（1）临床表现：心血虚、心阴虚均可出现心悸、怔忡，失眠多梦的症状。

（2）护理原则：心血虚应养血安神；心阴虚应滋阴清热、养心安神。

3. 心火亢盛　心火亢盛证是心火内炽、热扰心神所表现的证候。

（1）临床表现：面赤口渴，发热，心烦失眠，溲赤便结，舌尖红绛，或生舌疮，脉数有力，或见狂躁谵语，或见吐血、衄血，或见肌肤疮疡，红肿热痛，或见小便赤涩灼痛，甚则尿血。

（2）护理原则：清心泻火。

4. **心脉痹阻**　心脉痹阻是指心脉气血运行不畅，甚则痹阻不通所致的病证。

（1）临床表现：心胸憋闷，或刺痛，痛引肩背内臂，时发时止，常伴心悸，舌质紫暗或见瘀点瘀斑，脉细涩或结代；重者暴痛欲绝，口唇青紫，肢厥神昏，脉微欲绝。

（2）护理原则：行气活血、化瘀通络。

案例分析

　　周某某，女，24岁。11岁时患病毒性心肌炎，经治疗缓解后，遗有心悸、胸闷，动则更甚，频发室性早搏。服用盐酸美西律、普罗帕酮等药，早搏明显减少，但停药后复发。就诊时已患病10余年，平时易感冒，心悸气短，胸闷喜叹息，神疲乏力，面色少华，舌红苔薄，脉结而无力。Holter（动态心电图）检查：发作时室性早搏8～11次／分钟，24小时共4385次。

　　请写出：

　　1. 该患者的脏腑辨证为何证？

　　2. 辨证护理措施有哪些？

三、脾与胃病证候的辨证施护

　　脾的主要病变反映在运化失调、升举无力和脾不统血，常见的症状有腹胀腹痛，纳少，便溏，消瘦，内脏下垂，浮肿，出血等；胃的常见病变以胃失受纳和胃失和降为主，症状有纳差，脘痛，嗳气，呕吐，呃逆等；人体后天的营养充足与否，则主要取决于脾、胃的共同作用。

　　（一）脾与胃病证施护措施

　　1. 护理评估

　　（1）评估观察胃痛的部位、性质、程度及诱发因素，未明原因前勿随便使用止痛剂。

　　（2）观察呕吐物、排泄物的色、质、量，及时留取标本送检。

　　（3）密切观察生命体征的变化，出现面色苍白、汗出肢冷、血压下降、脉搏细数为气随血脱证，应立即报告医生抢救准备，开放静脉通路，补液、输血、止血、升压等。

　　2. 生活起居　慎起居、防外感，寒邪客胃、脾胃虚寒者，注意胃脘部保暖，可饮生姜红糖茶温中散寒止痛；胃痛急性发作时应卧床休息，予腹部按摩，艾灸中脘、关元、气海、足三里以减轻症状。

　　3. 饮食调护　饮食应营养丰富易消化、温热软烂，忌食油腻、辛辣、生冷、粗硬食物、醇酒厚味及不洁之物；脾气虚者予健脾益气可食山药，脾阳虚者宜温胃散寒止痛，可食高良姜大枣粥、羊肉、狗肉等，忌食生冷凉性瓜果；饮食伤胃者宜消食导滞，多食宽中理气消食之品，如山楂粥或用山楂麦芽萝卜饮。胃火亢盛者，应泻热和胃，如苦瓜青果炖猪肚或加味栀子仁粥。

　　4. 用药护理　服药时要寒热适宜，服补气药时不宜吃萝卜等顺气之品；恶心呕吐病人中药应少饮频服。

5. 情志护理 脾在志为思，脾胃疾病与心理情志关系密切，开导病人勿忧思伤脾，制定有效的心理情志护理方法，帮助病人建立和维持良好的情志状态。

6. 健康教育 适寒温、畅情志、慎饮食，强体质。可习练气功、太极拳、八段锦、五禽戏等。

（二）脏病

1. 脾气虚 脾气虚是指脾气不足，运化失职所表现的证候，又称脾失健运证。

（1）临床表现：面色萎黄，形体消瘦，食欲不振，纳少腹胀，脘腹胀满，食后尤甚，大便溏薄，四肢倦怠，少气懒言，或见浮肿、体胖，舌质淡，脉虚弱。

（2）护理原则：益气健脾。

2. 脾阳虚 脾阳虚，又称脾胃虚寒证，是指脾阳虚衰、阴寒内盛所表现的证候。

（1）临床表现：面色白或萎黄，纳差，脘腹隐痛，喜温喜暖，大便稀溏，形寒肢冷，或尿少浮肿；舌淡胖或有齿痕，苔白滑，脉沉迟无力。

（2）护理原则：温中散寒。

（三）腑病

1. 食滞胃脘 食滞胃脘指饮食停滞胃院所表现的证候。

（1）临床表现：脘腹胀满、纳呆呃逆，恶心呕吐，嗳气吞酸，大便不畅，便下恶臭，舌苔厚腻，脉滑。

（2）护理原则：消食导滞。

2. 胃火亢盛

（1）临床表现：胃脘灼痛，吞酸嘈杂，消谷善饥，或食入即吐，或渴喜冷饮，或牙龈肿痛溃烂，齿衄，口臭，溲赤便干，舌红苔黄，脉滑数。

（2）护理原则：清胃泻火。

 案例分析

林某某，男，57岁。1个月前过食后感胃脘胀，吞酸嗳气，不欲食，大便稀溏，日十余次，脉寸沉细，关沉滑，尺沉迟；舌红苔白腻，边缘不齐。曾诊为急性胃肠炎。

请写出：

1. 该患者的脏腑辨证为何证？

2. 辨证护理措施有哪些？

四、肝与胆病证候的辨证施护

肝病常见的症状有胸胁、乳房、少腹胀痛，精神抑郁，急躁易怒，眩晕，巅顶痛，肢体震颤，手足抽搐，目疾，月经不调，睾丸肿痛等；胆病常见症状有口苦，黄疸，惊悸，胆怯及消化异常等。

（一）肝胆系病证施护措施

1. 护理评估

（1）观察患者生命体征及神志的变化，疼痛的性质、部位、程度及持续时间。

（2）观察皮肤、巩膜及大便的颜色，皮肤巩膜黄染、大便呈陶土色提示胆管梗阻。

（3）有无出血倾向，皮肤黏膜有无出血点、瘀斑、鼻衄、尿血、便血情况。

（4）观察有无眩晕、血压变化、抽搐等肝阳上亢、肝风内动之象。

2. 生活起居　卧床休息保暖以维护正气；肝硬化便秘者禁用肥皂水灌肠；肝阳上亢、肝风内动者防止体位骤变及跌倒，少做或不做旋转、弯腰等动作；卧床者按时翻身防止褥疮；加强口腔、眼睛、皮肤及会阴的护理和管路固定。

3. 饮食调护　饮食清淡易消化，可食疏肝理气食品如玫瑰花茶、山楂、陈皮粥等；禁烟酒、忌饥饱失常，过食肥甘，肝性脑病者予优质低蛋白饮食。

4. 用药护理　用药多为辛散疏利之品，故不可久用以防香燥伤阴。

5. 情志护理　肝在志为怒，畅情志，以顺肝本条达之性，避免发怒，肝胆疾病应多听角调式曲目如《草木青青》《绿叶迎风》。

6. 健康教育　肝风内动者，肢体功能位摆放，适当被动运动，防止静脉血栓。

（二）脏病

1. 肝气郁结　肝气郁结证，是指肝失疏泄，气机郁滞所表现的证候。

（1）临床表现：情志抑郁，胁肋或少腹胀痛，胸闷不好，善叹息，妇女可见经前乳房胀病，痛经，月经不调，舌苔薄白，脉弦，或见腹部癥瘕疼痛，舌质紫暗，脉弦涩。

（2）护理原则：疏肝理气。

2. 肝阳上亢　肝阳上亢证，是指水不涵木，肝阳亢盛所表现的证候。

（1）临床表现：面红目赤、眩晕耳鸣、头痛目胀、急躁易怒、失眠多梦、腰膝酸软、头重足轻、舌质红、脉弦有力或弦细数。

（2）护理原则：滋阴平肝潜阳。

3. 肝风内动　肝风内动证是指以眩晕、抽搐、震颤等具有"动摇不定"特点的症状为主要表现的证候。

（1）临床表现：肝风的主要症状有头晕目眩、肢麻、四肢抽搐、震颤或蠕动，甚至突然昏倒、不省人事、口眼歪斜、半身不遂等。临床常见的有肝阳化风、热极生风、阴虚动风和血虚生风四种。

（2）护理原则：镇静解痉。

案例分析

赵某某，女，35岁。2个月前与邻居口角后，胸闷胁胀，善太息，未经治疗，病情逐渐加重。来诊时症见胸胁乳房少腹胀闷窜痛，情志抑郁，咽部有异物感，吐之不出，咽之不下，经行腹痛，苔薄白，脉弦。

请写出：

1. 该患者的脏腑辨证为何证？

2. 辨证护理措施有哪些？

五、肾与膀胱证候的辨证施护

肾病的常见症状有腰膝酸软而痛，耳鸣耳聋，发白早脱，齿摇，阳痿遗精，女子经少、经闭，不孕，水肿，二便异常等。膀胱病常见的症状有尿频，尿急，尿痛，尿闭等。

（一）肾与膀胱病证施护措施

1. 护理评估

（1）观察生命体征变化；准确记录出入量，出现少尿、尿闭时通知医生及时处理。

（2）观察有无水肿情况，眼睑、骶尾、足、腿皮温、色泽、水肿程度、皮肤完整性。

（3）观察有无尿频、尿急、尿痛等膀胱刺激征。

2. 生活起居　保暖慎起居、多休息、节房事；严重水肿患者要加强皮肤的护理，防破溃、防压疮。

3. 饮食调护　低盐、低脂饮食，蛋白质摄入量根据病情及医嘱而定，忌辛辣刺激及肥甘厚味；肾功能不全者限制水、钠入量，泌尿系感染无肾功能障碍者鼓励多饮水，可食冬瓜、赤小豆等利尿通淋之品；肾阳虚宜补肾助阳如羊肉汤、肉桂，肾阴虚滋补肾阴如鳖甲等。

4. 用药护理　水肿患者中药宜浓煎，以免摄入过多的水，加重肾脏负担。

5. 情志护理　肾在志为恐，避免惊吓、恐怖等不良刺激，且该病程长，易产生悲观烦躁等不良情绪变化，应针对个体情况制定情志护理方案，帮助病人做好情绪管控。

6. 健康指导　适寒温，勿受凉，避免感冒，外出戴口罩，注意适当体育锻炼。

（二）脏病

1. 肾阳虚　肾阳虚又称命门火衰，是肾脏阳气虚衰，温煦失职所表现的证候。

（1）临床表现：面白、形寒、肢冷，精神萎靡，腰膝酸软，小便清长，夜尿多，或尿少、眼睑下肢水肿，男子阳痿、妇女宫寒不孕，舌淡苔白，脉沉迟无力，两尺部尤甚。

（2）护理原则：温补肾阳。

2. 肾阴虚　肾阴虚，是肾阴不足，虚热内生所表现的证候。

（1）临床表现：颧红，形体消瘦，眩晕耳鸣，腰膝酸软，失眠，健忘，潮热，盗汗，五心烦热，口干咽燥，男子遗精或早泄，女子经少或经闭，或见崩漏，舌红少苔而干，脉细数。

（2）护理原则：滋补肾阴。

（三）腑病

膀胱湿热是湿热蕴结膀胱，膀胱气化失司所表现的证候。

（1）临床表现：尿频、尿急、尿痛，或淋沥不畅，尿黄赤混浊或尿血或尿有砂石，可伴有发热，腰痛，小腹拘急，苔黄腻，脉数。

（2）护理原则：清利湿热，利水通淋。

 案例分析

江某，男，61 岁。近 1 个月来常在黎明之时出现腹痛欲泻，泻后腹痛减轻，腰膝部有酸冷感，畏寒肢冷，舌淡苔白，脉沉迟无力。

请写出：

1. 该患者的脏腑辨证为何证？

2. 辨证护理措施有哪些？

第三节　常见危重症的辨证施护

一、高热

(一)概述

发热是多种疾病的常见症状。高热(high fever)在临床上属于危重症范畴。以体温 39℃以上为主要临床特征的疾病,多因外感六淫疫毒之邪或七情、饮食、劳倦、瘀血等内伤所致。

急性传染性疾病、急性感染性疾病、结缔组织病、血液病、肿瘤以及中暑等以高热为主症者,可参照本病护理。

知识链接

小儿体温

小儿正常体温常以肛温 36.5～37.5℃,腋温 36～37℃衡量。通常情况下,腋温比口温(舌下)低 0.2～0.5℃,肛温比腋温约高 0.5℃左右。腋温为 37.5～38℃为低热,38.1～39℃为中度热,39.1～40℃为高热,41℃以上为超高热。发热时间超过两周为长期发热。

(二)辨证施护

1. 护理评估

(1)观察生命体征、热型及汗出情况。

(2)神志,有无神昏、抽搐。

(3)有无出血倾向,如咯血、衄血、呕血、皮肤黏膜有无出血点。

(4)皮肤黏膜有无出疹情况、斑、丘疹、水疱等改变。

(5)有无伴发头、咽喉、胸、腹、肌肉疼痛。

(6)有无吐、泻、喘憋等情况。

2. 高热症状护理　根据辨证分型及医嘱采取相应的降温护理措施。

(1)物理降温法:冰袋冷敷头部或腹股沟等部位;擦浴:中药煎汤擦浴(如荆芥水、石膏水擦浴)温水擦浴、酒精擦浴;灌肠(中药、4℃生理盐水)等方法。降温过程中要密切观察体温下降情况以及病情变化,以免体温骤降而致虚脱。

知识链接

中药保留灌肠

常用灌肠方:银花 15g,青蒿 10g,柴胡 10g,生石膏(先下)15g,连翘 15g,板蓝根 15g,大青叶 10g,竹叶 5g。水煎 2 分钟,取汁入瓶备用灌肠。保留药液 20～30 分钟。

(2)针刺法:可选用大椎、曲池、合谷、风池等穴,用毫针刺、泻法或十宣放血法退热。小儿可使用推拿退热。

（3）刮痧法：中暑高热者可在两胁部、夹脊部、肘窝等部位进行刮痧。

（4）药物降温。

3. 生活起居　卧床休息，避免出汗当风，及时更换衣被；疫疠引起的高热应及时填报传染病卡并采取相应的隔离措施。

4. 饮食调护　饮食宜清淡易消化、高热量、高维生素食物，可选择新鲜蔬菜、水果、蛋类等，忌食煎炸、油腻之品；鼓励多饮水或果汁，如西瓜汁、梨汁、橘汁等，可用鲜芦根煎汤代茶饮或给淡盐水；不能饮水者，应用鼻饲法或静脉输液等方法补充津液，以免脱水。

5. 用药护理　中药宜温服、频服，每2～4小时服一次，高热有汗烦渴者可凉服。密切观察用药后的反应，避免体温骤降。

6. 健康指导　积极治疗原发病，适寒温，强体质。

（三）各型高热施护要点

1. 风寒束表

（1）临床表现：发热，恶寒重，头身痛，无汗，鼻塞流涕，咳嗽，苔薄白，脉浮紧。

（2）护理原则：解表散寒。

（3）施护要点：保暖，避免出汗当风；解表中药（荆芥12g、柴胡12g、薄荷9g）宜加盖煎煮，不能久煎，宜热服，服药后可进热饮、热粥助其出汗；推拿、刮痧解表可选择肺经、背部及穴位；风寒束表恶寒者不宜使用物理降温。

2. 风热袭表

（1）临床表现：发热，微恶寒，口微渴，有汗，咽喉红肿，舌边尖红，苔薄白或薄黄，脉浮数。

（2）护理原则：解表透热。

（3）施护要点：物理降温；按摩：大椎、曲池、合谷、风池，泻法；或少商、商阳放血。

3. 热在阳明

（1）临床表现：高热，汗出，渴喜冷饮，心烦不安，满面通红，苔黄燥，脉洪大或滑数。

（2）护理原则：通腑泻热。

（3）施护要点：保持大便通畅，可用中药灌肠；饮食清淡，多食新鲜水果蔬菜，增加纤维摄入；穴位按摩通腑泻热。

二、神昏

（一）概述

神昏，以神志昏迷不清，不省人事为临床特征的病证，又称"昏不知人""昏愦"；轻者称晕厥或昏厥。常因外感时邪及秽浊之气，或外伤，或饮食、七情内伤等，致气血逆乱、阴阳衰竭、神明失主所致。

急性脑血管意外、肺性脑病、心源性脑缺血综合征、癫痫、肝昏迷、糖尿病酮症酸中毒、尿毒症，以及中暑、电击、中毒，流行性乙型脑炎、流行性脑脊髓膜炎、中毒性痢疾等病出现昏迷者，可参照本病护理。

（二）辨证施护

1. 护理评估　密切观察生命体征、瞳孔大小及对光反射等。出现体温骤升、骤降，呼吸频率、节律变化，血压、心率的异常变化，脱证亡阳者，应及时报告医生做好抢救准备。

2．生活起居

（1）避免声、光各种不良刺激；备齐急救药品和器械，设专人护理。

（2）防坠床、防误伤。躁动、抽搐者应取下义齿，必要时使用牙垫、床档和约束带。

（3）保持呼吸道通畅：床头抬高30°，头偏向一侧，防误吸，及时吸痰，有舌后坠阻塞气道者，放置口咽通气道；伴喘促、紫绀者，应及时给予氧气吸入。

（4）加强口腔、眼睛、皮肤护理：可用盐水或中药口腔护理；不能闭目者，覆盖生理盐水湿纱布；防压疮，保持皮肤的清洁，定时翻身、拍背，二便失禁者做好会阴部护理，保持局部清洁干燥。

知识链接

盐水或中药口腔护理

一日3次用2%黄柏水或银花甘草液清洗口腔，有口疮时，可用冰硼散或养阴生肌散喷涂。牙龈出血、红肿者可用黄芩或五倍子或地骨皮等煎水清洗口腔。

（5）保持二便通畅：如尿潴留的病人，可予小腹热敷，水道、膀胱俞、中极等穴位按摩；必要时可行导尿术；大便三日未行者可予缓泻剂或灌肠通便。

3．饮食调护　遵医嘱鼻饲，保证足够的营养及水分，饮食宜清淡易消化，如米汤、果汁、牛奶、豆浆、鸡蛋等。

4．中医急救方法　指掐或针刺人中、劳宫穴；高热神昏者，可十宣放血或针刺大椎、曲池、陶道等穴。

（三）各型神昏施护要点

1．闭证

（1）热陷心包

临床表现：神昏谵语，高热烦躁，甚则昏愦不语，身热夜甚，心烦不寐，舌质红绛少津，苔黄干，脉滑数或细数。

护理原则：清心开窍，泄热护阴。

施护要点：高热神昏可针刺人中、十宣放血。予安宫牛黄丸、醒脑静注射液。

（2）痰浊蒙心

临床表现：神志昏蒙，或昏而时醒，咳逆喘促，喉有痰鸣，恶心呕吐，舌苔白或黄而腻垢浊，脉沉滑或濡缓。

护理原则：健脾豁痰开窍。

施护要点：头偏向一侧，喘促者半卧位，保持呼吸道通畅，翻身拍背湿化气道，及时吸痰。

2．脱证

（1）亡阴型

临床表现：神昏烦躁，汗出如油，面红身热，皮肤干皱，身热手足温，或面红身热，目陷睛迷，自汗肤冷，气息低微，唇舌干红，少苔，脉虚数。

护理原则：益气养阴，回阳固脱，生脉注射液或参附注射液静脉滴注。

（2）亡阳型

临床表现：昏愦不语，面色苍白，口唇青紫、呼吸微弱，冷汗淋漓，四肢厥冷，二便失禁，唇舌淡润，脉微细欲绝。

护理原则：回阳固脱，独参汤口服或鼻饲，或参附注射液静脉滴注。

三、痉厥

（一）概述

痉证是以项背强急，四肢抽搐，甚至角弓反张为主要表现的病证。痉证系筋脉之病变，多由外感风、寒、热之邪，或内伤气血亏虚，阴液不足所致。痉证可单独发病，但多并发于其他疾病过程中。

知识链接

角弓反张

头项强直，腰背反折，向后弯曲如角弓状。

厥证是以突然昏倒、不省人事，或伴有四肢逆冷为主要临床表现的病证，又称暴厥、尸厥等。发病后多可在短期内神志苏醒，重者也可一厥不复。多由阴阳失调，气机暴乱，气血运行失常等引起。在诸多病因中，以精神因素较为多见。临证时有虚实之分。

知识链接

厥证与昏迷鉴别

昏迷为多种疾病发展到一定阶段所出现的危重证候，发生较为缓慢，有一个昏迷前的临床过程，先轻后重，由烦躁、嗜睡、谵语渐次发展，一旦昏迷后，持续时间一般较长，恢复较难，苏醒后原发病仍存在；厥证突然发生，昏倒时间较短，常因情志刺激、饮食不节、劳倦过度、亡血伤津导致。

（二）辨证施护

痉证和厥证的发病机理与证候表现虽然不尽相同，但一般护理措施差异不大，故一并介绍。

1. 护理评估 评估病人的生命体征、瞳孔及面色的变化。痉厥的次数、程度、持续时间、发作时和发作后的情况如目瞪口呆、汗出如油等。

2. 生活起居 环境安静，光线宜暗，避免噪音和各种声光刺激。传染病患者须进行隔离，重症患者应住单间。取侧卧或平卧时头应转向一侧，去除义齿及饰物，及时清除口咽部分泌物，必要时垫牙垫。防止坠床加用床档，实施保护性约束，在抽搐时切忌强加约束，以免造成骨折。

皮肤、口腔护理：使用防压疮气垫床；保持皮肤和衣被的干燥清洁，可用 2% 黄柏液或银花甘草液漱口，或做特殊口腔护理。

3. 饮食调护 痉厥发作时应禁食,缓解期不能经口进食者遵医嘱鼻饲予高热量、易消化的饮食,如百合粥、清炖甲鱼汤等;阴血不足者多食补血养血的食物,如菠菜、黑木耳、海参、桑椹、红枣、桂圆等,忌食辛辣油腻、煎炸、腥发等助热生痰之品。

4. 用药护理 观察镇静药物的效果及不良反应,防止体位变化过猛造成晕厥。

5. 情志护理 痉厥发病常与情志过极有关,应加强情志调护,耐心劝慰,并做好家属的工作,使之配合治疗。

6. 健康指导 积极治疗原发病,调饮食,畅情志。

(三)痉、厥证各型施护要点

1. 痉证

(1)实证

1)外邪侵袭证:项背强直,恶寒发热,无汗,头痛,舌苔薄白或白腻,脉浮紧。

护理原则:祛风散寒,解痉燥湿。发作时用泻法针刺或指掐人中、涌泉、合谷穴。

2)阳明热盛证:高热,谵语,口渴饮冷,腹满,大便干结,项强足挛,甚则角弓反张,舌质红、苔黄糙,脉滑数。

护理原则:清泄胃热。可按摩肩髃、曲池、神门、合谷、膝眼、阳陵泉、环跳、承山等穴位;观察大便的量、色、质,遵医嘱予通腑泻热中药口服或灌肠。饮食宜清淡,忌辛辣,应注意液体的补充,保持大便的通畅。

(2)虚证:痉证虚证主要表现为阴血亏虚证,平素气血两虚,或大汗,大下,大失血之后,项背强急,四肢抽搐,头昏目眩,自汗,舌淡苔薄,脉弦细。

护理原则:滋阴养血,养筋缓痉。发作时用泻法针刺指掐人中,按摩合谷、涌泉、足三里。

2. 厥证

(1)气厥

1)实证:突然昏倒,不省人事,口噤握拳,呼吸气粗,四肢厥冷,舌苔薄白,脉弦或浮。

护理原则:清醒后加强情志护理。

2)虚证:眩晕昏仆,面色苍白,呼吸微弱,汗出肢冷。舌质淡,脉沉细微。

护理原则:补气回阳。

(2)血厥

1)实证:突然昏倒,不省人事,牙关紧闭,面赤唇紫。舌质暗红,脉沉弦。

护理原则:活血顺气。

2)虚证:突然昏厥,面色苍白,口唇无华,四肢震颤,目陷口张,自汗肢冷,呼吸微弱。舌质淡,脉沉细数。

护理原则:回阳固脱。

(3)痰厥

临床表现:突然昏厥,喉有痰声,或呕吐涎沫,呼吸气粗。舌苔白腻,脉沉滑。

护理原则:行气豁痰。保持呼吸道通畅,翻身、拍背,雾化吸入,湿化气道,促进痰液排出,及时吸痰。

(4)食厥

临床表现:暴饮过食之后,突然昏厥,气息窒塞,脘腹胀满。苔厚腻,脉滑实。

护理原则:和中消导。观察脘腹胀满、大便情况,遵医嘱灌肠。

四、痛证

(一)概述

疼痛,第五大生命体征,疼痛是一种令人不愉快的感觉和情绪上的感受,伴有实质或潜在的组织损伤,它是一种主观感受。其疼痛程度可用疼痛评分来测评,可在很多病证中出现。疼痛的性质可分为刺痛、跳痛、钝痛等。剧痛属疼痛的重症,持续的剧痛可引起精神紧张、烦躁、痛苦、忧郁等情志变化,严重的可引起气血紊乱,甚至晕厥。

疼痛可发生在机体的任何部位,头部、腹部剧痛是危重病证中常可能出现的症状,如果疼痛剧烈,可危及病人生命。

(二)辨证施护

1. 护理评估

(1)评估疼痛部位、性质、疼痛评分、发作时间、持续时间及诱因。

(2)观察生命体征及伴随症状有无发热,呕吐物、二便、睡眠情况。

(3)社会心理状况。

2. 生活起居 环境安静,光线宜柔和稍暗,减少阳光刺激。伴有发热、出血时,绝对卧床休息。

3. 用药护理 腹痛未明确诊断者禁用镇痛剂。观察镇痛效果、睡眠情况及情绪状态,按阶梯止痛原则给药,达到无痛目的。

4. 饮食调护 饮食宜清淡、易消化、富营养。急性腹痛诊断未明确时应暂禁食;忌食生冷不洁、热证辛辣烟酒、煎炸油腻食物;

5. 情志护理 安抚陪伴病人,解除顾虑,稳定情绪,使之积极配合治疗,静心修养。

6. 健康指导 积极治疗原发疾病,起居有常,强体质,保持心情舒畅。

(三)各型痛证施护要点

1. 头部剧痛

(1)概述:头痛多由风寒温热等邪外侵、风阳火毒上扰、痰浊瘀血阻滞,致经气不利、气血逆乱,或气血营精亏虚、清阳不升、脑神失养等所致,以患者自觉头部疼痛为主要临床表现,常伴有面色苍白、头晕、恶心、呕吐等症状。头痛可出现于多种急慢性疾病中,脑血管意外、颅内占位性病变、血管神经性头痛、三叉神经痛等疾病,可参照本病护理。

(2)施护要点:观察头痛的部位、性质、程度、发作及持续时间;生命体征、及伴随症状等;观察有无口眼歪斜、瞳孔大小、对光反应及是否等大,有无呕吐,有无肢体麻木震颤。头痛剧烈时可针刺止痛;高热性头痛冷敷前额部;壮热、项背强直、喷射性呕吐、防止误吸,抽搐时立即报告医师,配合抢救。

2. 胸痹(心痛)

(1)概述:指胸部闷痛,甚则胸痛彻背,气短喘息不得卧为主症的一种疾病。其病因多与寒邪内侵,饮食不当,情志波动,年老体虚等有关。病位在心和血脉。冠心病、心绞痛等疾病,可参照本病护理。

(2)施护要点:密切观察疼痛的部位、性质、有无放射及生命体征、心电图等变化；予卧床休息、吸氧、监护扩冠治疗。保持大便通畅，遵医嘱给予中药灌肠或用中药煎水代茶饮。

3．腹部剧痛

（1）概述：腹痛是指胃脘以下、耻骨毛际以上的整个部位发生疼痛。临床内、外、妇、儿各科的多种疾病都可以出现腹痛。多因六淫外感，内外损伤，气滞血瘀或气血亏虚等所致。腹部剧痛常指重症腹痛，病情变化快，甚至危及生命。急腹症的多种疾病都有剧烈腹痛的症状，可参照本病证治疗。

（2）施护要点：观察腹痛性质、部位及伴随症状；急性腹痛未明确诊断时暂禁食，禁用镇痛剂，以免掩盖病情，延误诊断。虚寒型腹痛保暖避寒，忌生冷饮食，艾灸或中药热熨腹部止痛；诊断不明的腹痛不宜使用止痛药及热敷腹部；腹胀痛者，遵医嘱采用耳穴埋籽或肛管排气；腹痛伴大便秘结者，遵医嘱保留灌肠或中药泡水代茶饮。腹痛发作时可针刺或按摩中脘、足三里、内关、天枢、气海、关元、神阙等穴，虚寒证者可加灸。

（郝　丽　奚玉珍）

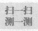 **复习思考题**

1．何为辨证施护？
2．简述风寒束表型高热的临床表现及护理原则。
3．如何做好神昏患者的生活起居护理？

主要参考书目

[1] 邓中甲. 方剂学 [M]. 北京：中国中医药出版社，2003.

[2] 杨桂明. 中成药知识 [M]. 北京：中国中医药出版社，2003.

[3] 孙国杰. 针灸学 [M]. 上海：上海科学技术出版社，1997.

[4] 张吉. 针灸学 [M]. 2 版. 北京：人民卫生出版社，2006.

[5] 吕选民. 推拿学 [M]. 北京：中国中医药出版社，2006.

[6] 刘永兰. 中医护理学基础 [M]. 北京：学苑出版社，2001.

[7] 李鸣杲. 医学心理学 [M]. 沈阳：辽宁科学技术出版社，1997.

[8] 刘革新. 中医护理学 [M]. 北京：人民卫生出版社，2002.

[9] 张玫，韩丽莎. 中医护理学 [M]. 北京：北京医科大学出版社，2002.

[10] 袁秀英. 中医护理学 [M]. 北京：人民卫生出版社，2004.

[11] 刘虹. 中医护理学基础 [M]. 北京：中国中医药出版社，2005.

[12] 陈建章，陈文松. 中医护理基础 [M]. 北京：人民卫生出版社，2005.

[13] 刘秀英. 中医护理技术 [M]. 北京：人民卫生出版社，2005.

[14] 李莉. 中医护理学基础 [M]. 北京：人民卫生出版社，2006.

[15] 贾春华. 中医护理 [M]. 2 版. 北京：人民卫生出版社，2007.

[16] 顾红卫. 中医护理学 [M]. 西安：第四军医大学出版社，2008.

[17] 申惠鹏. 中医护理 [M]. 北京：人民卫生出版社，2008.

[18] 陈建章，顾红卫. 中医护理 [M]. 北京：人民卫生出版社，2010.

[19] 杨洪. 中医护理 [M]. 北京：人民卫生出版社，2014.

[20] 王文. 中医护理学 [M]. 北京：人民卫生出版社，2013.

复习思考题答案要点和模拟试卷

《中医护理》教学大纲